KB027896

4차 산업혁명과 미래의 의료혁신

디지털 헬스케어

디지털헬스케어연구회 편

Bring about Medical
Technologist INNOVATION

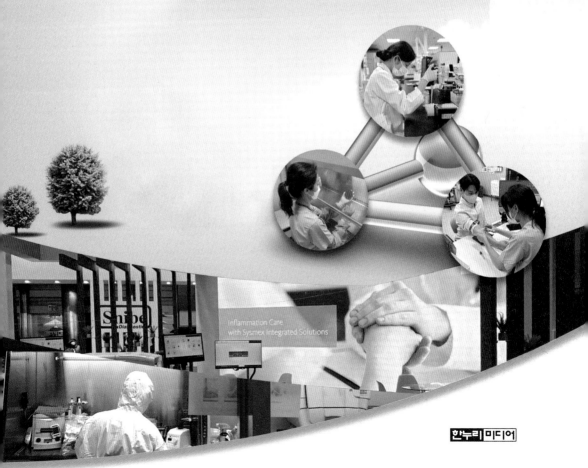

한누리미디어

4차 산업혁명과 미래의 의료혁신
– 디지털 헬스케어 시대를 맞이하며

4차 산업혁명의 시대에서 변화의 속도에 대응하기란 매우 어렵다.

보통의 일상은 세상이 흐르는 대로 지내면 무난히 살 수 있다. 그러나 일상생활이 아닌 어느 특정 분야에서는 변화의 속도에 민감해야 한다. 이것은 현실을 살아가면서 주도적으로 깨어 있는 일상을 살아가야 하기 때문이다.

현재 우리가 처한 의료계는 서로의 영역이 불분명해지고 있다. 이제 누가 선점하는가에 따라 미래의 확장된 영역을 결정하고 앞으로 나아갈 수 있는 기반을 설계할 수 있다.

이 책을 준비하게 된 계기는 의료계의 변화에 임상검사의 방향을 가늠해 보고자 시작했다. 시시각각으로 변화하는 새로운 정보들과 시스템에 적응하기 벅차고, 부담과 두려움으로 변하는 데 공감하는 보건의료 전문가들을 위해 자료를 모으고 현장에서의 임상검사 경험을 바탕으로 임상병리사들이 디지털헬스케어연구회를 만들어 여기까지 오게 되었다. 물론 이 책을 통해 우리가 정답을 얻을 수는 없겠지만 임상검사를 전문으로 하는 보건의료 전문가들이 앞으로의 의료계 변화에 도전해 볼 수 있는 계기가 되고 임상검사의 발전을 위해 나아가는 데 도움이 되기를 기대한다.

또한 임상검사 업무의 변화에 창조적으로 대응하는 보건의료 전문가로서 국민건강에 핵심적인 역할을 수행하는 리더가 되기를 기대하는 마음을 담았다.

더 나아가 4차 산업혁명의 시대가 가고 또다시 변화하는 미래시대를 대비하는 데 조금이나마 촉매제가 되길 바라는 마음 간절하다.

끝으로 추천의 글을 써주신 분당서울대학교병원 송정한 병원장님과 집필에 참여해 주신 모든 분들께 감사드리며, 오랜 시간 함께 작업해 준 김기유 선배님과 디지털헬스케어연구회 회원분들의 노고에도 깊이 감사드린다.

디지털헬스케어연구회 · 경기도임상병리사회 회장 **이 광 우**

디지털 헬스케어의 미래를 바라보며

우리는 지난 3년여 동안, 14세기 유럽을 폐허로 만든 흑사병에 비견되는 코로나-19라는 우리나라 역사상 한 번도 경험해 보지 못한 가장 심각한 감염병의 유행을 경험해 왔다. 코로나-19 이후, 전 세계의 의료시스템은 빠른 속도의 변화와 진화를 겪고 있다. 이러한 변화 중 가장 두드러지는 것은 비대면진료에 대한 인식과 태도의 변화다. 이는 전통적인 병원에서 거의 100년 동안 변화 없이 유지되어 온 의료시스템에 대해 혁신적인 변화가 일어나고 있음을 의미한다.

현재까지 큰 변화 없이 유지되어 온 의료시스템이 예방중심, 환자중심, 데이터중심의 시스템으로 완전히 재구성되고 있다. 우리는 4차 산업의 핵심기술인 사물인터넷, 클라우드컴퓨팅, 빅데이터, 모바일 및 인공지능 등을 헬스케어와 결합한 미래의 확정된 의료시스템이라고 하는 디지털 헬스케어 시대를 맞이하고 있는 것이다.

그렇기 때문에 디지털 헬스케어 시대에서의 진단과 치료 등의 의사결정 과정에서 70%의 데이터를 제공하는 임상검사에 대한 디지털화가 중요한 이슈로 떠오르고 있다. 이 책은 디지털 헬스케어의 광범위한 자료를 모아 임상병리검사의 데이터를 다루는 보건의료 전문가로서 유전자분석검사, 생리기능검사, 디지털병리 그리고 임상검사의 표준화와 일치화를 통한 임상병리검사의 디지털화에 대한 내용을 담고 있다. 또한 디지털 헬스케어를 통한 만성질환의 관리 및 스마트병원, 인공지능 및 의료혁신 등을 다루면서 미래 의료시스템에 대한 통찰도 제시하고 있다.

이러한 작업을 해낸 디지털헬스케어연구회 저자들의 노력에 큰 박수를 보낸다. 보건의료 발전을 위하여 이 책을 통해 현실을 직시하고 미래를 준비하는 기회가 되길 바라며, 이 책을 보건의료 관계자 및 모든 분들에게 추천한다.

분당서울대학교병원장 **송 정 한**

디지털 헬스케어 발간에 붙여

4차 산업혁명이라는 단어를 생각하면 무엇이 떠오르는가? 4차 산업혁명 시대는 초연결과 초지능의 정보통신기술을 통해 초융합을 이루는 것으로 지금 이 순간에도 현대사회는 매우 빠르게 융합되고 있다. 업무영역의 측면에서 바라봤을 때 4차 산업혁명은 업무 고유의 영역이라는 벽을 허물고 융합이 된 새로운 업무와 직업을 만들고 있다.

보건의료계, 그중에서도 임상병리학의 영역은 특히 4차 산업혁명으로 인해 빠르게 변화하는 중이다. 디지털 헬스케어라는 단어가 생겼고, 병원에서는 수많은 시간 동안 환자에게서 쌓은 임상 빅데이터를 바탕으로 AI(인공지능)를 활용하여 혁신적인 디지털화를 통해 첨단 스마트 의료시스템을 갖추며, 더욱 신속하고 정확한 검사 결과를 얻을 수 있게 되었다. 또한, 의료진과 환자 모두 디지털 헬스케어 기술을 통해 어디에서든 만성질환을 관리할 수 있게 되었다.

젊은 시절 상상으로만 했던 일, 또는 상상하지도 못했던 일들이 현실이 되는 것을 보면서 놀라움을 느끼는 동시에 초융합을 통해 기존 임상병리 업무가 어디까지 발전할지 기대가 되기도 한다.

이번에 임상병리사들의 연구모임인 디지털헬스케어연구회에서 출간하는 도서를 통해 끊임없이 발전할 디지털 헬스케어 기술과 임상병리검사 업무에 유연하게 대처할 수 있는 방법을 터득하길 바라며, 이러한 사고를 지속적으로 추진함으로써 우리는 빠르게 발전하는 기술을 따라가는 것을 넘어 4차 산업혁명 시대를 선도할 수 있는 힘을 축적할 수 있을 것이라 믿어 의심치 않는다.

대한임상병리사협회 회장 **장 인 호**

● 임상병리사의 시각으로 본 '디지털 헬스케어' 출간을 진심으로 축하드립니다.

　　　　　　　　　　　　　　　　　　　　　　 － 울산광역시임상병리사회 **이도왕** 회장

● '디지털 헬스케어'를 출간함으로써 임상병리사의 위상을 한층 더 높여 주심에 감사드리면서 출간을 진심으로 축하드립니다.　　　　　　　 － 대구광역시임상병리사회 **유황림** 회장

● 미래산업의 핵심으로서 바이오헬스 산업의 중요성과 급변하는 의료환경과 기술에 부합하는 디지털 헬스케어 의료의 미래산업으로서의 전망과 육성의 필요성에 너무나 공감하면서, 이 디지털 헬스케어 분야가 임상병리사의 위상을 더욱 높이고 영역을 더더욱 확장할 수 있는 계기가 되기를 기대하며, 출간을 진심으로 축하드립니다.　　 － 경상남도임상병리사회 **제갈석** 회장

● 임상병리사와 디지털 헬스케어의 융합으로 새로운 미래의료의 전환을 꿈꾸게 하는 책의 출간을 축하드립니다.　　　　　　　　　　　 － 부산광역시임상병리사회 **황원주** 회장

● AI 판독으로 영상발전을 도모하는 와중에 임상병리사의 미래먹거리는 디지털 헬스케어의 융합을 통한 번영과 발전이라고 생각합니다. 새로운 길을 개척하는 책 출간을 진심으로 축하드립니다.　　　　　　　　　　　　　　　 － 충청남도임상병리사회 **이상훈** 회장

● 임상병리학의 새로운 패러다임을 지켜볼 수 있는 책을 출판하는 디지털헬스케어연구회의 노고에 힘찬 박수를 보냅니다.　　　　　 － 강원특별자치도임상병리사회 **오기진** 회장

● 디지털 헬스케어를 통하여 바라보는 임상병리사의 미래가 너무도 발전적이라는 생각입니다. 디지털헬스케어연구회의 책자 출간을 진심으로 축하드립니다.

　　　　　　　　　　　　　　　　　　　　　　 － 서울특별시임상병리사회 **강복만** 회장

● '디지털 헬스케어' 출간을 진심으로 축하드립니다. 항상 앞선 노력과 성과로 협회 발전을 선도하는 디지털헬스케어연구회의 무궁한 발전을 기원하며 모든 회원들이 웨어러블하는 필수 서적이 되길 기원합니다.   — 광주광역시임상병리사회 서정훈 회장

● 디지털 헬스케어 시대를 살아갈 우리의 미래비전을 제시해 줄 수 있는 유익한 내용인 것 같습니다. 출간을 진심으로 축하드리며 디지털헬스케어연구회의 무궁한 발전을 기원합니다.
　　　　　　　　　　　　　　　　　— 제주특별자치도임상병리사회 김홍주 회장

● 디지털 헬스케어는 미래의 임상병리사가 나아갈 길이 아닌가 생각합니다. 항상 미래를 생각하는 디지털헬스케어연구회의 건승을 기원드립니다. 아울러 '디지털 헬스케어' 출간을 진심으로 축하드립니다. 　　　　　　　　　　　　　　— 대전광역시임상병리사회 송치웅 회장

● 디지털시대의 임상병리사의 미래를 제시하는 '디지털 헬스케어' 출간을 진심으로 축하드립니다. 더불어 디지털헬스케어연구회의 무궁한 발전을 기원합니다.
　　　　　　　　　　　　　　　　　　　— 인천광역시임상병리사회 김한규 회장

● '디지털 헬스케어' 출간을 축하드립니다. 질병 예방과 개인 맞춤의학을 제공하는 미래의료산업의 핵심인 스마트(디지털) 헬스케어 시대에 임상병리사의 역할을 재조명해 볼 수 있는 계기가 될 듯합니다. 　　　　　　　　　　　　　— 경상북도임상병리사회 조대현 회장

차례

디지털 헬스케어/ 디지털헬스케어연구회 편

Chapter

01

디지털 헬스케어 시대가 온다

유광철

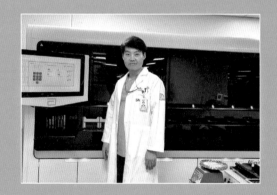

신한대학교 임상병리학과를 졸업하고 고려대학교 생명과학부에서 졸업했다. 일산백병원을 거쳐 분당서울대학교병원 진단검사의학과에서 수석병리사로 재직중이다. 질 향상 활동 및 6-시그마 활동을 통하여 다양한 원내 개선 활동에 참여했으며, 채혈실에 통합IV시스템을 개발하여 고객만족도 향상에 기여했다. 대외적인 활동으로 경기도임상병리사회에서 총무이사 등을 역임했고, 현재는 행정부회장을 맡아 다양한 업무를 수행하고 있다.

제 1 장

디지털 헬스케어 시대가 온다

2019년 12월 코로나19가 유행한 이후 지금까지 오랜 기간 이어지면서 우리에게는 많은 변화가 나타났다. 세계보건기구(WHO)가 코로나19를 공식적인 팬데믹(세계적 대유행)으로 선포한 이후 사람들의 생활방식부터 의료시스템까지 우리가 사는 세상은 놀라운 속도로 변했다. 코로나19가 발생한 초기에는 WHO는 코로나19는 공기로 전파되지 않는다고 했다. 그러면서 WHO 전문가들은 대중들의 마스크 착용을 권고하지 않았다. 마이클 라이언 WHO 비상대책국장은 "많은 사람이 마스크를 착용하는 것이 특별한 이점이 있다는 구체적인 증거는 없다"라고 말했으며, 마리아 반 케르쿠프 WHO 기술책임자는 "아프지 않는 한 마스크 착용을 권장하지 않는다"라고 밝힌 바 있다.

그러나 이후에 밝혀진 사실은 점점 더 많은 증거가 코로나19는 감염자의 기침이나 재채기로 발생한 공기중의 타액이나 점액 방울로만 감염되는 것이 아니라 에어로졸을 통해서도 바이러스가 퍼질 수 있다고 했다. 에어로졸이란 공기 중에 훨씬 더 오래 남아있을 수 있는 아주 미세한 입자를 뜻한다. 2023년 코로나19에서 벗어나 어느 정도 일상이 회복된 지금에도 마스크 착용은 일상이 되었다.

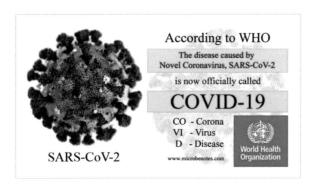

코로나19로 인해 의료기관을 방문하여 진료 또는 정기검진 등을 받아야 하는데도 감염의 위험 때에 환자가 내원을 원하지 않거나 의료기관이 환자를

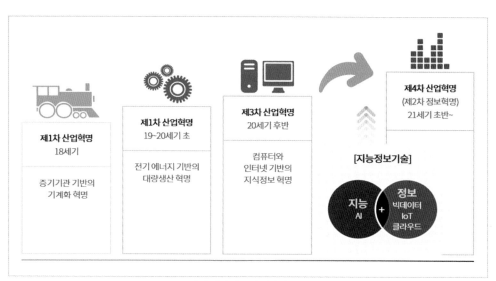

점점 빨라지는 산업혁명 주기   [출처: 인천광역시]

제외한 보호자 또는 방문객의 방문을 최소화하고 있다. 이 상황에서 환자는 여전히 코로나19 상황 이전 수준의 의료서비스를 받기 원하지만 쉽지 않은 상황이고, 의료기관은 방문환자가 급감하여 경영 악화가 계속되었다.

우리나라도 코로나19 확산을 억제하기 위해서 2020년 2월부터 한시적으로 비대면진료를 허용하면서 환자는 의료기관을 직접 방문하지 않고 전화상담과 처방, 대리처방을 허용했고, 의료기관을 방문한 환자는 의료기관내 별도의 장소에서 간호사 등의 보호를 받으면서 화상을 통해 진료를 받을 수 있게 되었다. 코로나19 상황이 종식되거나 더 이상 커다란 위협이 되지 않는다고 판단되는 상황에서도 지금처럼 비대면 의료를 허용할 것인지에 대해서 결정된 것은 없지만 2023년 6월부터 시범적으로 비대면 의료가 시행되고 있다.

우리에게 의료기관은 아프면 가는 곳인데 코로나19라는 집단감염병 시대를 겪으면서 감염우려와 감염병의 확산을 막기 위해 우리는 새로운 의료서비스를 요구하게 되었고, 제4차 산업혁명이라는 새로운 시대의 혁신의 물결 속에 비대면진료라는 새로운 의료서비스의 패러다임을 접할 수 있게 되었다. 따라서 제4차 산업혁명의 패러다임을 이해함을 통해서 새로운 의료시스템인 디지털 헬스케어라는 제4차 '산업혁명' 용어는 2016년 세계 경제 포럼(WEF; World Economic Forum)에서 언급되었으며, 정보통신기술(ICT) 기반의 새로운 산업시대를 대표하는 용어가 되었다. 컴퓨터, 인터넷으로 대표되는 제3차 산업혁명(정보혁명)에서 한 단계 더 진화한 혁명으로도 일컬어진다.

제4차 산업혁명은 세계경제포럼의 창시자인 클라우스 슈바프(Klaus Schwab)가 2015년에 포린 어페어의 기고문을 통해 주장한 개념이다. 2016년 1월 20일 스위스 다보스에서 열린 세계경제포럼에서도 슈바프 스스로가 키워드로 또 제시하여 그 개념이 퍼져 나갔다.

제4차 산업혁명은 초연결(hyperconnectivity)과 초지능(superintelligence)을 특징으로 하기 때문에 기존 산업혁명에 비해 더 넓은 범위(scope)에 더 빠른 속도(velocity)로 크게 영향(impact)을 끼친다. 다시 말하면 인공 지능, 사물 인터넷, 빅데이터, 모바일 등 첨단 정보통신기술이 경제 · 사회 전반에 융합되어 혁신적인 변화가 나타나는 것으로서 인공지능(AI), 사물 인터넷(IoT), 클라우드 컴퓨팅, 빅데이터, 모바일 등 지능정보기술이 기존 산업과 서비스에 융합되거나 3D 프린팅, 로봇공학, 생명공학, 나노기술 등 여러 분야의 신기술과 결합되어 전세계 모든 제품 · 서비스를 네트워크로 연결하고 사물을 지능화 하는 것을 말한다. 따라서 제4차 산업혁명은 정보통신기술과 인공지능의 발달로 인한 산업의 변화를 가리키는 말임에도 불구하고, 그 정의는 아직까지 명확하지 않아 그 실체가 불분명하다는 논란이 존재한다. 왜냐하면 여태까지의 산업혁명은 이미 역사에서 이루어진

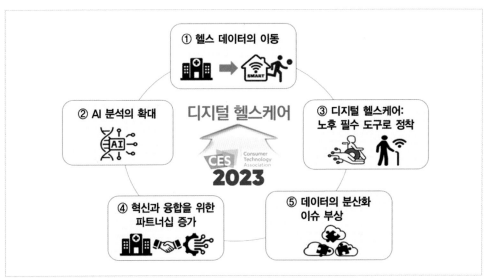

CES 2023을 통해 본 디지털 헬스케어 5eo 키워드 　　　　　　　[출처: 보험연구원]

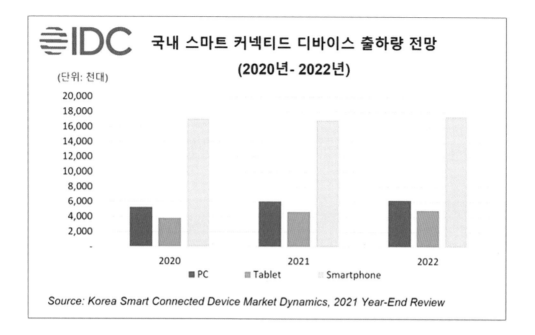

국내 스마트 커넥티드 디바이스 출하량 전망
(2020년 - 2022년)

(단위: 천대)

■ PC   ■ Tablet   ☐ Smartphone

Source: Korea Smart Connected Device Market Dynamics, 2021 Year-End Review

것을 토대로 평가하여 산업혁명이라 불리었지만, 4차 산업혁명의 경우에는 아직 일어나지 않은 변화에 대하여 미래 추측적인 표현을 사용하는 것이기 때문이다.

디지털 헬스케어 분야에서 최고의 성장동력은 빅데이터이다. 디지털 기술의 발전으로 AI와 빅데이터 분석을 통한 개인맞춤형 정밀의료는 가능한 지점에 이르러 이제는 빅데이터 분석으로 개인의 질병을 예측하는 것이 가능해졌다. 예측이 가능해졌기에 불필요한 검사와 치료 감소, 의사의 오진율 최소화 등이 가능하므로 환자들에게는 시간적 경제적으로 많은 효용성을 가질 수 있게 된 것이다.

이렇게 의료데이터의 활용은 의사들의 진단과 치료의 보조수단으로서의 역할에만 머무는 것이 아니라 헬스케어 서비스 확대로써 진입장벽을 낮추어 환자의 의료 서비스 접근성을 높이는 데 중요한 요소이다. 하지만 국내에서는 환자의 프라이버스에 대한 의료계의 우려로 접근이 제한적이고 의료데이터의 개방성이 낮다. 그러나 제4차 산업혁명의 글로벌 흐름 속에서 디지털 헬스케어 방향은 급속도록 진행하고 있기에 의료데이터의 개방성에 대한 시대적 요구는 커질 것이며, 의료데이터의 개방에 대비한 높은 보안도 더더욱 절실할 것이다.

IoT, Cloud, Big data, Mobile로 대비되는 헬스케어의 미래에는 건강관리와 치료에 있어 생활의 모든 영역은 연결되고 이를 통해 예측, 예방, 정밀, 참여의 치료영역이 확장 될 것이다. 우리가 여기서 주목해 볼 것은 스마트 커넥티드 디바이스이다. 스마트 커넥티드 디바이스는 인터넷 연결이 가능한 장치(device)로서 유선 광대역 네트워크, 무선랜(WLAN), LTE 및 5세대(5G) 이동통신 네트워크를 기반으로 서비스를 제공할 수 있는 정보 서비스 기기를 통틀어 가리킨다. 스마트폰을 비롯해 넷북과 같은 모바일 노트북 컴퓨터, 전자책 단말기, 게임기, 스마트 TV, 사물 인터넷 기기 등이 있다. 현재 디바이스간 경계가 허물어짐에 따라 사용자 경험이 핵심 가치로 부상됨으로써 디지털 헬스케어의 미래를 예측하는 데 중요한 요소가 되었다.

최근 인터내셔날 데이터코퍼레이션코리아(한국 IDC)에서 발간한 '국내 스마트 커넥티드시장 보고서'에서 2020년 국내 스마트 커넥티드 디바이스 시장은 전년 대비 8.5% 성장한 2619만 대 출하 기록을 달성했다고 밝혔다. 보고서에 따르면 끊김 없이 실시간 연결되고, 콘텐츠를 원활하게 공유해 초개인화된 디지털 사용자 경험을 제공하는 스마트 커넥티드 디바이스는 팬데믹으로 인한 비대면 업무 및 생활환경의 증가로 더욱 그 필요성이 증가되고 있다고 한다. 2020년 국내 스마트 커넥티드 디바이스 시장의 성장은 세계 시장이 2.1% 감소한 것과 비교하면 주목할 만하다. PC와 태블릿은 국내와 세계 모두 성장했으며, 국내 출하량은 각각 526만 대, 385만 대로 전년 대비 15.7%, 52.8%의 두 자리수 성장을 기록했다.

초·중·고등학교의 온라인 수업, 동영상과 게임 등 홈엔터테인먼트 콘텐츠 소비, 기업의 하이브리드 근무 환경 도입, 디지털 교육 투자 등이 수요 증가의 주된 요인으로 분석됐다. 스마트폰은 세계 6.7% 감소에도 불구하고 국내는 5G 전환 가속화와 보급형 제품의 확대에 힘입어 전년 수준인 1700만 대 이상을 유지했다. PC는 애플 M1, 퀄컴 스냅드래곤 등 프로세스의 다변화와 교육 부문의 크롬북 도입, 윈도 11 출시 등 OS 선택의 폭이 확대되었다. 기업은 노트북 전환을 가속화하고, AI/ML 등 디지털 기술을 접목해 노이즈 제거, 앱 가속, 성능 최적화, 보안 등의 요소를 고도화하고 있다.

온라인 수업에 힘입어 스마트 커넥티드 디바이스 중 가장 큰 폭의 성장을 보인 태블릿은 성능 강화와 5G 제품 출시로 생산성과 효율성이 개선돼 모바일 컴퓨팅 디바이스로 자리매김할 전망이다. 특히 10인치 제품은 콘텐츠 소비와 생산적인 업무에 적합해 보급형부터 프리미엄에 이르기까지 다양한 사용 목적에 부합하는 제품이 출시되고 있다. 스마트폰은 5G 전환 가속화, 콘텐츠 소비에 적합한 대화면 베젤리스 디자인, 카메라 성능 개선, 차세대 폴더블을 비롯한 새로운 폼팩터 출시 등 소비자 니즈를 적극 반영하고 있다.

보고서에서는 "5G 환경에서 모바일 경험의 향상과 사물인터넷 시대의 초연결성이 구축될 것"이라고 덧붙였다. 이러한 추세로 본다면 헬스케어 스마트 커넥티드의 환경은 고무

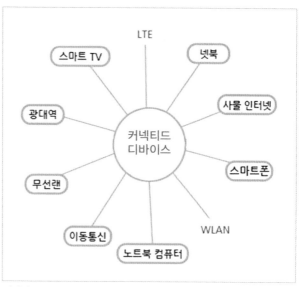

커넥티드 디바이스

[출처: TTA 정보통신용어사전]

적이라 할 수 있다. 급격한 초고령화 사회를 앞둔 현시점에서 전세계는 의료비용 상승과 품질 개선, 환자 만족도 및 비용 절감을 위해 디지털 헬스케어의 도입을 서두르고 있지만 정치적, 사회적 환경에 제약과 규제가 있기에 넘어야 할 제반적인 문제가 많다고 본다. 이에 이를 극복하기 위한 방안으로 전세계적으로 라이프 로그(Life Log) 데이터를 활용하는 다양한 연구가 진행되고 있으며, 언제 어디서나 예방 및 진단, 치료와 사후 관리의 총체적 의료 서비스를 받을 수 있는 라이프 로그 기반 디지털 헬스케어는 의료 정보화를 기반으로 진료 효율을 높여 최상의 의료서비스를 제공하기 위해 다양한 접근을 시도하고 있다.

한편, 개인 맞춤의료 구현을 목적으로 나날이 진화하고 있는 디지털 헬스케어는 코로나 팬데믹을 기점으로 미래 의료 시스템의 핵심 중 하나로 자리 잡고 있으며, 여기에 웨어러블 디바이스와 스마트폰 보급, AI 기반 기술의 발전으로 데이터 수집이 쉬워지고, 이러한 데이터를 분석하고 관리하는 기술 역시 빠르게 발전하면서 새로운 헬스케어 생태계를 구성하고 있다. 디지털 헬스케어의 3단계는 데이터를 측정하고 데이터를 통합하고 데이터를 분석하는 3단계로 이루어지고 있는데, 특히 디지털 경제 사회가 가속화되면서 방대한 의료용 데이터를 빠르게 저장하고 분석하는 기술의 중요성이 강조되고 있는 가운데, 디지털 헬스케어는 국가적 차원의 건강관리시스템과 디지털 기술의 융합 산물로

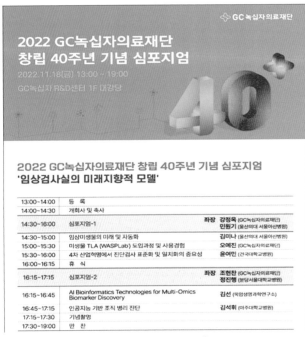

향후 의료대상자가 일상생활이나 의료기관 등에서 생성해내는 데이터를 수집하고, 이를 기반으로 근거중심의 데이터를 창출한 후 플랫폼으로 통합될 경우, 4P 의료인 예측(predictive) · 예방(preventive) · 정밀(personalized) · 참여(participatory) 중심의 새로운 의료 패러다임을 구현할 수 있을 것으로 분석하고 있다. 여기에서 임상병리사의 역할은 검사실에서 생성되

[출처: GC 녹십자의료재단]

는 모든 데이터 중에서 중요한 것을 뽑아 유기적으로 조합 및 연결시키고 그 속에서 유의미한 데이터를 뽑아 진단을 내리는 데 필요한 데이터를 제공하는 것이라고 본다. 그렇다면 지속적으로 생성되는 데이터를 어떻게 해석하고 활용할 것인가?

여기에 대한 임상검사실의 미래지향적 모델이라는 주제로 2022년 11월 GC녹십자의료재단은 심포지엄을 개최하였다. 심포지엄에서는 글로벌 헬스케어 업계 트렌드로 부상한 디지털 전환(Digital Transformation)은 임상검사 분야에도 예외 없이 영향을 미치고 있다며 앞으로는 임상검사 자동화와 표준화에 관련된 여러 연구결과를 공유하고, 임상검사를 하는 기관이나 임상검사자들이 심도 있는 교류협력 방안이 강구되어야 한다고 했다. 심포지엄에서는 건국대학교 진단검사의학과 윤여민 교수의 발제인 '제4차 산업혁명에서의 진단검사의학 표준화 및 일치화의 중요성'에서는 의료에서 진단검사의학의 질병의 진단, 치료, 예방에 따른 임상검사에 수반되는 국내진료행위의 수가에 따른 5,000여 건 가운데 약 20%가 진단검사의학 영역에 속하기에, 2018년 통계에서 기본 진찰비 등을 제외한 보험에 등재된 의료행위에 대한 전체의료비 18조 원 중 진단검사 관련비용이 약 4조 3천억 원을 차지하고 있다고 했다. 따라서 향후 디지털 헬스케어를 대비한 AI에 기반한 새로운 진단(CDSS 등) 및 치료기술이 임상진료에 적용될 경우 의료의 질 향상 및 비용 대비 효율성을 높일 수 있는 핵심분야이다. Clinical Decision Support System의 줄임말인 CDSS는 우리말로 '임상의사결정지원시스템' 이다.

즉, 환자로부터 얻어진 의료정보를 바탕으로 의료인이 질병을 진단하고 치료하는 과정에서 의사결정을 도와주는 시스템이다. 질병의 예방, 선별, 진단, 치료, 추적 관찰 등의 다양한 의사결정을 포함하고 있다. 진단검사를 예를 들면, 의사가 환자에게 임상검사를 의뢰했을 때 적절한 임상검사를 CDSS가 조언해 줄 수 있고, 다양한 임상검사의뢰 데이터 중 유의미한 검사 Data를 선택할 수 있게 도와준다. 따라서 제4차 산업혁명 시대의 글로벌한 방향인 디지털 헬스케어 분야는 보건의료 빅데이터를 활용한 인공지능기술 기반 임상검사 알고리즘 개발과 임상적용이 급속도로 증가하고 있다.

의료에서 환자진단과 치료를 위한 의사결정의 70%가 임상검사 결과에 의존하고 있다. 임상검사 결과치는 대부분 정량적 데이터로 이미지나 텍스트 기반 데이터에 비하여 각각의 의료기관에서 생성된 임상검사 Data를 통합 및 활용시스템 구축이 용이하여 보건의료 빅데이터로서의 활용가치와 효용성이 매우 높다고 볼 수 있다. 이를 위해서는 임상검사실은 AI빅데이터에 포함되는 개별데이터 QI 검증과정이 중요하며 검사결과치의 정확도를 신뢰할 수 있을 뿐만 아니라 검사의 표준화(Standardization) 및 일치화(harmonization)를 통하여 다수의 임상검사기관의 검사결과와 통합이 가능한 표준화된 데이터를 생성할 수 있어야 한다.

우리나라 임상검사실은 진단검사의학과 전문의와 임상병리사들에 의해서 운영되고 있으며, 미국, 유럽, 일본 등과 비교하였을 때 우수한 전문인력이 확보되어 있고, 고품질 인증시스템을 가지고 있어 검사데이터를 생성하고 관리할 수 있는 능력과 시스템을 가지고 있

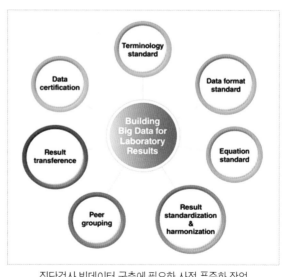

진단검사 빅데이터 구축에 필요한 사전 표준화 작업

[출처: 대한진단검사의학회]

다. 또한 AI기반 조직병리 진단 딥바이오에서는 암진단을 받은 후 발생하는 문제를 해결하고 정확하면서도 빠른 진단에 도움을 주기 위한 혁신제품을 개발했다. '인공지능 기반 병리조직 진단보조 소프트웨어'를 살펴보면 우선 '인공지능 기반 병리조직 진단보조 소프트웨어'는 딥바이오의 분석진단 특허기술을 적용한 제품이다. 이 제품은 체내의 내용물을 채취할 때 사용하는 전자침을 신체에 찔러 넣는 '침생검 진단법'을 사용하고 있다.

전립선 침생검을 시행하여 채취한 전립선의 조직 전체 이미지를 인공지능으로 분석해 전립선암의 중증도를 자동으로 구분한다. '인공지능 기반 병리조직 진단보조 소프트웨어'는 암진단까지 걸리는 시간을 줄이고, 인공지능으로 검사를 진행하여 일관적인 분석 결과를 제공한다. 또한 2단계 분석진단 특허기술을 활용하여 전립선암 중증도 분석진단 결과를 시각화해 색깔별로 한눈에 확인할 수도 있다. 이 제품은 조달청 혁신제품으로 지정된 후 서울시 시립보라매병원, 세종 충남대학교병원, 한국원자력의학원, 제주대학교병원, 창원 경상국립대학교 병원에서 시범 사용하고 있다.

또한 의료 현장의 digital transformation은 빠르게 진행되고 있다. 의료 영상과 마찬가지로 병리 분야에서도 디지털화가 활발히 이루어지고 있는데 2022년 서울아산병원이 세계 최대 규모의 디지털 병리 시스템을 전면 도입하였다. 2011년 서울아산병원은 디지털 병리 스캐너를 처음 도입하였으며, 2020년부터 본격적으로 디지털 병리시스템 구축에 나섰다. 여기서 디지털 병리시스템이란 조직 슬라이드를 디지털로 전환하여 저장하고,

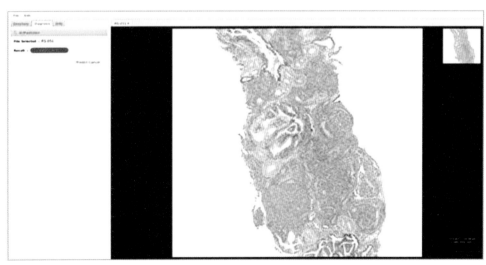

바이오 인공지능 기반 병리조직 진단 소프트웨어 분석 결과 화면

이 디지털 영상을 고화질 모니터를 통해 판독할 수 있는 환경을 말한다. 디지털 병리 환경에서 병리과 의사는 고화질 모니터를 통해 병리 영상을 더욱 선명하게 볼 수 있어 판독의 정확도와 속도를 높일 수 있으며, 실시간으로 소견에 대한 의견도 공유할 수 있다. 환자 입장에서는 슬라이드를 이동하고 보관하는 과정에서 분실되거나 파손되는 위험이 줄어 진단의 정확도를 높일 수 있다는 장점이 있다. 즉, 종합적으로 병리 진단 프로세스의 효율을 극대화하고, 진단의 정확성과 안정성을 더욱 높일 수 있는 것이다.

따라서 임상검사의 데이터를 측정·통합 그리고 분석하여 어떻게 데이터를 활용할 것인가에 대한 고민은 인공지능에서 해결의 실마리를 가지고 있다고 본다. 다양한 센서로 연결되어 데이터를 생성·수집하는 데 핵심적인 역할을 하고 있는 디지털 헬스케어에 인공지능, IoT, 클라우드 컴퓨팅과 새로운 디지털 기술이 결합되면서 헬스케어산업의 기본 프레임워크를 변화시키고 있는 가운데, 의료 데이터가 플랫폼에 연결될 경우 이용자가 데이터를 쉽게 찾아 사용하는 것은 물론 이용자 맞춤형 서비스를 제공할 수 있게 될 것으로 전망하고 있다.

또한 데이터는 '디지털 미래의료'를 가속하는 연료로 데이터가 많으면 많을수록 분석 결과에 대한 정확도는 높아질 수밖에 없는데, 최근 딥러닝을 비롯한 분석 기술의 발달로

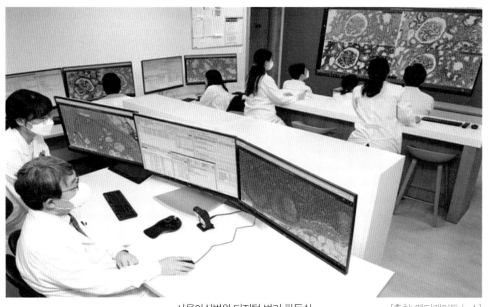

서울아산병원 디지털 병리 판독실   [출처: 메디게이트 뉴스]

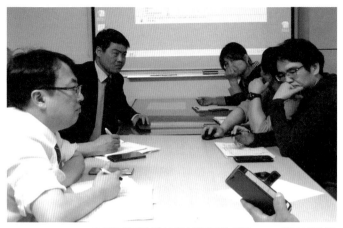

GAMT 디지털 헬스케어 연구모임 회의   [출처: GAMT]

과거 축적할 수 없던 데이터를 축적할 수 있게 되고, 여기에 외부 데이터의 수집이 가능해지면서 미래 의료산업의 새로운 핵심자원인 의료 데이터의 양이 날로 증가하고 있다. 전세계적으로 디지털 헬스케어 산업이 시장 성장기에 접어들면서, 미래 의료산업을 위해 디지털 헬스케어 서비스와 사전관리를 위한 개인 유전체 분석 정보, 그리고 과거병력, 치료전력, 생활습관 등과 같은 환자 유래 데이터의 수집과 분석은 필수 요소로 자리 잡고 있는 가운데, 의료 데이터 증가는 무한한 의료서비스의 가능성을 제시하고 있다.

이에 경기도임상병리사회에서는 2019년도부터 임상검사과학을 다루는 임상병리사들이 새로운 시대 새로운 의료시스템인 디지털 헬스케어의 변화에 대응하기 위해서 경기도임상병리사회의 이광우 회장의 기획으로 '임상병리사들이 보는 AI, 빅데이터를 통한 디지털 헬스케어' 라는 테마로 자료를 모으고 그간 의료현장에서 임상검사를 하면서 축적된 경험과 지식을 통하여 보건의료 종사자 및 보건대학 학생들 그리고 관심 있는 사람들을 위하여 국민보건 향상에 기여한다는 보건의료전문가로서 '디지털 헬스케어'를 건강관리 영역의 관점으로 접근해 보았다.

만성질환과 디지털 헬스케어는 어떻게 연결되는가?

만성질환의 사전적 의미를 찾아보면, 증상이 그다지 심하지는 않으면서 오래 끌고 잘 낫지 아니하는 병을 통틀어 일컫는다. 더구나 최근의 코로나 사태 장기화에 따른 사회적 활동의 감소, 대면 빈도 감소를 포함한 전반적인 사회적 분위기로 인해 중장년층의 건강이 위협받고 있다. 특히 불규칙한 식습관, 운동 부족, 과도한 스트레스, 음주 및 흡연으로 인한 만성질환 및 성인병 환자가 날로 늘어감에 따라 심각한 사회문제가 되어가고 있다. 특히, 40대 이상에서 주로 나타났던 과거와 달리 최근에는 영양 과잉 및 운동 부족으로 인해 20대뿐 아니라 10대 청소년에게까지 다양한 연령에 걸쳐서 대사질환을 앓고 있는 사람들이 날로 많아지고 있는 실정이다. 세계보건기구(WHO)는 건강을 "단순히 질병에 걸리지 않거나 허약하지 않은 상태만이 아닌 신체적·정신적·사회적으로 안녕한(Well-being) 상태"로 정의하고 있으며, 기존 의료가 질병의 치료·예방이라면 헬스케어는 질병(Illness)보다 광범위한 생활에서의 건강관리 및 웰니스(Wellness)까지 포함한 것으로 정의하고 있다.

특히, 헬스케어 분야는 인구의 고령화 및 개인의 웰빙으로 인하여 더욱더 성장을 지속할 것으로 기대되며, 이러한 헬스케어의 전망을 뒷받침하는 요인들은 다음과 같다.

1) 전세계적인 인구 고령화 추세와 기대수명의 연장

2) 만성질환의 증가

3) 유전자 지도 기술의 발전으로 인한 개인 맞춤 처방 및 의약품의 발달

4) 헬스케어에 대한 수요증가로 제네릭 상품의 증가

무엇보다 헬스케어의 최대 수요자는 노인인구로(65세 이상 인구의 의료비는 3배 수준), 전세계적으로 급속도로 진행되는 고령화와 건강 수명의 연장에 대한 관심으로 인해 헬스케어는 최대 산업으로 부상하고 있다. 세계경제협력기구와 세계보건기구의 조사에 따르면 전세계인구 78억 명 중 15억 명 이상의 환자가 만성질환을 앓고 있고, 60세 이상 고령층의 질병 발생 중 50% 이상이 단순한 생활습관의 변화를 통해서도 충분한 예방이 가능하다고 분석하고 있다.

또한, 당화혈색소 수치가 20% 줄면 당뇨 합병증이 약 30~50% 감소한다는 보고가 있으며, 전체 의료비 지출 중에서 당뇨 관련 질환의 의료비가 전체 의료비의 1/3이 넘는다는 점에서 그 질환의 치료 및 관리가 매우 중요하게 대두되고 있다. 따라서 각론에서 아래와 같은 사항을 심층적으로 다루어 보고자 한다.

1) 고령화와 맞물려 급속도로 증가하고 있는 만성질환에는 어떤 것들이 있는가?

2) 그러한 만성질환들을 관리하기 위해서 우선적으로 해야 할 것들은 무엇인가?

3) 국가검진을 통해 만성질환을 관리하는 시스템 구축은 어떤 것이 있는가?

4) 만성질환에 좀 더 추가 확대할 검진항목은 무엇인가?

5) 이러한 국가검진시스템의 문제점 및 개선할 점은 무엇인가?

6) 병원에 가지 않고도 시스템 사용자가 기본적인 신체조건 등을 입력하여 다양한 스마트폰, 웨어러블 기기를 활용한 만성질환 관리는 어떤 방식으로 작동하는가?

7) 데이터 전송방식과 이들이 실제 의료현장에서 어떻게 다뤄지는가?

만성질환의 관리는 일상생활 속에서 우리가 섭취하는 음식의 종류와 열량과도 밀접하게 관련이 있으므로, 추후 섭취하는 음식을 촬영하면 기본적인 칼로리가 측정되어 환자의 스마트기기나 웨어러블에 알려줌으로써 효율적인 식단관리를 통하여 건강한 식습관을 유지시켜 줄 수 있도록 기술적인 발전이 이루어져야 한다. 우리가 만성질환이라고 말하는 것은 3개월 이상 지속되는 증상으로 오랜 기간 발병하여 계속 재발되는 질환을 말한다. 만성질환은 국내인구의 약 35%가 시달리고 있으며 제때 관리하지 않으면 심각한 합병증을 초래할 수 있다. 대표적인 만성질환은 고지혈증, 당뇨병, 고혈압이 있으며 이외에도 통풍, 대사증후군, 골다공증, 알러지비염, 천식, 빈혈, 대상포진 등이 있다.

만성질환은 스스로의 관리가 특별한 처치보다 중요하다. 꾸준한 운동, 약 복용 등 건강한 자기관리습관을 통해 일반인과 동일한 생활의 질을 유지할 수 있다. 이러한 만성질환 관리에 있어서 디지털 헬스케어는 조속히 도입되어야 하는 새로운 의료시스템이다. 현재 우리나라의 의료수준은 그 어느 선진국과 비교해도 전혀 뒤지지 않고, 건강 보험 제도에 의한 의료보장성 역시 세계 최고 수준으로 평가되고 있다.

따라서 초고령사회에 진입한 우리나라는 급격히 증가하는 만성질환 환자는 결국에는 사회적 부담으로 인한 국가적인 문제가 될 수 있

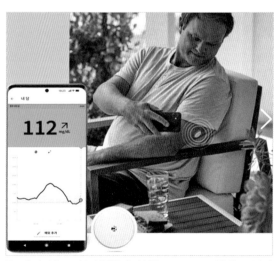

FreeStyle Libre 연속 혈당관리 시스템　　　　　[출처: ABBOT]

다. 만성질환은 처음에는 큰 증상도 없고 생활에 불편을 주지 않지만 잘 관리하지 못한 채 오랜 기간이 지나면 심각한 합병증을 유발함은 물론 삶의 질도 떨어뜨린다. 지금까지 유지되고 있는 아프면 병원을 찾아가야 하는 의료기관 중심의 의료시스템은 일상 안에서의 질병인 당뇨병, 고혈압, 고지혈증, 비만 등의 치료에는 한계가 있다. 하지만 디지털 헬스케어는 환자가 일상생활에서 생성된 혈당, 혈액, 체중, 맥박, 체온 등의 데이터를 수집하여 꾸준히 환자와 진료진이 소통하고 환자를 모니터링하여 실시간으로 환자의 건강한 생활습관을 유도하여 환자의 상태를 조절하므로 이런 만성질환 관리에 유리하다.

우리나라는 2004년 4월에 LG전자에서 디지털 헬스케어 원조격인 당뇨폰이 있었다. 배터리백에 혈당 측정기가 내장된 것이 특징인데, 자신의 혈액을 채취해 배터리백에 꽂으면 혈당측정이 가능한 기능이 담겼다. 데이터 베이스(DB)를 이용해 혈당을 분석관리까지 가능했다. 디지털 헬스케어 원조격인 LG 당뇨폰은 10년이나 일찍 핸드폰을 통한 디지털 헬스케어 모델을 제시한 셈이지만 당시에는 의료법 등에 발목이 잡혀 관련 디지털 헬스사업을 펼쳐보지 못하는 비운의 사례를 남겼다.

그런데 우리가 이러한 획기적인 제품이 나올 때마다 정부는 우왕좌왕하고 개발자는 사업을 수행하지 못함으로써 결국은 글로벌 디지털 헬스 시장 진출 타이밍을 놓쳐 사업을 접는 경우가 허다하다. 결국 당뇨폰도 의료법상 규제해제가 논의되지 않은 채 비운의 사례로 사업을 접을 수밖에 없었다. 정부는 2014년 이 문제에 대해 규제 때문이 아니라 국내의 시장상황 때문이라고 해명했지만 법적 인프라가 조성되지 않았다는 점을 외면한 구차한 변명에 불과하다. 그 사이에 미국은 당뇨관리 서비스 웰닥을 출시했다.

코로나 발생 초기에는 조속한 도입이 필요하다고 여겨 한시적으로 운영되어 온 비대면 진료가 현재는 급격히 줄어들고 있다. 앞에서 이야기했지만 이는 국내에 디지털 헬스케어에 대한 필요성은 인정하지만 이를 시행할 수 있는 인프라가 없기에 전화로 환자를 확인하

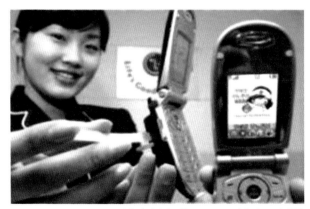

LG전자 '당뇨폰'　　[출처: SK텔레콤]

고 처방전을 보내주는 진료행위는 한두 번 이루어질 수 있으나, 환자의 질병상태를 정확하게 진단할 수 있는 데이터 없이 계속 처방전만을 보내는 것은 의사도 환자도 원하지 않기 때문에 평생관리가 필요한 만성질환 환자의 비대면진료가 지속적이고 효율적으로 이루어지기 위해서는 일상에서 생성된 환자의 진료데이터가 병원정보시스템에 등록되어 의사와 영상을 통한 진료가 이루어지는 인프라가 구축되어야 한다. 이러한 모든 것을 위해서는 우선적인 사회적 합의가 필요하다.

건강과 예방 중심의 의료시스템

최근의 의료 트렌드를 보면, 치료 중심의 의료보다는 예방 중심의 의료로 변화가 일어나고 있는 것을 알 수 있다. 또한, 의료라는 개념이 시간적, 물리적 개념의 경계가 사라지고 있는 것뿐만 아니라 우리가 일반적으로 가지고 있는 의료에 대한 개념의 경계도 점차 희미해지고 있는 것을 알 수 있다. 해외 유명 여배우 안젤리나 졸리는 자신이 약 3개월에 걸쳐서 세 차례의 수술을 받았으며 이를 통해서 자신의 정상 유방을 양쪽 모두 절제하였음을 당당하게 밝힘으로써 세간의 화제가 되었다. 그런 결정을 하게 된 배경에는 그녀의 어머니가 10년 이상 유방암으로 투병하다 56세라는 젊은 나이에 세상을 떠났다고 전하면서 자신 역시 BRCA1 유전자의 이상으로 인해 유방암과 난소암에 걸릴 확률이 각각 87%, 50%에 달했었는데 2013년에 유방절제술, 2015년에 난소 및 난관절제술을 받았음을 뉴욕타임스에 고백한 바 있다. 이 절제수술로 인해서 해당 암의 발생률이 5% 미만으로 감소하였다고 이야기하였다.

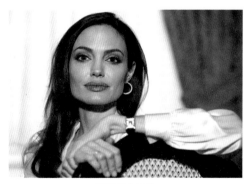

안젤리나 졸리

안젤리나 졸리의 사례는 앞으로 우리가 맞이하게 될 의료는 우리가 통상적으로 생각하는 것 이상으로 훨씬 더 다양하고 넓은 범위의 개인별 맞춤치료의 시대를 앞당길 것으로 예상이 된다. 기존의 치료 개념은 일상생활 도중에 불편감을 느껴서 검진을 통해서 해당 질병을 발견하고 치료하는 프로세스였는데 안젤리나 졸리의 경우는 개인별 맞춤의료를 통해 질병 가능성을 예측하고 해당 질병이 발현하기 전에 선제적이고 적극적으로 치료에 임함으로써 질병 발생 가능성을 현저하게 낮추는 긍정적인 효과를 예상할 수 있다.

비록 지금 당장 그녀는 아무런 질병이 나타나지 않았지만 자신에게 앞으로 닥치게 될지도 모르는 유방암을 예방하는 행위를 한 것이다. 이를 통해 우리가 기존에 알고 있던 예방과 치료라는 의료의 개념이 사라지고 개인의 유전자 특징에 기반한 적극적인 질병의 치료가 이뤄질 것으로 예측한다.

BRCA1·2(돌연변이 유전자) 보인자는 유방암 예방 차원에서 유방절제술을 받으면 유방암의 위험을 90% 이상 낮출 수 있다. BRCA1·2 유전자 변이는 유방암의 유전적 원인 중 절반 이상을 차지한다. 70세까지 유방암이 발생할 확률은 BRCA1 유전자가 변이된 경우 72.1%, BRCA2 유전자가 변이된 경우 66.3%에 달한다. 유방절제술을 받았다고 해서 유방암으로부터 완전히 자유로워지는 것은 아니다. 피부에 남아 있는 유선 조직이나 근육 때문에 미세한 확률로 유방암이 생길 수 있다

비단 유방암뿐만 아니라, 유전성 비용종증 대장암이나 가족성 선종성 용종증 등의 대장암, 시력상실 원인 중의 하나인 노인황반변성 등도 유전정보 분석을 통해서 미리 위험도를 예측할 수 있는 질병들이다. 생물학자 르로이 후드(Leroy Hood)는 IT, BT융합을 통한 의료, 헬스케어 산업 패러다임의 변화를 예측하였다. 즉, 기존에는 질병 발생 이후에 대응하는 형태의 개념이었다면, 향후에는 기존 의료가 보다 적극적으로 질병의 발생을 예방하는 의료로 진화할 것으로 예측하면서 그 변화의 중심 키워드로 4P를 제시한 바 있다. 유전자 분석 등을 통해서 질병에 걸릴 위험도를 측정 혹은 약품의 효과를 예측(predictive)할 수 있게 되고, 스마트폰 또는 다양한 웨어러블 등을 통해 일상에서 건강을 관리함으로써 질병을 예방(preventive)하고, 빅데이터 분석 등을 통해서 개인별 맞춤의료(personalized)가 가능해지고, 의료기관이 독점하던 의료정보를 소비자들이 건강 및 의료와 관련된 정보를 보다 합법적으로 많이 가지게 됨에 따라서 의료서비스 정보 공유 및 보다 활발한 참여(participatory)가 가능해질 것이다.

4P 진료에서 중요한 것은 개인의료정보이다. 현행법 체계에서 본다면, 의료법은 환자 본인이 아닌 자에게 환자의 의료정보를 공개하는 것은 원칙적으로 금하고 있다. 예외적으로 건강보험 등 업무나 법원의 요구 등에 대해서는 허용하고 있다. 또한 전자의무기록

(EMR)의 경우 안전하게 관리 보존하는 데 필요한 시설과 장비를 갖출 것을 요구하면서, 개인 정보의 탐지, 누출, 변조, 훼손을 금지하고 있다. 2011년에 제정된 개인정보보호법은 의료기관은 환자의 동의가 있거나 진료계약 이행을 위해 불가피한 경우에만 개인정보를 수집할 수 있는데 그 중에서도 건강, 성생활, 유전 등에 관한 정보는 '민감정보' 로서 개인정보 처리에 대한 동의와 별도로 동의를 받거나 법령안에서 그러한 정보를 허용하는 경우에만 수집할 수 있다. 또한 통계작성 및 학술연구 등의 목적을 위하여 필요한 경우로써 특정개인을 알아볼 수 없는 형태로 사용하는 것은 예외적으로 허용하고 있다.

개인의료정보 등을 보호하기 위한 전제는 개인정보의 주체의 동의와 익명화가 반복해 제시되고 있음을 알 수 있다. 개인정보 처리 주체의 동의는 확실한 근거가 된다.

그러나 개인의료정보가 빅데이터로서의 수준으로써 활용하고자 할 경우 '동의' 는 해결책이 되지 않는다. 데이터 양이 크고 범위가 넓어서 처리목적과 항목에 대해 사전 동의를 개인정보 주체에게 받는 것은 현실적으로 어렵기 때문이다. 개인 의료정보를 빅데이터 활용을 위해 빅데이터를 처리하기 위해서는 사용자가 비식별화 데이터 활용에 대한 개인정보 자기결정권의 침해 가능성이 초래될 수 있다.

이러한 흐름에서 주목하여야 하는 것은 개인의료정보의 변화다. 과거에는 개인의 건강

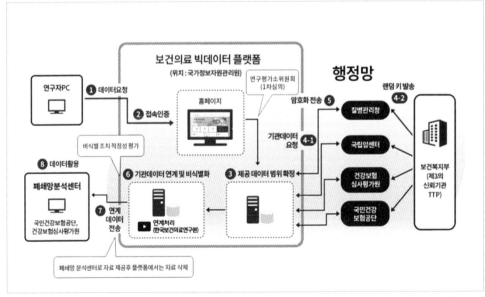

보건의료 빅데이터 플랫폼　　　　　　　　　[출처: 보건복지부]

이나 질병과 관련된 정보를 생산하고 소유할 수 있는 주체는 의료기관과 의사가 독점하고 있었다. 하지만 이제 개인도 환자 개인정보 보호법에 의거하여 자신의 건강과 질병에 대한 정보를 생산할 수 있는 법적 수단을 가지게 되었고, 스스로 건강과 질병에 대한 정보를 획득할 수 있게 되었다. 과거 의료기관과 의사가 정보를 독점하고 있던 시대에는 모든 정보는 의료기관에 보관되어 있었고 정보에 대한 권력을 의료기관이 독점하고 있었다. 하지만 유전자 분석 등이 보다 활성화되면 개인들이 생산하고 소유하는 정보가 의료기관이 보유한 정보의 양을 넘어서게 될 것이고, 이에 따라 자연스럽게 정보에 대한 권력도 개인쪽으로 이동하게 될 것이다.

데이터 사이언스로서의 의료

개인이 소유하는 자신의 건강과 질병에 대한 정보의 급격한 증가에 기인하는 정보 권력의 변화는 단순히 개인이 자신의 건강과 질병에 대한 정보를 과거보다 많이 가지고 있다는 수준을 넘어서는 중요한 함의를 가진다. 2019년 30조 원 규모였던 전세계 웨어러블 시장은 2027년까지 매년 15.9%의 폭발적인 성장을 할 것으로 예상되며, 코로나19 사태는 의료에 있어서 웨어러블의 가치를 더욱 증폭시키는 계기가 된 것이다. 이들 웨어러블을 통해서 축적되는 데이터들이 인공지능과 결합하게 되면 우리가 현재 알고 있는 의료는 전혀 다른 모습으로 우리 생활 전반에 변화를 주게 될 것이다.

또한 유전자 분석 기술의 발달과 비용의 급격한 하락은 일반인들도 자신의 유전 정보를 쉽게 손에 넣을 수 있게 해 줄 것이다. 앞으로의 개인은 자신의 건강과 질병에 관련된 수없이 많은 빅데이터의 클라우드에 둘러싸이게 될 것이며, 앞으로의 의료는 더 이상 바이오 메디컬 사이언스가 아니라 이들 빅데이터를 어떻게 다루느냐가 중요해지는 데이터 사이언스로 진화할 것이다. 병원들의 성패 역시 이들 데이터를 자신들의 진료와 사업에 얼마나 잘 유기적으로 연결시키는지에 좌우되게 될 것이다.

유전자 정보를 포함해서 개인이 자신의 건강과 질병에 관련된 많은 정보를 가지게 되고 의료시스템이 질병 중심에서 건강과 예방 중심으로 재편되는 과정에서 또 한 가지 주목할 부분은 프리바이버(previvor)의 등장이다. 앞의 안젤리나 졸리의 사례에서 보듯이

디지털 헬스케어 시대가 온다_유광철

가까운 미래에 개인들은 유전자 분석 등을 통해서 자신이 특정암과 같은, 어떤 심각한 질환에 걸릴 확률이 얼마나 되는지를 알 수 있게 되는 것이다. 암을 진단받고 치료를 받은 후 5년 동안 재발이 없는 사람들을 암생존자(cancersurvivor)라고 하는데, 아직 암에 걸리지는 않았지만 미래에 걸릴 암을 미리 적극적으로 치료(예방)해서 생존하게 된 사람들이 프리바이버인 것이다. 이들은 아직 그 질환에 이환되지 않았을지라도 해당 질환을 예방(치료)하기 위한 적극적인 행동을 하게 될 것이고, 그 과정에서 같은 위험을 가지고 있는 이들과 소셜네트워크와 같은 연계를 통해서 집단적으로 목소리를 내게 될 것이다. 앞으로 이들은 보건의료 정책 결정 과정에서 엄청난 목소리를 내는 집단이 될 것이며, 의료기관들 역시 이들에 대한 서비스를 준비해야 할 것이다.

데이터 사이언스는 오늘날 전세계의 모든 산업을 차지하고 빠르게 성장하고 있다. 데이터 사이언스가 의료업에서 가장 주요하게 응용하는 것은 의학 영상이다. 의료영상은 X선, MRI, CT 스캔과 같은 다양한 영상 기술이 있으며, 전통적으로 의사들은 이러한 이미지들을 수동으로 검사하고 그 안에서 질병의 이상을 판독했는데, 딥러닝 기술의 등장으로 스캔한 이미지에서 그러한 미세한 이상을 발견할 수 있게 됐다.

또한 이미지의 결함을 검색할 수 있고, 이 외에도 Support Vector Machine을 사용한 영상 인식, 영상 강화 및 재구성, 에지 감지 등과 같은 다른 영상 처리 기법도 수행하고 있다. 그리고 진단검사 의학 분야에서 유전체학은 게놈의 염기서열과 분석에 대한 학문이다. 게놈은 DNA와 유기체의 모든 유전자로 구성되어 있다. '인간 게놈 프로젝트' 편찬 이후 이 연구는 급속도로 진전되어 왔으며 빅데이터와 데이터 사이언스의 영역에서 활용되고 있다.

데이터 사이언스를 응용하기 전에 조직은 유전자의 배열을 분석하는 데 많은 시간과 돈을 소비했다. 이것은 비용이 많이 들고 복잡한 과정이었다. 그러나 첨단 데이터 사이언스 도구를 사용하여 훨씬 짧은 기간과 훨씬 저렴한 비용으로 인간 유전자에서 통찰력을 분석하고 도출할 수 있게 됐다. 유전자의 배열과 분석은 매우 복잡한 일이고 많은 재정 지출과 많은 테스트를 수반하는 시간 소모적인 일이었는데 데이터 사이언스 및 머신 러닝 알고리즘은 이 프로세스를 혁신하고 예측의 성공률을 최적화하고 증가시키는 데 큰 도움을 주고 있다. 게다가, 데이터 사이언스를 이용하여 검사자들은 다른 세포, 유전자 돌연변이 등의 조합에 대하여 화학 화합물을 분석하고 시험할 수 있게 되었다. 따라서 머

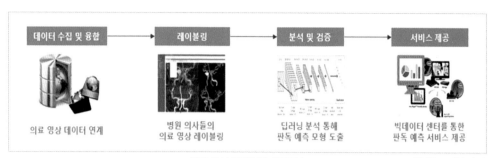

| 데이터 수집 및 융합 | 레이블링 | 분석 및 검증 | 서비스 제공 |

의료 영상 데이터 연계 · 병원 의사들의 의료 영상 레이블링 · 딥러닝 분석 통해 판독 예측 모형 도출 · 빅데이터 센터를 통한 판독 예측 서비스 제공

의료 영상 빅데이터 사이언스 　　　[출처: 보건복지부]

신 러닝 알고리즘을 사용하여 검사자들은 주어진 변수에서 예측을 계산하는 모델을 개발할 수 있다.

예측 분석은 건강 분석에서 가장 중요한 주제 중 하나이다. 데이터 사이언스를 통해 다양한 상관관계와 증상의 연관성을 찾아내고, 습관과 질병을 찾아낸 다음 의미 있는 예측을 하여 의료대상자에게 조언을 함으로써 건강한 생활을 할 수 있게 한다. 예측 분석은 환자 치료, 질환 관리 및 효율성을 높이는 데 중요한 역할을 할 수 있다. 만성질환 건강관리 분야는 예측 분석에서 점점 더 인기 있는 추세가 되고 있다. 데이터 사이언스로 병원은 환자의 건강 악화를 예측하고 예방조치를 제공하며 환자 건강 악화의 위험을 줄이는 데 도움이 되는 조기 치료를 시작함으로써 질 높은 일상생활을 영위할 수 있게 했다.

사물인터넷(IoT)에서도 데이터 사이언스는 중요한 역할을 한다. 이러한 IoT 장치는 사용자의 심장 박동, 온도 및 기타 의료 파라미터를 추적하는 웨어러블 장치로 제공되므로 수집된 데이터는 데이터 사이언스의 도움으로 실시간 분석을 사용하여 환자가 현재 상태에 따라 문제에 직면할지 여부를 예측할 수 있으므로 시간적 공간적 경제적으로 많은 효용성을 제공한다. 그리고 환자의 건강을 모니터링하고 잠재적인 질병의 발생을 방지하기 위해 취해야 할 조치를 통지하는 데 중추적인 역할을 통해 강력한 예측 분석 도구를 사용하여 만성질환을 조기에 탐지하고 조치함으로써 질병이 확장되지 않도록 하여 경제적으로 도움을 준다. 따라서 데이터 사이언스는 의료에 대한 경제적 지출을 최적화하는 데 큰 역할을 한다. 또한 질병 예측 모델링의 도움으로 데이터 과학자들은 환자에게 도움을 주는 포괄적인 가상 플랫폼을 개발하여 정부가 만성질환관리에 있어서 정책을 수립할 수 있고, 이러한 플랫폼의 도움으로 환자는 의료정보 시스템에 자신의 증상을 입력하고 신뢰율에 따라 다양한 질병에 대한 대처가 가능할 수 있다.

보건의료의 딜레마

어느 나라나 의료시스템이 구성되고 진화하는 과정에서 세 가지의 중요한 정책목표를 가지게 된다. 의료시스템이 구성되는 초기 단계에는 국민들이 의료에 쉽게 접근할 수 있도록 접근성 확보라는 목표를 가진다. 여기서 접근성은 지리적인 요인뿐만 아니라 의료보험 제도 등을 포함한 경제적 접근성도 포함된다. 접근성이 어느 정도 확보된 다음에는 일정 수준 이상의 양질의 의료서비스가 제공되도록 하려는 정책목표를 가지게 된다. 제공되는 의료서비스가 오히려 국민들의 건강에 위해를 가하게 되는 상황을 방지하고자 하는 것이다. 이들 두 단계를 지나는 과정에서 의료에 투입되는 비용이 증가하게 되고 대부분의 국가들은 이를 재정이 감당할 수 있는 수준으로 관리하고자 하는 비용 중심의 정책 목표를 설정하게 된다. 노령화 등으로 인해서 의료에 투입되는 비용의 급증을 경험하면서 의료체계의 재정적 지속가능성을 우려하는 대부분의 선진국들은 그동안 의료체계를 운영하는 데 있어 비용 통제를 중시하면서 효율을 가장 중요한 가치로 생각하는 정책 방향을 유지해 왔으며 이는 우리나라도 마찬가지였다.

그러나 코로나19 사태를 겪으면서 의료시스템에 있어서 리스크를 줄이는 것이 매우 중요한 정책 목표가 되어야 한다는 새로운 인식을 하게 되었다. 또한 코로나19 환자들을 치료하기 위해서 의료공급체계에 과부하가 걸리면서 다른 환자들의 의료이용에 심각한 장애가 생기고 감염을 우려한 많은 환자가 스스로 의료기관을 회피하는 상황에 직면하면서 그동안 생각지 못했던 새로운 형태의 접근성의 문제를 고민하기 시작했다.

코로나19 사태를 통해서 더욱 가속화되고 있는 의료부문의 변화와 이를 통해서 나타나게 될 미래의료가 가지는 더욱 중요한 함의는 보건의료의 딜레마가 가지는 음의 균형 관계를 극복할 가능성을 열어주고 있다는 점이다. 그동안 의료시스템 운영에서 딜레마를

코로나19 확진 검사 – 임상병리사 [출처: GAMT]

초래하는 세 가지 정책목표들은 상호간에 음의 균형 관계를 가지고 있었다.

국가가 증가하는 의료비를 관리하기 위해서 비용을 통제하면 의료의 질이 저하되고, 의료의 질을 향상시키고자 하는 노력은 비용의 증가와 함께 접근성의 저하를 가져왔던 것이다. 기술의 발전과 의료와의 융합을 통해서 나타나고 있는 새로운 형태의 의료는 의료의 질 향상이 비용의 증가와 접근성의 저하를 수반하지 않을 가능성을 열어주고 있으며, 코로나19 사태를 겪으면서 이러한 새로운 의료의 필요성에 대한 인식과 수용성이 증대된 것은 매우 중요한 의미가 있다고 하겠다.

의료시스템의 발전을 위한 과제

급속도로 진행되고 있는 인구의 고령화와 만성질환의 폭발적인 증가 앞에서 우리 사회가 100년 이상 유지해 온 의료시스템은 다양한 측면에서 창조적 파괴와 함께 경계의 소멸이 빠른 속도로 진행되고 있다. IT와의 융합을 통한 새로운 형태의 서비스들이 가능해지면서 의료에 있어서 공간의 경계가 허물어지고 있고 유전자 분석기술 등 BT와의 융합으로 기존에 생각하지 못했던 맞춤 치료나 맞춤형 건강증진 프로그램과 같은 새로운 의료가 창조되면서 의료서비스 영역의 경계도 허물어지고 있다. 과거 감염성 질환 및 급성질환이 주요 건강상의 문제였던 시기에 구축된 의료시스템이 만성질환 중심으로 변화한 현재의 사회 변화와 기술 변화에 부합하지 못함을 깨달으면서 새로운 의료시스템에 대한 논의가 진행되고 있다. 우리가 경험하고 있는 현재의 코로나19 사태는 100년 이상 커

다란 변화 없이 유지되어 왔던 의료시스템이 예방 중심, 환자 중심, 데이터 중심의 시스템으로 전면적으로 재구성되어야 한다는 사실을 우리에게 알려주고 있다. 단기적으로는 당면한 사태에 대응하기 위한 노력이 당연히 가장 중요하겠지만, 그 과정에서 중장기

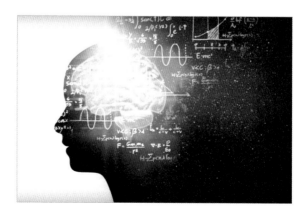

디지털 헬스케어 시대가 온다 _ 유광철

적으로 의료시스템을 진화, 발전시키기 위한 고민들이 이루어져야 할 것이다.

이를 위해서 많은 노력들이 필요하겠지만 우선적으로는 급변하는 의료 환경에 적극적이고 다양한 수준으로 대처하지 못하고 있는 현행 의료 관련 법률들에 대한 정비가 필요할 것이다. 또한 사회의 다양한 분야와 연결되어 있는 미래의료와 관련된 정책을 총괄, 조정할 수 있는 컨트롤타워도 신설되어야 할 것이다. 이를 통해서 미래의료 분야의 많은 혁신들이 지속가능하도록 하는 보상 시스템을 구축하고 의료데이터 및 인터페이스의 표준이 확립되어야 할 것이다. 아울러 의료인들을 양성하는 교육과정에서 미래의료와 데이터 사이언스에 대한 교육도 이루어져야 할 것이다.

개인유전정보 분석의 맞춤진료

안젤리나 졸리의 유방절제 수술은 유전자변이로 인한 확률 예측의 대표적인 사례이다. 개인욕망은 맞춤의료로 나타나고 있다. 맞춤의료는 개인에 최적화된 의료산업을 태동시키고 있다. 전체, 즉 코호트(Cohort)로부터 예측하고 개인에 맞춤하는 것이다. 지금까지의 의료행위는 0.4TB에 해당되는 의무기록에 의존했다. 이제 여기에 건강결정 요인의 30%에 해당되는 6TB의 유전자정보가 추가되고, 건강결정요인의 60%를 좌우하는 1100TB의 생활기록이 추가되면, 개인에 최적화된 맞춤정보가 가능해진다. 이러한 개인정보와 코호트(전체) 정보의 예측을 합치면 개인 유형에 맞는 예측에 따라 맞춤치료 선택이 가능해진다. 와파린의 경우 널리 알려진 바와 같이 민감성 차이가 사람에 따라 100배 차이가 난다. 이러한 맞춤의료를 가능하게 하는 기술은 첫 번째, 급격히 하락한 유전자 염기서열 분석비용이다. 이어서 생활기록 수집비용이 1억분의 1로 감소하고, 인공지능이 오픈 소스화 되면서 맞춤의료에 필요한 경제적, 기술적 문제가 파괴되었다.

정밀의료의 가능성은 1조가 넘었던 유전자 분석비용이 이제 100불 이내로 감소하면서 4억 이상의 샘플이 분석되고 있고, 그 결과 시장은 10조 이상의 규모로 증가하고 있다. 이러한 증가는 Atomwise사와 같이 치료제를 실험이전 분자구조 분석으로 잠재적 약효를 시뮬레이션하는 정밀의료, Deep Genomics와 같이 유전자패턴 분석을 바탕으로 분자진단을 제공하는 인공지능 플랫폼, iCarbonX와 같이 유전체진료 개인정보를 모두 취합해서 개인맞춤형 의료를 제공하는 개인맞춤건강 등 다양한 분야에서 새로운 사업들이 등장하고 있다.

이러한 정밀의료 산업의 시장현황을 보면 유전자 분석에서는 해외는 Illumina, 국내에서는 마크로젠 등, 유전자 분석 서비스는 미국의 23andMe, Passway Genomics와 국내의 마크로젠 등 다수의 회사들이 등장하고 있다. 이에 발맞추어 국내 유전자검사 규제도 작년도 중점질환에 대해서는 건강보험급여가 유전자검사 134개 항목으로 확대되었고, 이제 병원을 통하지 않고 직접 의료하는 유전자검사 DTC가 가능해졌다. 올해 23andMe는 10가지 유전질환 예측에 대해서 FTA로부터 DTC 승인을 받았다. DTC(Direct to Consumer)란 소비자가 의료진 처방 없이 집에서 스스로 검체를 채취하고 진단검사기관에 의뢰해 검사하고 결과를 통보 받는 것을 말한다.

전세계적으로 DTC 유전자검사 시장이 주목받고 있지만 국내시장은 미국처럼 금지한 사항만 제외하면 모든 DTC를 할 수 있는 부분이 아니라 허가된 검사종목 이외에는 할 수 없는 상황이기에 국내에서는 DTC 시장이 활성화되기 어려운 부분이 있다. 우리나라는 다중의 규제와 법제의 미비로 DTC 시장이 글로벌 유전자시장처럼 전망이 밝지는 않다.

DTC 유전자검사

소비자가 검사기관을 선택한 후 원하는 유전자검사를 수행할 수 있지만 아직 모든 질병을 유전자검사로 진단할 수 있는 것은 아니다. 기술적인 한계가 있는 질병이 있을 수도 있고 환자에게 부적절한 임상적 견해를 제공할 우려가 있는 항목에 대해서는 검사를 수행할 수 없다. 따라서 보건복지부는 DTC 유전자검사에 대한 지침을 배포하여 어떠한 항목에 대해서 유전자검사가 가능한지를 가이드라인으로 제공하고 있다.

DTC 인증제는 DTC 유전자검사기관의 검사 정확도, 광고 및 검사결과 전달, 개인정보 보호 등을 평가해 인증하는 제도다. 보건복지부 주관으로 유전자검사 서비스 시장 확대와 안전한 유전자검사 환경 조성을 위해 2023년 처음 시행됐다. 인증은 3년간 유효하며 인증 받은 검사기관은 인증 항목에 대해서 DTC 유전자검사 서비스를 제공할 수 있다.

앞서 이야기한 2021년 12월 보건복지부는 의료기관이 아닌 유전자검사기기관이 소비

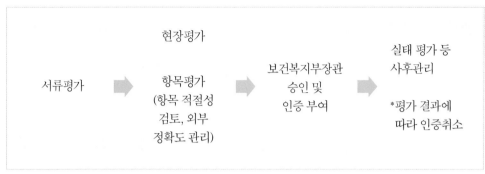

보건복지부 유전자검사인증 절차　　　　　　　　　[출처: 보건복지부]

자를 대상으로 직접 수행할 수 있는 '생명윤리 및 안전에 관한 법률' 개정안을 시행했고, 2023년 1월 마크로젠, 랩지노믹스, 엔젠바이오, 제노플랜코리아, 클리노믹스, 테라젠바이오 등 6곳에 최초로 인증을 부여했다. 인증 유효기간은 3년이다. 이번 인증제를 통해 결과의 정확도뿐만 아니라 결과의 해석·전달, 개인정보 보호 방안, 사후관리 등 서비스 전반을 평가하여 보다 안전한 유전자검사 환경을 조성할 수 있을 것으로 기대되고 있다.

　예를 들어서 DTC검사에 대해서 설명해 보면 '남들보다 많이 먹는 것도 아닌데, 왜 유난히 살이 찔까?' 하는 질문을 자신에게 할 수 있다. 누구든 다이어트에 관심이 있다면 한 번쯤 해 봤을 고민이다. 이처럼 체질이 궁금할 때 이를 간단하게 확인해 볼 수 있는 DTC(소비자 대상 직접 시행) 유전자검사가 관심을 끌 수밖에 없다. 자신이 머리가 잘 빠질 체질인지, 술을 원래부터 잘 못 마시는지, 살이 잘 찌는 편인지 등을 과학적으로 손쉽게 확인하는 방식이 있다면 누구나 궁금증을 해소하고 싶을 것이다. 또한 태어날 때부터 갖고 있는 유전자 특성을 알아보는 서비스 검사항목도 있고, 드라마 속에 자주 등장하는 친자 확인도 가능하다. 요즘에는 2030세대를 중심으로 '유전 MBTI' 라 불리우기도 한다. 검사방법도 간단하다. 영화처럼 머리카락, 칫솔 등을 챙길 필요가 없다. 병원을 방문하지 않고 집에서 키트에 침만 뱉으면 된다. 검사 항목 수에 따라 가격은 10~30만 원대 정도다. 결제하면 업체에서 키트를 발송한다. 타액(침)을 채취해 반송하면 2주가량 지나 결과를 확인할 수 있다.

　DTC 유전자검사를 통해서 확인할 수 있는 건 방대하다. 탈모 여부 외에도 체질상 술을 잘 분해할 수 있는지, 피부 건강상태는 어떠한지, 살이 잘 찌는 체질인지 등이다. 운동을 하면 잘 회복하는지 여부도 확인할 수 있다. 이를 포함, 최대 70여 개 항목이 분석되고 있다. 앞으로 국가정책에서도 국제적 수준으로 소비자 대상 직접 시행(DTC) 유전자검사의 산업 경쟁력을 확보하기 위해 제도를 발전시켜 나갈 예정이다.

2022년 DTC인증검사기관은 3년 동안 검사를 할 수 있으며 유전자검사기관은 아래 항목들에 대해서 검사를 수행할 수 있다.

소비자 대상 직접 시행(DTC) 유전검사를 하려는 유전자검사기관 실시 검사종목

연번	기관명	인증 항목
1	(주)랩지노믹스	골질량, 근력운동적합성, 근육발달능력, 기미/주근깨, 남성형탈모, 단거리질주능력, 단맛민감도, 루테인&지아잔틴농도, 마그네슘농도, 발목부상위험도, 복부비만(엉덩이허리비율), 비만, 비타민A농도, 비타민B6농도, 비타민C농도, 비타민D농도, 셀레늄농도, 식욕, 쓴맛민감도, 아연농도, 악력, 알코올대사, 알코올의존성, 여드름발생, 요산치, 원형탈모, 유산소운동적합성, 중성지방농도, 지구력운동적합성, 지방산농도, 체지방률, 체질량지수, 콜레스테롤, 타이로신농도, 퇴행성관절염증감수성, 포만감, 피부노화, 혈당, 혈압
2	(주)마크로젠	골질량, 근력운동적합성, 근육발달능력, 기미/주근깨, 남성형탈모, 니코틴대사, 니코틴의존성, 단거리질주능력, 단맛민감도, 루테인&지아잔틴농도, 마그네슘농도, 멀미, 모발굵기, 발목부상위험도, 베타인농도, 복부비만(엉덩이허리비율), 불면증, 비만, 비타민A농도, 비타민B12농도, 비타민B6농도, 비타민E농도, 비타민K농도, 비타민C농도, 비타민D농도, 새치, 색소침착, 셀레늄농도, 수면습관/시간, 식욕, 쓴맛민감도, 아르기닌농도, 아연농도, 아침형, 저녁형인간, 악력, 알코올대사, 알코올의존성, 알코올홍조, 여드름발생, 와인선호도, 요산치, 운동에 의한 체중감량효과, 운동 후 회복능력, 원형탈모, 유산소운동적합성, 중성지방농도, 지구력운동적합성, 지방산농도, 짠맛민감도, 철저장 및 농도, 체중감량 후 체중회복가능성(요요가능성), 체지방률, 체질량지수, 카페인대사, 카페인의존성, 칼륨농도, 칼슘농도, 코엔자임Q10농도, 콜레스테롤, 타이로신농도, 태양노출 후 태닝반응, 통증민감성, 퇴행성관절염증감수성, 튼살/각질, 포만감, 피부노화, 피부염증, 혈당, 조상 찾기
3	(주)엔젠바이오	골질량, 근력운동적합성, 근육발달능력, 기미/주근깨, 남성형탈모, 니코틴대사, 니코틴의존성, 단거리질주능력, 단맛민감도, 루테인&지아잔틴

연번	기관명	인증 항목
3	(주)엔젠바이오	농도, 마그네슘농도, 멀미, 모발굵기, 발목부상위험도, 베타인농도, 복부비만(엉덩이허리비율), 불면증, 비만, 비타민A농도, 비타민B12농도, 비타민B6농도, 비타민E농도, 비타민K농도, 비타민C농도, 비타민D농도, 새치, 색소침착, 셀레늄농도, 수면습관/시간, 식욕, 쓴맛민감도, 아르기닌농도, 아연농도, 아침형, 저녁형인간, 악력, 알코올대사, 알코올의존성, 알코올홍조, 여드름발생, 와인선호도, 요산치, 운동에 의한 체중감량효과, 운동 후 회복능력, 원형탈모, 유산소운동적합성, 중성지방농도, 지구력운동적합성, 지방산농도, 짠맛민감도, 철저장 및 농도, 체중감량 후 체중회복가능성(요요가능성), 체지방률, 체질량지수, 카페인대사, 카페인의존성, 칼륨농도, 칼슘농도, 코엔자임Q10농도, 콜레스테롤, 타이로신농도, 태양노출 후 태닝반응, 통증민감성, 퇴행성관절염중증감수성, 튼살/각질, 포만감, 피부노화, 피부염증, 혈당, 혈압, 조상 찾기
4	제노플랜코리아(주)	골질량, 근력운동적합성, 근육발달능력, 기미/주근깨, 남성형탈모, 니코틴대사, 니코틴의존성, 단거리질주능력, 루테인&지아잔틴농도, 마그네슘농도, 멀미, 모발굵기, 발목부상위험도, 복부비만(엉덩이허리비율), 불면증, 비만, 비타민A농도, 비타민B12농도, 비타민B6농도, 비타민E농도, 비타민K농도, 비타민C농도, 비타민D농도, 새치, 색소침착, 셀레늄농도, 수면습관/시간, 식욕, 쓴맛민감도, 아르기닌농도, 아연농도, 아침형, 저녁형인간, 악력, 알코올대사, 알코올의존성, 알코올홍조, 여드름발생, 와인선호도, 요산치, 운동에 의한 체중감량효과, 운동 후 회복능력, 원형탈모, 유산소운동적합성, 중성지방농도, 지구력운동적합성, 지방산농도, 철저장 및 농도, 체중감량 후 체중회복가능성(요요가능성), 체지방률, 체질량지수, 카페인대사, 카페인의존성, 칼륨농도, 칼슘농도, 콜레스테롤, 타이로신농도, 태양노출후태닝반응, 퇴행성관절염중증감수성, 튼살/각질, 포만감, 피부노화, 피부염증, 혈당, 혈압, 조상 찾기
5	(주)클리노믹스	근력운동적합성, 근육발달능력, 기미/주근깨, 남성형탈모, 니코틴의존성, 단거리질주능력, 단맛민감도, 루테인&지아잔틴농도, 발목부상위험도, 비만, 비타민A농도, 비타민E농도, 비타민C농도, 비타민D농도, 색소침착, 수면습관/시간, 식욕, 아연농도, 아침형, 저녁형인간, 알코올대사, 알코올의존성, 여드름발생, 와인선호도, 요산치, 운동에 의한 체중감량효과, 운동 후 회복능력, 원형탈모, 유산소운동적합성, 중성지방농도, 지구력운동

연번	기관명	인증 항목
5	(주)클리노믹스	적합성, 지방산농도, 짠맛민감도, 철저장 및 농도, 체중감량 후 체중회복 가능성(요요가능성), 체질량지수, 카페인의존성, 콜레스테롤, 태양노출 후 태닝반응, 통증민감성, 퇴행성관절염중감수성, 포만감, 혈당, 혈압
6	(주)테라젠바이오	골질량, 근력운동적합성, 근육발달능력, 기미/주근깨, 남성형탈모, 니코틴대사, 니코틴의존성, 단거리질주능력, 루테인&지아잔틴농도, 마그네슘농도, 멀미, 모발굵기, 발목부상위험도, 베타인농도, 복부비만(엉덩이허리비율), 불면증, 비만, 비타민A농도, 비타민B12농도, 비타민B6농도, 비타민E농도, 비타민K농도, 비타민C농도, 비타민D농도, 새치, 색소침착, 셀레늄농도, 수면습관/시간, 식욕, 쓴맛민감도, 아르기닌농도, 아연농도, 아침형, 저녁형인간, 알코올대사, 알코올의존성, 알코올홍조, 여드름발생, 와인선호도, 요산치, 운동에 의한 체중감량효과, 운동 후 회복능력, 원형탈모, 유산소운동적합성, 중성지방농도, 지구력운동적합성, 지방산농도, 짠맛민감도, 철저장 및 농도, 체중감량 후 체중회복가능성(요요가능성), 체지방률, 체질량지수, 카페인대사, 카페인의존성, 칼륨농도, 칼슘농도, 코엔자임Q10농도, 콜레스테롤, 타이로신농도, 통증민감성, 퇴행성관절염중감수성, 튼살/각질, 포만감, 피부노화, 피부염증, 혈당, 혈압, 조상 찾기

[출처: 보건복지부]

커넥티드 헬스케어(Connected Healthcare)의 등장

정보통신기술의 발달과 스마트폰의 보급으로 시공간 제약없이 효율적인 의료서비스를 제공할 수 있는 커넥티드 헬스케어(Connected Healthcare)가 대안으로 주목받고 있다. 커넥티드 헬스케어를 통한 원격관리는 재택환자의 건강 및 질병정보를 실시간으로 수집하여 데이터를 의료기관으로 직접 전달하고, 의사는 환자의 건강에 대한 코칭을 하는 것을 말한다. 원격의료는 Connected Healthcare의 대표적인 응용 사례로서 공간을 연결하는 의료의 대안으로 고령화 사회의 만성질환 관리의 돌파구가 될 것으로 본다. 미래 의료비의 절반이 만성병 관리비용으로 예측되기에, 원격관리를 통하여 20% 이상의 직접 비용이 절감될 것이며, 결과적으로 10%의 국가 의료비용을 축소할 것으로 기대된다.

이렇게 국가적으로도 성장성이 있는 디지털 헬스케어 산업의 한 분야인 원격의료는 코로나19로 인해 의료생태계가 급격하게 변화하면서 가속화되고 있다. 병원에 직접 방문하지 않고 간편하게 의료서비스를 받는다는 것은 환자입장에서는 시간적 경제적 공간적으로 엄청난 효율성을 가지고 있기에 원격진료의 필요성은 더욱 높아질 것이다. 전세계적으로 스마트폰과 IoT 기반 웨어러블 기기 등의 괄목할 만한 기능이 발전되었다. 환자와 의사간 임상적 데이터를 원격으로 교환하고 ICT를 이용하면 먼 거리에서도 의료서비스 제공을 지원받거나 도움을 받을 수 있는 원격의료분야는 코로나19로 인해 더욱 가파르게 진전될 것이다. 원격의료시장은 IoT 기술이 의료분야에서 확대 적용되기 시작함에 따라 병원에서 원격임상모니터링, 만성질환관리, 건강상태 모니터링 측면에서 효율적인 시스템 구축이 가능해지고, 환자입장에서는 병원에 방문하지 않고 의료서비스를 제공받을 수 있는 장점이 있다.

현재 국내에서 원격의료시장에 진출하고 있는 기업이 있는데 대표적으로 활발하게 성장하고 있는 국내기업은 다음과 같다.

1) 케어랩스 – 헬스케어 플랫폼 국내1위 기업으로 모바일 헬스케어(굿닥)와 뷰티케어 플랫폼(바비톡)을 중심으로 온라인과 모바일 광고 서비스를 하는 디지털 마케팅과 의료기관용 CRM(고객관계관리) 소프트웨어를 활용한 헬스케어 솔루션 사업을 영위하고 있다.

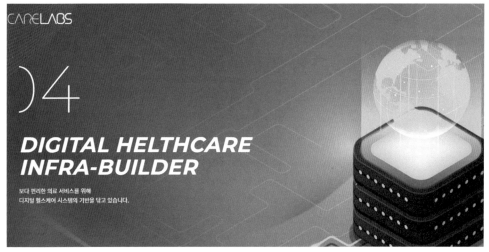

디지털 헬스케어 플랫폼 　　　　　　　　　　　　　　　　[출처: 케어랩스]

2) 유비케어－국내요양기관 EMR(전자의무기록) 시장점유율 1위 기업으로 의원, 요양기관, 약국기반 헬스케어 빅데이터를 수집하고 분석한 통계정보 서비스를 제공하고 있다.
3) 인상정보－자체 브랜드인 하이커로 해외시장을 타겟팅한 홈 케어 서비스 플랫폼, 원격 모니터링 및 의료플랫폼, 생활의료기기기 사업을 진행해 해외원격의료부분에서 레퍼런스를 축적해 왔다. 미국에 법인을 설립하여 진출을 준비중이며 공공의료 보험 메디케어에서 만성질환자를 대상으로 원격모니터링 서비스에 대한 시장 진입을 추진중이다. 미국공공의료 보험 메디케어 가입자는 약 6천만 명으로 추산되며, 가입자의 70% 이상이 한 가지 이상 만성질환을 가지고 있고 있기 때문에 앞으로의 성장이 기대되고 있다.

원격의료

  전통적인 의료시장은 병원 중심의 진단 및 치료가 대부분이었지만 최근에는 기존과 다르게 환자 중심의 예방과 관리 중심으로 의료의 패러다임이 변화하고 있다.

  특히, 인구의 고령화 추세에 맞춰 만성질환 관리의 모니터링이 중요하게 대두되면서 원격의료의 중요성이 급격하게 증대되었다. 우리나라의 경우, 50~75세 연령대의 만성질환 유병률은 고혈압 50%, 당뇨병 20%, 고지혈증 20%, 각종 암 7% 내외로 대부분의 고령자들은 적어도 하나 이상의 만성질환을 보유하고 있다.

  급변하는 의료환경 가운데 정보통신기술의 발달과 스마트폰의 보급으로 인해 시간적 공간적 제약이 사라짐으로써 효율적인 의료서비스를 제공할 수 있는 원격의료가 새롭게 주목받고 있다. 원격의료란 원거리에 거주하는 환자가 직접 병원에 방문하지 않고도 개인의 건강 및 질병정보를 실시간으로 의료기관으로 전송하고, 의료기관은 이를 데이터베이스화하여 개인에 대한 건강정보와 처방을 제공함으로써 초고령화 사회의 만성질환 관리의 해결책이 될 것으로 판단되지만 현재는 각종 규제에 얽매어 있어서 진행이 더디지만 빠른 시일 내에 해결이 되리라 여겨진다. 전문가들에 따르면, 향후 의료비의 절반이 만성질환 관리비용으로 지불될 것이며, 원격관리를 통하여 20% 이상의 비용이 감소되어 전체적으로는 국가 총의료비용의 10% 가량이 절감될 것으로 예측된다.

시간이 갈수록 고령 만성질환자의 진료비는 크게 증가, 국가건강보험 재정에 심각한 부담으로 작용한다. 고령 만성질환인 당뇨, 고혈압, 치매 등 주요 만성질환은 입원 등 적극 치료 행위를 동반하지 않는다. 이러한 만성질환은 일상에서 상시 관리가 필요하다. 대부분 고령이고 거동이 불편해서 의료기관으로 이동이 쉽지 않다는 점, 일상에서 관리함으로써 상시 진료 상담이 필요한 점에서 원격진료는 매우 효율성이 높은 의료서비스 시스템이다. 기존의 오프라인 중심 의료기관은 고령의 만성질환 환자관리에 한계가 있다.

따라서 발전된 ICT를 활용한 원격진료는 국민건강은 물론 국가재정에도 도움이 된다. 앞서 언급했듯이 원격 의료는 진단과 치료의 목적이 아닌 예방과 관리의 차원으로 접근해야 하며, 고혈압, 당뇨, 비만으로 인한 각종 성인병 등 일상생활 속에서 관리하여 만성질환으로 인한 합병증을 최소화하여 건강한 삶을 영위하는 것이 원격의료의 가장 중요한 목적임은 두 말할 나위가 없다. 하지만 한국은 의료접근성이 매우 높아서 원격의료에 대한 필요성은 그다지 크지 않다.

한국은 아프면 의사를 그것도 전문의를 동네 근처 병원에서 쉽게 만나 진료를 볼 수 있다. 원격의료가 급속도로 성장하고 있는 미국에서는 그 원인이 낮은 의료접근성에 있다. 미국에서는 1차 의료기관을 예약한 뒤 평균 2~3주 이후에야 진료를 볼 수 있다. 미국에서 최악의 지역은 예약 후 100일 이상 기다려야 한다. 이런 환경에서 원격진료는 엄청난 매력적인 블루오션이다. 하지만 상대적으로 한국은 그만큼 절실하지 않다. 이런 관점에서 본다면 한국에서의 원격진료의 필요성은 낮다.

어쨌든 이런 이유만으로 필요 없다 또는 금지해야 한다는 주장은 설득력이 약하다. 원격의료의 글로벌한 성장방향에 있어서의 흐름에 우리도 화답하며 원료의료가 의료서비스의 다양성을 높임으로써 환자들에게 의료적 서비스의 가치를 제공할 필요가 있다. 도서 벽지 등 의료 접근성이 떨어지는 환자에게 원격의료는 효율성이 높은 의료서비스 시스템이다. 수년 동안 도서 벽지 원격진료 시범사업으로 이러한 효율적인 측면들이 도출되었으며 의료서비스의 질적 신뢰성이 검증됐다. 제4차 산업혁명으로 디지털 헬스케어는 가장 유망한 산업으로 꼽힌다. 세계수준의 우리의 의료시장이 의료서비스와 ICT를 접목해서 원격의료를 확장해 나간다면 디지털 헬스케어의 글로벌한 시장진입이 급속도록 진행되어질 것이다.

각 나라별 원격의료 현황을 잠시 살펴보면, 미국의 경우 원칙적으로 원격의료에 대한 금지규정이 없으며 1997년부터 원격의료에 공보험을 적용하기 시작하였고, 화상통신을 통해 원격진료 서비스를 받은 경우 1회당 비용은 50달러 미만으로 동일 질환으로 병원을 방문하는 경우의 비용 80달러보다 저렴하며, 응급의료시설을 이용할 때 발생하는 비용 160달러보다도 훨씬 저렴해서 건강보험사의 관심이 높은 편이다. 미국 1위 건강보험 유나이티드 헬스케어는 원격의료에 참여하는 의사 및 관련업체에게 인센티브를 제공하고 있다.

일본은 1997년 산간벽지 환자를 대상으로 제한적으로 실시를 허용하였으며, 2015년부터 전면 허용하고 있다. 일본 전자통신업체인 후지쓰는 재택의료, 방문 간병, 지역 비영리단체 등 고령자 케어 관련 사업체를 포괄적으로 지원하기 위한 클라우드 서비스를 개발하고 월정액으로 다양한 서비스를 제공하고 있다. 영국의 경우도 원격의료에 대한 금지규정이 없고, 2000년대부터 정부의 활성화 정책을 시행하고 있으며, 건강정보의 공유와 접근성에서 아주 높은 평가를 받고 있다.

영국은 국민 전체를 대상으로 하는 보편적 의료 시스템을 기반으로 하면서 국민건강데이터가 국가기관(NHS; National Health Service)에 누적되어 있으며, 이를 공유계약을 통하여 건강데이터를 제공하기도 한다. 독일의 경우 대부분의 원격의료에 대해서 대면진료와 동일한 수가를 적용하고 있다. 중국은 상대적으로 낙후한 의료시장을 코로나19로 인해 원격의료 시장을 성장시키는 계기로 활용했다. 원격의료에 소극적이던 사람들도 코로나19 감염 우려로 내원 대신 원격의료를 선택하기 시작했다. 중국은 이미 경증 질환뿐 아니라 만성질환 환자가 원격진료를 통해서 진료를 받을 수 있으며, 진료비에 의료보험이 적용되는 등 이미 초기도입단계를 넘어섰고, 온라인으로 처방전을 받고 인터넷으로 약을 구매할 수 있는 시스템도 갖추었다.

반면, 우리나라의 원격의료의 현주소는 다른 나라의 그것과는 상대적으로 많이 뒤처져 있는 것이 현실이다. 가령, 2000년대 초 한국 의료의 미래를 개척하기 위해 LG전자에서 세계 최초로 당뇨폰을 개발하였고, 세계 원격의료 특허의 절반 이상을 점유하였다. 그 당시 당뇨폰은 혁신적인 제품으로 출시와 함께 주목을 받으며 미국 원격의료학회에서 혁신상을 수상하였으나 의료기기로 분류되어 의료기기 제조허가와 품목허가, 판매허가를 받아야 하는 등 규제에 얽매여 판로가 막히면서 사장되고 말았다.

지금 현재도 상황은 크게 호전되지는 않았는데 그 이면에는 의료기관의 수익사업 중대

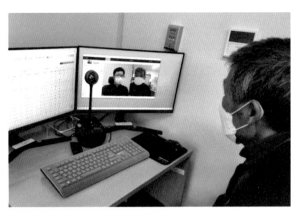
원격 영상 진료 서비스를 받고 있는 모습   [출처: 예천군]

에 대한 사회적 반감이 강하고 의료서비스 시장에 대한 진입장벽이 높아 투자 자체가 매우 부진한 상황이어서 민영보험사나 비의료 민간기업이 의료영역 자체에 진입하는 것에 대한 거부감이 매우 강한 편이다. 이와 관련된 관계부처의 법제도적 환경과 제반여건 역시 매우 미흡한 상황이다. 의료인간 원격의료는 허용하고 있으나, 의료법 제34조에 의해 의사와 환자간의 원격의료 서비스는 금지되어 있어 웨어러블 기기를 통해 수집한 생체정보를 활용한 원격의료는 사실상 서비스가 불가능한 실정이다.

원격의료를 통해 대부분의 환자에게 편익이 주어질 것이라고는 예상을 하나, 1·2차 의료기관의 이익이 상당 부분 침해당할 것이라는 것이 주된 이유가 될 것이다. 이해 당사자간의 구조적 갈등으로 인해 관련법 제·개정이 늦어지고 시장 진입에 대한 규제 장벽이 높아서 진입시까지 난항을 겪을 것으로 예상된다. 이해 당사자간의 문제를 국가가 나서서 정부지원을 바탕으로 손실에 대한 보상안 마련 등 관련 세부대책을 하루 빨리 수립해야 할 것으로 판단된다.

원격의료는 정부가 핵심전략사업으로 한시적으로 운영중인 비대면진료서비스를 법제화 시키는 작업을 추진중에 있지만 2023년 현재 코로나가 경계로 하향되었기에 앱을 통해 전화로 진료를 받고 약처방을 받는 시스템이 보험수가의 정비, 플랫폼의 인증방식, 그리고 약 처방 및 배송에 대한 시스템이 구현해야 하는 방향이 정부, 의료계, 관련산업계 그리고 환자들의 입장이 다르기에 사회적 합의를 이루는 과정이 필요하다. 한국 의료 생태계는 생존을 위협 받고 있는 1차 의료기관인 동네의원을 만성질환 관리를 위한 원격의료 거점으로 활용해야 한다. 기울어진 운동장 같은 의료 전달 체계 속에서 진료, 처방에 한정하는 동네의원과 대형병원은 공존하기 어렵다.

코로나 이후 선진국 중심으로 원격의료 시행규정이 완화, 정비되고 있다. 코로나 기간에 원격의료의 필요성과 편의성이 부각되었기 때문이다. 하지만 원격의료의 중심이라고 할 수 있는 원격의료 시스템 구축이 관건인데 구축비용이 가장 큰 문제이다. 원격영상 시스템, 표준화 일치화된 임상검사 데이터, 전자진료시스템 등 비용부담이 만만치 않다. 현재 국가에서 시행하고 있는 만성질환 관리비를 장기적인 안목으로 원격의료 시스템 구축이라는 거시적인 사고변환이 요구된다. 보건의료는 국민의 건강을 책임지는 대표적인 근간이며, 복지이자 사업이기도 하다. 따라서 원격의료 국가에서 국가정책의 전략적이고 산업적인 측면에서 인프라를 구축해야 한다.

디지털 헬스케어 국가전략

윤석열 정부는 2022년 9월 '디지털플랫폼정부' 구현을 위한 첫 발을 내디디며 "달에 도전하는 심정이기에 혁명적인 변화가 생길 것"이라고 말했다. 디지털플랫폼정부는 정부가 독점 공급자로서 일방적으로 디지털 서비스를 제공하는 현재 방식에서 벗어나 민간과 협업하는 국정운영 모델로, 윤석열 정부의 핵심 정책 추진과제로서 정부의 모든 데이터를 하나로 연결해 일하는 방식을 바꾸는 것을 목표로 한다. "단순히 기존 전자정부를 업그레이드하는 수준이 아니라 정부의 데이터가 민간서비스와 자유롭게 결합해서 새로운 가치를 창출해야 한다"며 "디지털플랫폼 정부는 공공서비스의 획기적인 개선과 아울러서 불합리한 관행과 규제, 제도를 바꿔 나갈 수 있고 빅데이터와 AI(인공지능) 기술을 통해서 정부의 일하는 방식에도 많은 변화가 올 것"이라고 했다. 이러한 흐름에 따라 디지털 헬스케어 산업 발전을 위해 건강보험 적용 등을 논의하기 위한 전담기구로 최근 디지털의료전문평가위원회를 신설하고 전문성 강화를 위한 인력풀 확대를 골자로 한 '전문평가위원회운영규정 일부개정안'을 건강보험심사평가원에서는 사전 예고했다.

또한 건강보험심사평가원은 진료기록·가명정보·공공의료 데이터 활용 규제를 혁신해 디지털 헬스케어 서비스 시장을 창출할 방침이다. 그 일환으로 디지털의료전문평가위, 디지털의료전문평가 소위를 신설하고, 구성기준을 구체화했다. 따라서 건강보험심사평가원이 산업계 전문가가 참여하는 디지털의료전문평가위를 만들고, 인공지능·디지털 분야에 특화하여 전문적 심사를 하게 된다. 위원회는 건강보험 요양급여 및 비급여 대상 여부를 확인하는 역할을 하는데 현재 건강보험심사평가원 산하로 운영되는 의료행위전문평가위와 유사한 기능을 한다고 볼 수 있다. 그리고 "디지털의료전문평가위 평가범위와 AI·빅데이터 기술, 디지털·웨어러블기술 등 관련분야에 대한 전문적 논의를 위한 위원풀을 확대할 예정"이라고 말했다.

디지털 헬스케어는 새정부 국정과제로 들어갔을 만큼 윤석열 정부에서 중시하는 분야다. 의료계가 전향적인 움직임을 보이는 데다 정부가 디지털 헬스케어 육성 의지를 내비치자 관련업체에서는 디지털 헬스케어 분야를 미래 먹거리로 주목하고 다양한 사업 계획을 고민하고 있다. 사실 디지털 헬스케어가 발전하려면 건강보험의 의료수가가 현실화 되어야 한다. 국내 건강보험체계 특성상 수가 책정은 헬스케어 산업 발전을 위한 중요한 요소로 꼽힌다. 전자의무기록(EMR) 등 인프라 성격의 디지털 헬스케어 제품은 수요처인 병원에서 비용을 부담할 수 있기 때문에 당장 급여화 되지 않더라도 활성화 될 수 있지만, 개별 환자에게 적용되는 제품의 경우 건강보험이 적용되지 않으면 비용문제로 인해 현장에서 사용되기엔 한계가 있다. 따라서 이러한 논의가 활발하게 진행되고 있기에 기업들도 디지털 헬스케어 시장에 속속 뛰어들고 있다.

의료 서비스가 점차 비대면·디지털화 된다면 시장이 급성장할 것이라는 전망이 우세하다. SK바이오팜은 최근 미국 디지털 치료제 기업 칼라헬스에 공동 투자를 단행하기로 했다. 칼라헬스는 실리콘밸리에 위치한 디지털 치료제 내 생체전자 의약품 분야 기업이다. 대웅제약은 에이치디정션의 클라우드 기반 EMR(전자의무기록)을 통해 동남아시아 디지털 헬스케어 시장에 진출했다. 기존 글로벌 인프라를 활용해 동남아 사업 확대를 진행하는 한편 에이치디정션은 클라우드 EMR 기술과 데이터를 통해 동남아 시장 분석 등을 지원할 방침이다. 동아소시오그룹은 지난해 인공지능(AI) 의료영상 플랫폼기업 메디컬아이피와 심전도 실시간 원격 모니터링업체 메쥬에 전략적 투자를 했다. 동아소시오그룹은 모바일 병의원 접수 플랫폼 '똑닥' 운영사인 비브로스에도 투자했다. 롯데헬스케어는 최근 테라젠바이오와 업무협약을 체결했다. 테라젠바이오가 실시한 유전자검사 결과를 바탕으로 롯데그룹의 유통·식품계열사들이 건강기능식품이나 의료기기 등을 추천한다는 구상이다. 이렇게 원격진료와 맞물려 있는 디지털 헬스케어 시장은 다양한 성장방향으로 활성화를 꾀하고 있다.

윤석열 정부는 디지털 헬스케어를 미래 성장동력 산업의 한 축으로 선정하고 '바이오·디지털헬스글로벌 중심국가 도약'을 국정과제로 내걸었다. 디지털치료제, 디지털치료기기, AI진단보조 등 디지털 헬스케어 제품의 산업 경쟁력 강화를 위한 지원체계를 구축한다는 계획이다. 보건복지부와 식품의약품안전처는 이런 공약 실현을 위해 ▲디지털 헬스케어 생태계 조성 ▲보건의료 빅데이터 구축 ▲바이오·디지털 헬스 구축으로 규제과학 혁신 등을 목표로 제시했다.

세부적으로 정부는 2023년까지 디지털 헬스케어 산업 육성법을 제정해 의료기관 등에 분산된 개인 건강기록을 통합하고, 인공지능(AI) 등 첨단 헬스케어 서비스에 새로운 보상체계를 도입하기로 했다. 비대면진료와 개인 건강정보 등 개인정보 활용을 용이하게 하기 위한 제도적 기반을 만들겠다는 뜻으로 보인다. 특히 동네병원에 대해서는 개인 의료데이터 관리, 비대면진료로 디지털 전환을 돕는 방향도 포함되어 있다.

코로나 이후 선진국 중심으로 원격의료 시행규정이 완화 정비되고 있다. 코로나 팬데믹 기간을 통해서 원격진료의 필요성과 편리함이 부각되었기 때문이다. 국내에서도 지금까지 환자와 병원 약국을 연결해 원격의료 처방을 받는 비대면진료시스템을 한시적으로 시행하였고, 3년간 3500만 건이 처방되었다. 최근 정부는 원격진료를 국정과제로 채택하고 실행하려고 하나 관련 주체들 간의 사회적 합의는 쉽지 않다. 의사협회는 '원격의료에 대한 안전성, 유효성 미검증으로 오진 가능성을 들어 의사주도형 비대면진료모델 추진과 1.5배 수가지원이 필요하다고 주장하고 있다. 약사협회에서는 환자가 원하는 약국으로 처방전 전송을 요구하고 있으며 약 배송은 반대하는 입장이다. 정부는 원격진료의 법제화를 추진하고 있지만 의사협회, 약사협회에 기업보험사까지 서로 이해관계가 첨예하기에 이익충돌이 일어나고 있다.

과거 정부에서 여러 번 논란이 되었던 원격의료의 허용여부가 수용에 있어서도 이번 정부에서도 이슈가 되고 있다. 원격의료만큼 의료 생태계에서 논란을 제공하는 뜨거운 감자도 없다. 또한 원격의료가 코로나 상황에서 비대면진료가 허용되기는 했지만 명시적으로 금지된 나라도 사실상 찾아보기 어렵다. 과연 한국은 이러한 논란의 실마리를 어떻게 풀어나가야 할 것인가? 하는 문제해결은 앞으로 디지털 헬스케어가 정착하게 하는 과제임에 틀림없다. 사실 의료사업을 논한다면 영리법인병원 허용이라는 또 다른 큰 논란의 소지가 있는 이슈가 끼어들게 된다. 한국은 주식회사 같은 영리법인은 의료기관을 설립할 수 없다. 그러기에 의료사업에 관련된 것은 국가의 정책적 지원이나 재정이 뒷받침되어야 하는 것이다.

국내의 원격진료 사례

2008년 8월 계명대 동산병원의 원격진료 시스템이 울릉도 보건의료원과 독도 경비대 막사에 심장질환 중심의 원격화상진료시스템인 U-모니터링 시스템을 완비한 것은 당시 지리적으로 고립돼 병원을 찾기 어려웠던 울릉도민과 독도 경비대원 등 500여 명은 이 원격화상진료시스템을 통해 무료로 심장질환 검사를 해 주었다.

뿐만 아니라 동산병원 심장내과에선 의료진을 독도로 파견해 정밀검사와 건강상담을 제공해 주기도 했다. 같은 해 독도의 유일한 주민인 김성도(71) 씨의 경우 구토 등의 증세를 보이다 원격화상진료시스템을 통해 부정맥과 뇌졸중 진단을 받은 뒤 헬기를 이용, 동산병원으로 이송돼 치료받은 적도 있다. 울릉도는 인구가 1만 명이지만 의료진은 21명의 공중보건의가 전부여서 의료 서비스나 응급 대처에 어려움이 많았기에 울릉도민은 원격의료 지원으로 주민들이 멀리 나가지 않고서도 대학병원 전문의들의 수준 높은 진료를 받을 수 있게 됨이 주민들에게 호평을 받았다.

지속적으로 농어촌, 섬 등의 의료취약지에서의 비대면진료가 시범사업으로 진행되어 온 사례중에 강원대병원 정신건강의학과 이강욱 교수 등 연구팀의 사례로 강원도내 의료 취약지역에서 치매 환자를 돌보는 가족 혹은 요양시설 직원(원격진료 이용자) 497명을 대상으로 원격진료 만족도를 설문조사한 결과를 최근 대한신경정신의학회 공식학술지 'JKNA(Journal of Korean Neuropsychiatric Association)'에 발표했다.

연구진은 2020년 7월 20일부터 10월 31일까지 강원도 의료지원 시범사업 8개 군 지역 보건기관 9개소(홍천군, 횡성군, 인제군, 정선군, 양구군, 고성군, 양양군) 및 거점병원 5곳(강원대병원, 한림대춘천성심병원, 원주세브란스기독병원, 속초의료원, 영월의료원)에서 치매 원격진료를 시행한 후, 원격진료 이용자를 대상으로 만족도를 조사·분석했다. 조사결과, 원격진료에 만족한다는 긍정 대답(매우 그렇다, 그렇다)은 78.8%로 평가결과가 나왔다. 연구진은 이러한 연구결과를 바탕으로 "신종 코로나바이러스 감염증(코로나19) 시기에 천식, 당뇨 등 만성질환 관리에서 원격진료는 장려되고 있고, 원격진료를 시행함으로써 감염병 확산의 통제도 기대할 수 있을 것"이라며 "치매 원격진료가 대면진료의 단점을 보완할 수 있는 진료 방법으로 기대할 수 있을 것"이라고 했다. 하지만 이를 위해 우리나라에서 원격진료 서비스가 가질 수 있는 한계점들에 대한 충분한 고려가 필요할 것이며, 이러한 한계점들이 미리 해결되어야 한다는 점을 이야기했다. 또한 가장 최근의 사례는 2023년 2월에 보도된 인하대병원과 서해 최북단 백령도 백령병원과 스마트 원격화상 협진 시스템 구축이다. 이로써

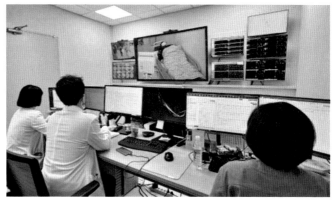

인하대병원과 백령병원의 스마트 원격화상 협진 시스템   [출처: 인하대병원]

인하대병원 통합관제센터에 배치된 중환자 전문 의료인력은 백령병원에 있는 응급환자와 중환자를 직접 관찰하며 섬 의료진과 협진할 수 있게 됐다. 이 시스템은 화상통화 수준이던 기존 시스템과 달리 고화질 카메라로 백령병원 응급실에 있는 환자의 맥박·호흡·혈압·심전도까지 실시간 모니터링할 수 있을 정도로 원격의료의 효율성을 증대한 경우이다.

광범위한 원격진료의 첫출발 비대면진료

2019년 12월 코로나19가 발생한 이후, 오랜 기간 대유행(Pandemic)으로 확대되면서 의료시스템에 많은 변화가 나타났다. 의료기관을 방문하여 진료 또는 정기검진 등을 받아야 하는데도 감염 위험 때문에 환자가 내원을 원하지 않거나, 의료기관이 환자를 제외한 보호자 또는 방문객의 방문을 최소화하고 있다. 이 상황에서 환자는 여전히 코로나19 상황 이전 수준의 의료서비스를 받기를 원하지만 쉽지 않은 상황이고, 의료기관은 방문 환자가 급감하여 경영 악화가 계속되었다.

우리나라도 코로나19 확산을 억제하기 위해서 2020년 2월부터 한시적으로 비대면진료를 허용하면서 환자는 의료기관을 직접 방문하지 않고 전화상담과 처방, 대리처방을 허용했고, 의료기관을 방문한 환자는 의료기관내 별도의 공간에서 간호사 등의 보호를 받으면서 화상을 통해서 진료 받을 수 있게 되었다.

2023년 5월 코로나19 위기단계가 심각에서 경계로 조정되면서 감염병의 예방 및 관리에 관한 법률에 따라 한시적으로 허용됐던 비대면진료는 종료됐다. 보건복지부는 2023년 5월 30일 제9차 건강보험정책심의위원회에 비대면진료 시범사업 추진방안을 보고하고 6월 1일부터 비대면진료 시범사업을 실시했다. 이에, 보건의료기본법에 따라 제한적 범위의 비대면진료 시범사업이 실시되고 있다. 보건복지부는 △국민건강 우선 △편의성 제고 △환자 선택권 존중 등 3가지 원칙을 바탕으로 국민의료의 안전성과 의료이용의 편의성, 접근성 사이에서 균형을 찾는 데 중점을 뒀다고 강조했다. 비대면진료 시범사업은 의원급 의료기관에서 대면진료 경험이 있는 재진환자를 중심으로 시행되며, 섬·벽지 거주자, 장애인 등 거동 불편자, 격리중인 감염병 확진환자 등은 예외적으로 대면진료 없이도 초진 비대면진료가 가능하다.

보건복지부는 6월 1일부터 시범사업을 시행하며, 3개월간 환자와 의료기관 등의 시범사업 적응을 위한 계도기간을 부여할 계획이다. 시범사업 실시기관은 의원급 의료기관을 원칙으로 하고, 병원급 진료가 불가피한 환자를 고려해 병원급 의료기관은 예외적으로 허용하고 있다. 한시적 비대면진료는 감염병 위기 상황에서 제한 없이 비대면진료를 할 수 있었으나, 시범사업에서는 대상 환자가 제한된다. 의료계와 환자단체는 안전성을 강조해 대면진료 경험이 있는 환자를 중심으로 허용해야 한다는 입장이고, 앱업계는 환자의 편의성이 의료접근성 제고를 위해 중요해 대면진료 경험이 없어도 비대면진료를 허용해야 한다는 입장이었다.

하지만 보건복지부는 국민건강 증진이라는 원칙에 따라 각계의 의견을 종합적으로 고려해 대상환자 범위를 결정했다. 비대면진료는 대면진료의 보완적 진료방법으로, 시범사업에서는 대면진료 경험이 있는 환자를 중심으로 허용해 안전성을 확보하되, 의료약자에 대해서는 예외적으로 일부 초진을 허용했고, 대상환자중 의사가 의료적 판단에 따라 안전성이 확보된다고 판단되는 경우에 실시하고 있다. 만성질환자 등 기존에 대면진료를 받았던 환자는 해당 의료기관에서 동일한 질환에 대해 추가로 진료를 받을 경우 비대면진료가 가능하다. 만성질환자의 경우 대면진료를 받은 지 1년 이내, 만성질환 이외의 질환의 경우 30일 이내인 경우 비대면진료를 받을 수 있다.

소아환자도 대면진료 이후 비대면진료를 원칙으로 하되, 휴일·야간에 한해 대면진료 기록이 없더라도 비대면진료를 통한 의학적 상담은 가능하도록 해 의료서비스 공백 시간대에 아이가 갑자기 아플 때 부모가 의사의 도움을 받아 대처할 수 있다.

또한, 의료접근성이 낮은 의료취약계층에 대해서는 해당 의료기관에 대면진료 경험이 없는 초진 환자의 경우에도 비대면진료를 받을 수 있도록 예외적으로 허용해 의료접근성을 제공한다. 의료기관이 현저히 부족하거나 의료기관이 없는 곳에 거주하는 섬·벽지 거주환자, 장기요양등급 판정을 받은 만 65세 이상 노인, 장애인복지법상 등록장애인, 격리중인 감염병 확진환자는 대면진료 경험이 없어도 초진 비대면진료가 가능하다.

병원급 의료기관에서는 해당 의료기관에서 대면진료 경험이 없는 재진환자 중, 병원급 진료가 불가피한 희귀질환자(1년 이내), 수술·치료 후 지속적 관리(30일 이내)가 필요한 환자에 한해 예외적으로 비대면진료를 실시할 수 있다. 비대면진료의 실시방식은 기존 한시적 비대면진료와 유사하다. 비대면진료 대상환자가 의료기관에 비대면진료를 요청할 경우 의사는 비대면진료를 실시해도 안전하다고 판단한 경우에 한해 비대면진료를 실시한다.

의사가 환자의 건강상태 등을 고려해 비대면진료가 안전하지 않거나 검사·처치 등 대면진료가 필요하다고 판단하는 경우에는 환자에게 의료기관 내원을 권고하도록 하고 있다. 비대면진료는 화상진료를 원칙으로 하되, 스마트폰이 없거나 활용이 곤란한 경우 등 화상진료가 불가능한 경우에는 예외적으로 음성전화를 통한 진료가 가능하다. 비대면진료 후 필요시 처방전 발급이 가능하며, 환자가 지정하는 약국으로 팩스·이메일 등을 통해 처방전을 전송하게 된다. 또, 약사와 환자가 협의해 본인수령, 대리수령, 재택수령 등 의약품 수령방식을 결정하고, 구두와 서면으로 복약지도 후 의약품을 전달한다. 다만, 재택수령의 경우 직접 의약품 수령이 곤란한 섬·벽지 환자, 거동 불편자, 감염병 확진환자, 희귀질환자에 한해 허용하고 있다. 비대면진료 시범사업의 특성상 추가되는 업무 등을 고려해 의료기관과 약국에 시범사업 관리료가 추가로 지급된다.

의료기관은 진찰료에 비대면진료 시범사업 관리료(진찰료의 30% 수준)를 제공하고, 약국은 약제비에 비대면진료 시범사업 관리료(약국 관리료, 조제기본료, 복약지도료의 30% 수준)으로 정하고 있다. 의료기관의 비대면진료와 약국의 비대면조제건수 비율(월 진료건수 및 조제건수의 30%)을 제한해 비대면진료만 전담하는 의료기관이나 약국이 운영되지 않도록 하고 있다. 복지부는 비대면진료 시범사업은 의료법이 개정되지 않은 상황에서 국민의 건강증진과 의료접근성 제고를 위해 불가피한 정책으로 제한된 범위에서 실시되는 것이며 향후 의약계, 전문가 논의를 통해 시범사업 성과를 주기적으로 평가하고 부족한 부분은 보완 발전시켜 안정적인 제도화 방안을 마련하도록 하겠다고 밝혔다.

참고문헌

1. *Noncommunicable diseases fact sheet*, WHO, 2015.
2. 오형호 · 오진주 · 지영건, 『만성질환 실태와 관리방안』 한국보건사회연구원, 2001.
3. 『2018 만성질환 현황과 이슈』 질병관리본부.
4. 국가암정보센터(National Cancer Information Center) https://www.cancer.go.kr/
5. https://www.wcrf.org/dietandcancer/worldwide-cancer-data/
6. 질병관리청 국가건강정보포털(서울대학교병원 의학정보, 서울대학교병원).
7. 2020년 사망원인 통계(통계청).
8. https://health.kdca.go.kr/healthinfo 질병관리청 국가건강정보포털.
9. http://hqcenter.snu.ac.kr/ 서울대학교 의과대학 국민건강지식센터, 서울대학교병원 의학정보.
10. 질병관리청 국가건강정보포털 (kdca.go.kr)
11. 대한당뇨병학회(Korean Diabetes Association)
12. Korean Diabetes Association: *Clinical Practice Guidelines for Diabetes*. 7th ed. Seoul.
13. 암 분류체계: 세계보건기구 발간 종양학 국제질병분류(International Classification of Diseases for Oncology, ICD-O) 기준, 현재 2000년 개정 제판 사용 (ICD-O-3).
14. 국제 비교를 위한 암 통계: 세계보건기구 발간 국제질병분류.
   (International Classification of Diseases and Related Health Problems, ICD-10)
15. 암등록통계관련자료:국가통계(KOSIS 국가통계포털) 국가암정보센터.
   (http://cancer.go.kr)

02

만성질환의 디지털 관리

성기형

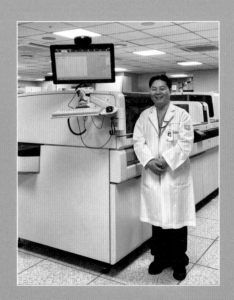

을지대학교 임상병리학과를 졸업하고 동대학원 시니어헬스케어학과에서 석사 졸업했다. 현재 분당서울대학교 병원 진단검사의학과에 재직중이다. 대외적으로는 경기도임상병리사회 기획정책부장으로 활동중이다.

제2장

만성질환의 디지털 관리

I. 만성질환의 개념과 종류

만성질환의 개념

만성질환(Noncommunicable diseases; NCDs)은 일단 발생하면 최소 3개월 이상 오랜 기간 지속되는 병적인 상태로서 호전과 악화를 반복하며 결국 점점 나빠지는 방향으로 진행된다. 악화가 거듭될 때마다 병리적 변화는 커지고 완치되기 어려워진다. 또한 대부분의 만성질환은 연령이 증가함에 따라 발생이 증가하며, 원인이 명확하지 않은 질환이 더 많다. 한 마디로 만성질환은 사람간 전파가 없는 비감염성 질환을 말하며, 이환기간이 길고 질병의 진행속도가 서서히 진행하는 질환이다.

만성질환의 원인

만성질환의 경우 유전적인 원인뿐만 아니라 흡연, 음주, 과잉섭취와 같은 불균형한 식습관, 잘못된 운동 습관, 일상생활에서 오는 잦은 스트레스 및 과로와 같은 나쁜 생활 습관 등의 생활상에서의 원인, 그리고 미세먼지, 기후변화, 환경 호르몬과 같은 유해물질에 자주 노출되는 환경적 원인 등 여러 가지 복합적인 요인에 의해 발생된다.

만성질환의 종류

현대인의 주요 사망원인이 되는 질병인 만성질환의 종류에는 암, 심뇌혈관질환, 당뇨병, 만성호흡기질환, 간질환, 고혈압, 고지혈증, 만성신부전증, 비만 등 그 종류를 헤아리

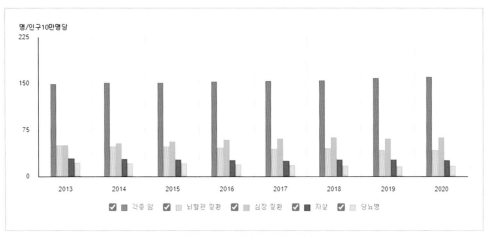

명/인구10만명당

최근 주요 사망원인별 사망률 변화

기 힘들 정도로 많다.

통계청에서 발표한 최근 주요 사망원인별 사망률 변화를 살펴보면 1위 각종 암, 2위 심장질환, 3위 뇌혈관질환, 4위 자살, 5위 당뇨병 순으로 자살을 제외하면 사망원인의 모든 질병이 만성질환임을 알 수 있다.

WHO는 2025년까지 만성질환으로 인한 조기 사망률 25% 감소를 목표로 설정했다. 그럼 이제부터 위에서 언급한 여러 종류의 만성질환 중 WHO에서 발표한 전세계적으로 질병 부담이 높은 대표적인 4대 만성질환인 암, 심뇌혈관질환, 당뇨병, 만성호흡기질환에 대해 알아보기로 하자.

1. 암(Cancer)

인간의 몸을 구성하고 있는 가장 작은 단위의 세포는 정상적으로 세포내 조절기능에 의해 분열, 성장, 사멸을 지속적으로 반복하며 일정한 세포수의 균형을 유지한다. 그러나 여러 가지 이유로 인해 세포의 유전자 변화가 일어나면 체내에서 일정한 세포수의 균형을 유지하지 못한 채 세포가 비정상적으로 변하여 불완전하게 성숙하거나 과다하게 증식되는 경우가 있는데 이러한 경우를 암이라 할 수 있다. 암은 보통 비교적 서서히 성장하며 신체 여러 부위에 확산, 전이하지 않으며 제거하여 치유할 수 있는 양성종양과 이와 달리 빠른 성장과 침윤성 성장 및 체내 각 부위에 확산, 전이하여 생명에 위험을 초래하는 악성종양으로 나눌 수 있다. 즉, 통상적으로 암은 바로 악성종양을 뜻하는 말이며, 양성종양과의 가장 큰 차이점은 바로 체내 각 부위로 확산되고 전이되어 생명을 위태롭게 한다는 것이다.

다음의 표는 양성종양과 악성종양의 차이를 여러 가지 면에서 비교한 것이다.

특성	양성종양	악성종양
성장속도	천천히 자람 성장이 멈추는 휴지기를 가질 수 있음	빨리 자람 저절로 없어지는 경우는 매우 드묾
성장양식	점점 커지면서 성장하나 범위가 한정되어 있음 주위 조직에 대한 침윤은 없음	주위 조직으로 침윤하면서 성장함
피막 형성 여부	피막이 있어 종양이 주위 조직으로 침윤하는 것을 방지함 피막이 있으므로 수술적 절제가 쉬움	피막이 없으므로 주위 조직으로의 침윤이 잘 일어남
세포의 특성	분화가 잘 되어 있음 분열상은 없거나 적음 세포가 성숙함	분화가 잘 안 되어 있음 정상 또는 비정상의 분열상이 많음 세포가 미성숙함
인체에의 영향	인체에 거의 해가 없음	항상 인체에 해가 됨
전이 여부	없음	혼합
재발 여부	수술로 제거시 재발은 거의 없음	수술 후 재발 가능함
예후	좋음	종양의 크기, 림프절 침범 여부, 전이 유무에 따라 달라짐

양성종양과 악성종양의 특성 비교

2020년 통계청 사망원인 통계에 따르면 암에 의한 사망률(명/10만 명)은 160.1명으로 전년 대비 1.9명(1.2%) 증가하였다.

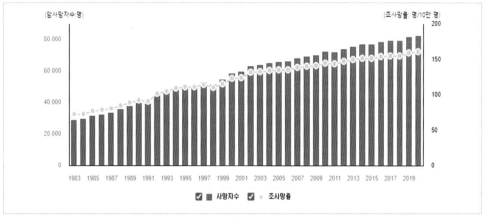

암사망자수/ 조사망률

2020년에 전세계적으로 약 1,810만 건의 암 사례가 있었는데 이 중 930만 건이 남성, 880만 건이 여성이었다. 또한, 세계적 암 발병률 종합순위를 살펴보면 1위 유방암, 2위 폐암, 3위 대장암, 4위 전립선암, 5위 위암 순이다.

Rank	Cancer	New cases in 2020	% of all cancers
	All cancers*	18,094,716	
1	Breast	2,261,41	12.5
2	Lung	2,206,771	12.2
3	Colorectal**	1,931,590	10.7
4	Prostate	1,414,259	7.8
5	Stomach	1,089,103	6.0
6	Liver	905,677	5.0
7	Cervix uteri	604,127	3.3
8	Oesophagus	604,100	3.3
9	Thyroid	586,202	3.2
10	Bladder	573,278	3.2
11	Non-Hodgkin lymph	544,352oma	3.0
12	Pancreas	495,773	2.7
13	Leukaemia	474,519	2.6
14	Kidney	431,288	2.4

2020년 세계적 주요 암종별 발병률: 남녀 전체

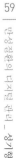

그럼 세계 속 대한민국의 경우에는 어떠할까? 우리나라의 경우 위암 세계 1위, 대장암 세계 2위, 간암 세계 10위 등 다양한 암종에서 상위권에 진입해 있다. 이제는 우리나라도 암의 위험성에 대해 진지하게 생각해 봐야 할 때가 된 것이다.

Rank	Country	Age-standardised rate per 100,000
1	South Korea	39.6
2	Mongolia	33.1
3	Japan	27.5
4	China	20.7
5	Bhutan	19.4
6	Kyrgyzstan	18.6
7	Chile	17.8
8	Belarus	16.5
9	Peru	16.1
10	Vietnam	15.9
11	Iran	15.8
12	Kazakhstan	15.7
13	Tajikistan	15.7
14	Cape Verde	15.3
15	North Korea	14.7

2018년 각 국가별 위암 발병률: 남녀 전체 (명/10만 명)

글로벌 암 데이터를 살펴보면 매년 세계의 1,000만 명이 암으로 사망하며, 암은 전세계적으로 두 번째로 많은 주요 사망원인이며, 일반적인 암의 경우 적어도 1/3은 예방이 가능한 만큼 건강관리와 조기발견을 위한 정기적인 건강검진이 암예방에 있어 무엇보다도 중요하다고 할 수 있다.

다음의 원형 차트는 2020년 사망자 중 10대 암의 사망률을 나타낸 것이다.

우리나라의 경우 전체 암사망자의 22.7%로 폐암의 사망률이 가장 높았으며, 다음으로는 12.9%의 간암, 10.9%의 대장암, 9.1%의 위암, 8.2%의 췌장암 순으로 나타났다.

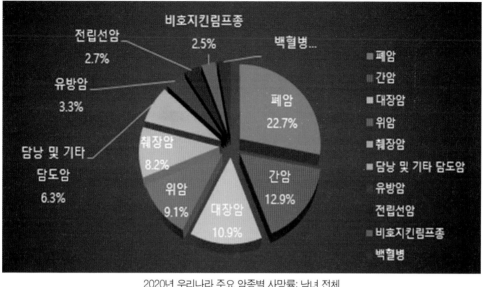

2020년 우리나라 주요 암종별 사망률· 남녀 전체

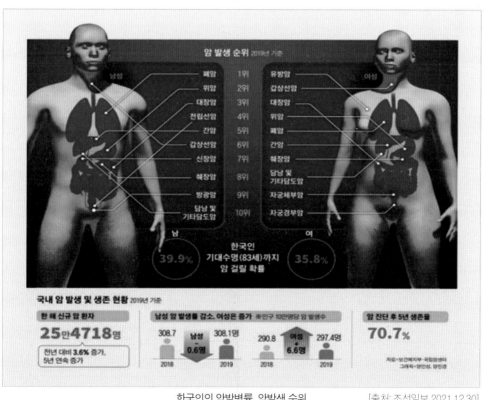

한국인의 암발병률, 암발생 순위　　[출처: 조선일보 2021.12.30]

암과 연관된 위험요인

주요 원인으로 흡연, 음주, 발암물질에 대한 직업적 노출, 환경오염, 약물, 바이러스, 박테리아, 식이 및 영양 상태 등을 들 수 있다. 특히 선진국의 경우에는 주로 흡연과 서양식 생활 양상에 기인한 암 발생이 많으며, 개발도상국의 경우에는 HBV, HPV, Helicobacter pylori 등의 만성 감염과 관련이 높다.

진단 및 검사

암에 대한 검사는 목적에 따라 암이 의심되지 않을 때 하는 조기검진을 위한 선별검사가 있고, 암이 의심될 때 하는 진단적 검사가 있다. 또한 암이 진단된 후에 진행단계를 결정하기 위해 검사를 하며, 치료 효과나 치료 후 재발 여부를 판명하기 위한 추적검사를 한다. 암의 확진과 진행상태의 결정은 여러 가지 검사들을 종합하여 진단하게 된다. 의사의 진찰, 조직검사, 세포검사, 내시경검사, 암표지자검사, 영상진단검사, 유전자검사 등이 있다. 하나의 검사로 암을 확진하거나 병기를 결정할 수 있는 방법은 아직까지 없기 때문에 암의 진단은 여러 검사를 복합적으로 실시하여 종합적으로 의사에 의해 신중히 판단된다.

2. 심뇌혈관질환

심뇌혈관질환은 협심증, 심근경색증과 같은 심혈관질환과 뇌출혈(출혈성 뇌졸중), 뇌경색(허혈성 뇌졸중)을 아우르는 뇌졸중 등 뇌혈관질환을 말하는데 이는 모두 혈관의 동맥경화와 원활한 혈관의 혈압 및 혈류 조절기능이 떨어지면서 발생되는 질환이다. 심혈관질환은 세계적으로 발생 규모와 질병 부담이 매우 큰 질환이다.

2020년 사망원인 통계 중 우리나라의 순환계통 질환 사망률(명/10만 명)은 121.1명으로 전년 대비 3.2% 증가했다. 순환계통 질환은 심장질환(63.0명), 뇌혈관질환(42.6명), 고혈압질환(11.9명) 순으로 사망률이 높게 나타났다. 이는 전년 대비 고혈압질환(8.3%), 심장질환(4.2%), 뇌혈관질환(1.2%) 사망률 모두 증가한 것이다.

심혈관질환

심장은 온몸으로 혈액을 공급하는 순환계통의 기관으로 온몸을 순환하는 혈액을 통해 다른 장기 및 조직에 산소와 영양소를 전달하는 역할을 한다. 심혈관질환은 심장기능에 영향을 미치는 다양한 질환을 말하며, 관상동맥질환, 부정맥, 선천성 심장이상, 판막질환, 심근질환, 심내막염 등이 있다. 여기서는 심혈관질환의 증상 중 대표적인 협심증과 심근경색증에 대해 알아보기로 하자.

협심증(angina pectoris)

협심증이란 관상동맥의 폐쇄나 협착, 혹은 경련으로 인해 심장근육에 충분한 혈액공급이 이루어지지 않아 생기는 흉부통증을 말한다. 협심증이라는 이름은 마치 가슴이 좁아진 듯 조이고 뻐근한 통증이 발생하기 때문에 붙여진 이름이다. 협심증의 증상은 때때로 소화불량처럼 느껴질 수도 있으며 통증이 어깨나 팔, 등, 목, 턱에서 느껴질 수도 있다. 협심증은 가장 흔한 심장질환인 관상동맥질환의 주요 증상이다. 관상동맥질환은 심장에 혈액을 공급하는 관상동맥에 지방과 염증세포 등으로 이루어진 혈전이 침착되어 심장으로의 혈액 공급이 감소되면서 생긴다.

심근경색증(myocardial infarction)

급성 심근경색증이란, 심장의 근육에 혈액을 공급하는 관상동맥이 혈전증이나 혈관의 빠른 수축(연축) 등에 의해 급성으로 막히는 경우, 심장에 산소와 영양 공급이 급격하게 줄어들어 심장근육이 괴사되는 상황의 상태를 말한다.

일부 심장근육이 영구적으로 죽게 되어 기능을 상실하게 되고 이럴 경우 심장은 효과적으로 펌프 작용을 하지 못하여 결국 점차 심부전으로 진행되거나 급사에 이르게 된다. 심장은 평생동안 쉬지 않고 온몸에 혈액을 순환시키는 펌프 역할을 한다. 이러한 심장의 운동에 의해 혈액이 전신을 순환하면서 우리 신체 조직에 산소와 영양분을

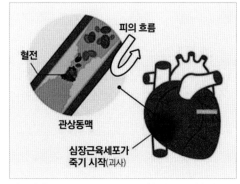

심근경색

[출처: 분당서울대병원]

공급하고 이산화탄소와 노폐물을 각 조직으로 실어 오는 것이다. 따라서 심장근육은 충분한 산소와 영양분을 공급받아야만 하며, 그 역할을 하는 혈관이 바로 관상동맥이다.

관상동맥은 심장표면에 위치하며, 좌전하동맥, 좌회선동맥, 우관상동맥 3개의 주요 혈관으로 이루어져 있고, 각자 심장의 다른 부위에 혈액을 공급한다. 관상동맥의 구조를 살펴보면, 그 가장 안쪽 층을 내피세포가 둘러싸고 있는데 내피세포가 건강한 경우에는 혈전이 생기지 않는다. 그러나 고지혈증, 당뇨병, 고혈압, 흡연 등에 의해서 내피세포가 손상을 받게 되어 죽상경화증이 진행되고, 관상동맥 안을 흐르던 혈액내의 혈소판이 활성화되면서 급성으로 혈전이 잘 생기게 된다. 이렇게 생긴 혈전이 혈관의 70% 이상을 막아서 심장근육의 일부가 파괴(괴사)되는 경우 심근경색증 증상이 일어난다.

부정맥(arrhythmia)

부정맥은 불규칙한 맥박뿐 아니라 빠른 빈맥과 느린 서맥을 총칭하는 용어이다. 사람의 맥박수는 심장의 박동을 나타내는데 안정시에는 50~80회 내외이고, 운동시에는 최고 180여 회까지 증가한다. 사람이 정상 맥박을 유지하려면 심장전도계의 기능이 정상적으로 작동을 해야 한다. 심장의 혈액 박출활동은 심장의 수축과 이완의 반복에 의해 이루어지는데, 심장의 수축은 저절로 일어나는 것이 아니고 심장근육 세포에 전기자극이 전달되어야 일어난다. 심장내에는 규칙적으로 1분에 60~100회의 전기자극을 만들어 내는 자극 생성조직과 이렇게 만들어진 전기자극을 심장근육 세포에 전달해 주는 자극 전도조직이 있다. 이를 통해 심장의 수축과 이완이 반복되면서 신체 각조직으로 필요한 혈액이 충분히 공급되는데, 만약 자극 생성조직이나 자극 전도조직의 이상으로 심장에서 전기자극이 잘 만들어지지 못하거나 자극의 전달이 제대로 이루어지지 않으면 규칙적인 수축이 계속되지 못하여 심장박동이 비정상적으로 빨라지거나 늦어지거나 혹은 불규칙해지는데 이를 부정맥이라 한다.

심혈관질환과 연관된 위험요인

주요 원인으로 나이, 성별, 가족력, 흡연, 잘못된 식습관, 고혈압, 당뇨병, 고지혈증, 비만, 스트레스 등의 위험인자가 있는 경우 발생하기 쉽기 때문에 평소 위험인자를 관리하여 증상이 발생하지 않게 하거나 악화되는 것을 예방하는 것이 중요하다.

진단 및 검사

심혈관질환은 심부전, 심장마비, 뇌졸중, 동맥류, 말초동맥질환 등 사망에 이를 수 있는 위험한 합병증 등을 일으킬 수 있기 때문에 조기에 발견하고 적절한 치료를 받는 것이 매우 중요한데 이를 위해서는 정확한 진단 및 검사가 무엇보다 우선시 되어야 한다. 대표적인 심혈관질환 검사로는 심전도, 부하 심전도 검사, 혈액검사, 심장 초음파 검사, 흉부 방사선 촬영 검사, 심장 컴퓨터 단층촬영 검사가 있으며 진단을 위해 통상적으로 관상동맥 조영술을 많이 시행한다.

심전도

심전도 검사는 심장의 전기적 활동 상태를 그래프로 나타낸 것이다. 심전도 검사는 부정맥, 심근질환, 심방·심실의 비대, 확장, 폐순환 장애, 전해질 대사 이상 등의 심장질환을 진단하기 위한 필수적인 검사이다.

의료용 심전도 검사의 경우 일반적으로 표준 12유도법을 사용한다. 검사를 위해서 양측 팔목과 발목에 4개의 집게형 전극을 부착하고 흉부에 6개의 전극을 위치에 맞게 부착하여 심전도 파형을 기록한다.

표준 12유도 검사는 양극표준유도(I, II, III), 단극사지유도(aVR, aVL, aVF), 흉부유도검사(V1, V2, V3, V4, V5, V6)의 총 12개의 유도 파형이 그래프로 그려진다. 심전도는 심박동수, 규칙적인 리듬, 파형의 형태와 간격, 전기축 등의 평가 지표들을 분석하고 순환기내과 전문의사에 의해 판독된다. 검사 시간이 짧고, 비침습검사로 환자에게 고통을 주지 않으면서 검사를 할 수 있어 반복해서 측정할 수 있다는 장점이 있으나, 검사 시간이 3분 이내로 짧기 때문에 환자의 증상이 지속적이지 않고 간헐적으로 발생하는 경우 이상 소견을 발견하기 어렵다는 한계가 있다.

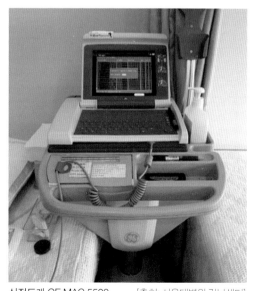

심전도계 GE MAC 5500 　　[출처: 서울대병원 강남센터]

부하 심전도 검사(운동 및 약물)

부하검사는 인위적으로 심장에 수축운동을 부하함으로써 심장과 혈관이 어떻게 반응하는지를 확인하는 검사이다. 부하검사의 가장 대표적인 형태가 러닝머신 위에서 환자를 달리게 하면서 심전도를 측정하는 '운동부하 심전도 검사' 이다. 이 검사는 환자의 심박수를 일부러 상승시켜 심장의 산소 소모량을 늘리기 때문에 관상동맥이 좁아진 경우 등 심장에 혈액공급이 원활하지 않을 경우 심전도상에 안정상태에서 볼 수 없었던 특징적인 이상소견을 발견할 수 있다. 운동 전, 운동을 하는 도중, 운동 후에 연속적으로 12유도 심전도 및 혈압을 함께 측정하고 관찰한다. 전형적인 증상을 호소하는 50세 이상 남성에서 검사중 흉부 불쾌감을 동반하면서 운동부하 심전도 검사결과 양성을 보이는 경우 협심증이 있을 확률은 98%에 달한다.

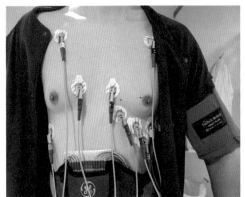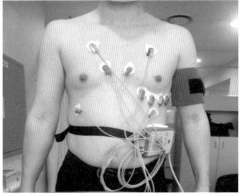

부하 심전도 Load electrocardiogram　　　　　[출처: 서울대병원 강남센터]

혈액검사

협심증의 위험요인을 평가하고 진단하기 위해 초기에 백혈구수(WBC count) 및 혈색소(Hb), 공복 혈당(FBS), 지질 수치(Total Cholesterol, HDL Cholesterol, TG, LDL Cholesterol), 크레아티닌(사구체 여과율), 소변 검사를 시행한다. 증상에 따라 심근 괴사 여부를 판단하기 위해 심근 손상 표지자 검사 시행 및 과거력에 따라 갑상선 기능 검사(TFT), 당화 혈색소 검사(Hb A1c) 등도 시행을 한다.

심근경색 등으로 인해 심장세포가 괴사되면 손상된 심장세포 내부에 있던 효소가 혈액 속으로 흘러나와 혈액 속의 농도가 상승된다. 심장의 손상에 의해서 상승되는 이러한 물질에는 CK-MB, Troponin 등이 있는데 협심증의 경우 아직 심장근육의 괴사가 나타나지 않았으므로 정상수치를 보일 수 있으나, 심근경색의 경우 이들 효소의 혈중농도가 상승하기 때문에 흉통 환자에게서 심근경색 여부를 확인하기 위해 매우 유용하다.

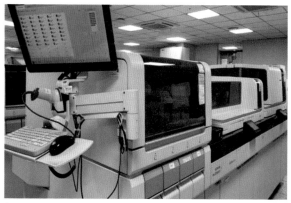

SIEMENS Atellica　　　　　　　　　[출처: 분당서울대병원]

심장 초음파 검사

심장 초음파 검사는 초음파를 이용하여 실시간으로 심장의 움직이는 모습을 비침습적으로 관찰할 수 있으며 심장의 해부학적 구조의 이상, 심장기능, 심장내 압력 등을 확인할 수 있고, 좌심실의 기능을 평가할 수 있어 심장질환에 매우 중요하게 사용되고 있다.

심장 초음파는 심장의 구조와 기능을 영상화하여 모든 종류의 심장질환에 대한 일차적인 검사를 할 수 있는 검사법이다. 초음파 장비로 심장의 단면을 실시간 동영상으로 보면서 심장의 크기 및 기능을 평가하고 판막의 이상 유무 및 혈류에 관한 정보를 얻는다.

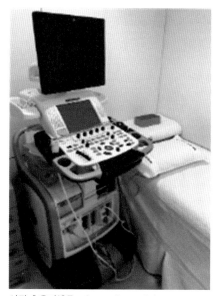

심근경색(Myocardial infarction), 심근병증(cardiomyopathies), 좌심실 비대(Left ventricular hypertrophy), 판막질환(Valve disease), 감염성 심내막염(Infective endocarditis), 심낭질환(Pericardial disease), 심장종괴(Cardiac masses), 심낭삼출액(Pericardial effusion), 허혈성 심장질환(Ischemic heart disease), 선천성 심장질환(Congenital heart disease) 등의 진단에 유용하다.

심장 초음파(GE echocardiography)

[출처: 서울대병원 강남센터]

흉부 방사선 촬영 검사

흉부 방사선 사진을 통하여 폐뿐만 아니라 심비대, 심실류 혹은 심부전의 징후 그리고 주요 혈관의 상태 등을 알 수 있으며, 의사들이 다른 여러 질환을 배제하는 데 매우 중요하고 기본적인 정보를 제공해 줄 수 있다.

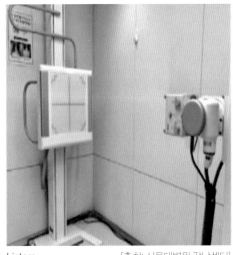

Listem [출처: 서울대병원 강남센터]

심장 컴퓨터 단층촬영 검사

최근 심장 CT의 발전으로 비침습적이고 비용-효과적이며 높은 정확도를 가진다는 장점이 있다. 흉통을 호소하는 환자에서 안정 관상동맥 질환의 진단을 위한 첫 도구로 심장 CT를 시행하기도 한다. 심장 컴퓨터 단층촬영(Computed Tomography; CT) 검사는 특수한 X-선 장비를 이용하여 인체의 여러 각도에서 방사선을 투과하여 연속적으로 단층촬영한 후 컴퓨터로 이를 분석하여 인체의 가로로 자른 횡단면을 영상으로 나타내 주는 검사이다. 일반 X-선 촬영보다 인체 장기에 대한 해상도가 좋아 X-선 촬영에서는 볼 수 없는 병변을 확인할 수 있으며, 3차원 영상으로 나타나기 때문에 인체에 대해 더 많은 정보를 제공한다. 심장혈관질환, 대동맥질환, 심장판막질환, 선천성 심질환 등의 진단을 위해 시행한다.

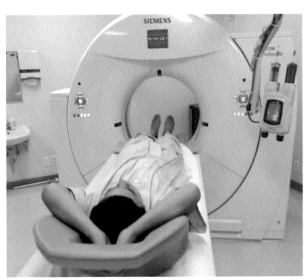

심장 CT [출처: 서울아산병원]

관상동맥 조영술

관상동맥 조영술(Angiography)은 혈관의 건강과 혈액이 혈관을 어떻게 흐르는지 확인

하고자 하는 혈관검사에 사용되는 X선의 일
종이다. 혈관은 정상적인 X선에 뚜렷하게
나타나지 않기 때문에 조영제를 주입하여
혈관을 강조시켜 어떠한 문제가 있는지를
볼 수 있게 해 준다. 관상동맥 조영술 중에
생성된 X선 영상을 혈관조영이라고 한다.

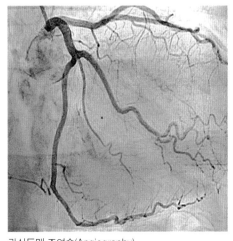

관상동맥 조영술(Angiography)

요골 동맥(손목 부위)이나 대퇴 동맥(허벅
지 안쪽 부위)을 이용하여 가는 관을 심장혈
관 입구까지 넣고 조영제를 흘러 보내 심장
혈관을 동영상으로 촬영한다. 동맥경화증,
말초동맥질환, 협심증 등 여러 가지 혈관에
영향을 미치는 문제를 진단할 수 있고 치료를 계획하는 데 도움을 주기 위해 시행한다.

뇌혈관질환

뇌는 하루 24시간 동안 잠시도 쉬지 않고 일하기 때문에 지속적으로 산소와 포도당을
공급받아야 정상적인 기능을 할 수 있다. 뇌는 심장에서 내보내는 혈액의 약 20%, 산소의
약 25%를 소비하며, 내경동맥과 척추동맥에 의하여 혈액을 공급받는다. 뇌는 한쪽 혈관

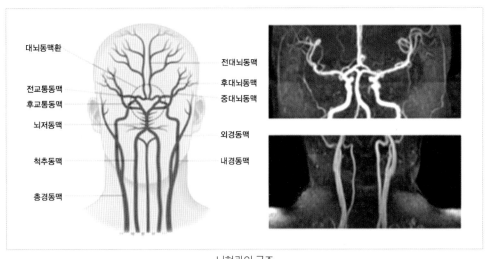

대뇌동맥환
전교통동맥
후교통동맥
뇌저동맥
척추동맥
총경동맥

전대뇌동맥
후대뇌동맥
중대뇌동맥
외경동맥
내경동맥

뇌혈관의 구조

이 막혀 일시적으로 혈류 공급이 중단되더라도 일반적으로 다른 쪽 혈관에 의해 혈액을 공급받을 수 있는 구조로 되어 있다. 뇌혈관질환은 뇌혈관의 동맥경화와 원활한 혈관의 혈압 및 혈류 조절기능이 떨어지면서 발생되는 질환이다.

여기서는 뇌경색(허혈성 뇌졸중), 뇌출혈(출혈성 뇌졸중)을 아우르는 뇌혈관질환 중 가장 대표적인 질환인 뇌졸중에 대해 알아보기로 하자.

뇌졸중(stroke)

뇌졸중은 크게 뇌혈관이 막혀서 발생하는 뇌경색(허혈성 뇌졸중)과 뇌혈관이 터져서 발생하는 뇌출혈(출혈성 뇌졸중)로 나뉜다. 뇌는 몸 전체에서 무게로는 체중의 2%만 차지하지만, 뇌로 가는 혈류량은 심박출량의 15%나 되고, 산소 소모량은 몸 전체 산소 소모량의 20%나 된다. 게다가 뇌는 에너지원으로 포도당만을 사용하므로 에너지 공급이 잠시만 중단되어도 쉽게 괴사가 일어난다. 따라서 뇌혈류의 이상은 뇌손상과 밀접한 관련이 있다. 뇌에 혈액을 공급하는 혈관이 막히거나 터지면서 뇌에 손상이 생기고, 이로 인해 발생하는 편측마비, 언어장애 및 의식장애 등의 신경학적 이상을 뇌졸중이라고 한다. 한의학계에서는 뇌졸중을 중풍이라 지칭하기도 하지만 이는 정의가 명확하지 않고 막연한 병명이므로 우리는 정확한 의학용어의 병명인 뇌졸중으로 이해하고 사용하는 것이 바람직할 것이다.

뇌경색(Cerebral infarction, 허혈성 뇌졸중)

전체 뇌졸중의 약 87%를 차지하는 뇌경색은 다양한 원인으로 인하여 뇌혈관이 막히는 경우가 발생하여 뇌에 공급되는 혈액량이 감소하고 이로 인해 뇌조직이 기능을 제대로 하지 못하게 되는데, 이러한 뇌혈류 감소가 일정 시간 이상 지속되면 뇌조직에 괴사가 발생한다. 뇌조직이 괴사되어 회복 불가능한 상태에 이르렀을 때 이를 뇌경색이라 말한다.

뇌경색은 크게 뇌혈전증(혈전성 뇌경색), 뇌색전증(색전성 뇌경색), 열공성 뇌경색 등 세 가지로 분류된다.

• 뇌혈전증(cerebral thrombosis, 혈전성 뇌경색)

뇌혈관에 동맥경화증이 생기면 혈관이 점점 좁아지고 또한 혈관 내면이 상처받기 쉬워

상처 부위에 혈전이 형성된다. 이러한 혈전 형성이 점차적으로 진행되면서 뇌혈관을 서서히 막다가 결국엔 완전히 막아버려 뇌세포로 가는 산소와 영양분을 차단하게 되고 이로 인해 뇌조직은 괴사하기 시작한다.

• 뇌색전증(cerebral embolism, 색전성 뇌경색)

심장판막증이나 심방세동과 같은 부정맥이 있을 때 심장내의 혈액 흐름에 이상이 생겨 부분적으로는 한 곳에 고여 있는 것처럼 되므로 혈액이 응고하여 혈전이 생긴다. 이러한 심장에서 생긴 혈전이 심혈관 벽으로부터 떨어져 나가 뇌혈관의 혈중에 흘러 들어가 결국 뇌혈관이 막힘으로써 발생되는 질환이다.

• 열공성 뇌경색(lacunar embolism)

뇌의 아주 작은 혈관이 막힌 것으로 병변의 크기가 크지 않고 구멍이 난 것처럼 보이는 것이 특징이다. 원인은 대부분 고혈압으로 경색의 위치에 따라 운동장애, 감각장애 등이 나타날 수 있다. 초기에 증상이 없어 무증상 뇌경색이라고도 불리지만 병변의 크기가 작은 경우라도 신경 다발이 모여 지나가는 길에 경색이 온 경우 장애가 크게 올 수 있으므로 발견 즉시 반드시 관리를 해야 한다.

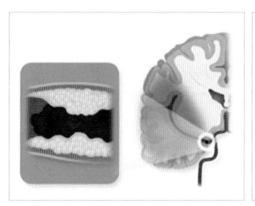

허혈성 뇌졸중

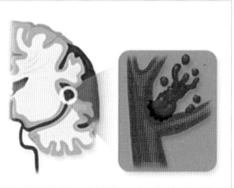

출혈성 뇌졸중

뇌출혈(cerebral hemorrhage, 출혈성 뇌졸중)

뇌출혈이란 두개강내에 출혈이 있어 생기는 모든 변화를 말하는 것으로 출혈성 뇌졸중이라고도 한다. 뇌출혈이 발생하면 출혈 주위의 뇌조직이 파괴되고, 출혈로 인하여 형성되는 혈종(피의 덩어리)에 의하여 기존에 존재하던 뇌가 한쪽으로 밀리는 상황이 발생한다. 이로 인하여 뇌의 압력이 상승하여 이차적인 문제를 일으킨다. 뇌출혈은 뇌경색보다 더 치명적일 가능성이 높다.

• 지주막하 출혈(subarachnoid hemorrhage)

뇌의 지주막 아래 공간에 뇌동맥류의 파열에 의하여 발생하는 뇌출혈이다. 뇌동맥류는 뇌동맥 벽의 일부가 꽈리 모양으로 부풀어 오르는 부분을 말한다. 뇌동맥류는 뇌를 둘러싸고 있는 지주막과 연막 사이에 위치하는 경우가 많으며, 따라서 뇌동맥류가 파열되면 다량의 혈액이 한꺼번에 뇌 주위의 지주막하 공간으로 유출된다. 이로 인해 뇌압이 상승하고 이로 인한 심한 두통, 심한 구토 및 의식장애가 발생하며, 심할 경우 경련과 같은 발작, 반신마비 등의 증상이 나타날 수 있다.

• 뇌내 출혈(intracerebral hemorrhage)

뇌 실질에서 발생하는 뇌내 출혈은 주로 고혈압, 뇌혈관 기형 등에 의한 뇌출혈로 갑자기 혈관이 터지면서 뇌 안에 피가 고이는 상태를 말한다. 뇌출혈의 경우 뇌경색에 비하여 두통이 동반되는 경우가 다소 많으며, 뇌내 출혈의 크기가 큰 경우 의식이 혼탁해질 수 있다.

뇌졸중과 연관된 위험요인

뇌졸중은 뇌기능의 부분적인 장애 혹은 전체적인 장애가 급속도로 나타나 상당기간 지속되는 것을 말한다. 뇌혈관의 병이 직접적인 원인이 되는데도 뇌혈관에 발생한 문제가 아닌 다른 원인이 없는 질환으로도 알려져 있다. 뇌졸중의 원인으로는 고혈압, 당뇨병, 고지혈증, 흡연, 심장질환(심방세동, 심혈관질환), 비만, 비파열 두개내 동맥류, 무증상 목동맥 협착, 신체활동 부족, 폐경 후 여성 호르몬 치료 등이 있는데 이는 조절 가능한 위험인자이므로 평소 금연, 금주, 적당량의 소금섭취, 적정체중 유지, 꾸준한 운동 및 정기적인 검사를 통해 사전에 예방하는 것이 무엇보다 중요하다. 따라서 뇌졸중은 치료보다는 예방하는 것이 중요하므로 정기검진을 통하여 관리하는 것이 좋다.

진단 및 검사

우리는 뇌졸중을 뇌졸증으로 알고 있는 경우가 있는데 정확한 용어는 뇌졸중이다. 뇌졸중은 뇌혈관질환이며 뇌경색과 뇌출혈의 증상을 말한다. 대표적인 뇌졸중의 진단과 평가를 위해서는 뇌 컴퓨터 단층촬영 검사, 자기공명영상검사, 뇌혈관 조영술, 경동맥 초음파검사(Carotid Ultra Sono)와 뇌혈류 초음파(Transcranial Doppler: TCD) 검사 등을 함께 진행한다.

뇌 컴퓨터 단층촬영(Computed Tomography, CT) 검사

CT는 뇌졸중 진단을 위해 가장 흔히 사용하는 검사법으로 X선을 이용하여 신체를 촬영하고 컴퓨터를 이용하여 신체의 단면 영상을 만들어 내는 것이다. 비교적 빠른 시간에 검사를 진행할 수 있으며 뇌출혈 여부를 신속히 감별할 수 있다. 그러나 뇌종양이 뇌출혈처럼 보이는 경우도 있고, 허혈성 뇌졸중의 경우 발병 후 일정한 시간이 지나야 병변이 보이는 점 등이 진단에 어려움을 주기도 한다. 출혈성 뇌졸중의 경우 출혈이 발생하고 나서 곧바로 CT에

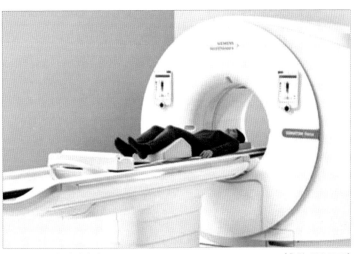

뇌 컴퓨터 단층촬영검사   [출처: SIEMENS]

서 관찰되기 때문에 허혈성 뇌졸중을 치료하기 위한 혈전용해제 사용에 앞서 반드시 출혈을 감별하는 도구로써 유용하게 사용되고 있다. 뿐만 아니라 CT촬영은 혈전용해제 사용 이후에도 합병증으로 발생할 수 있는 뇌출혈의 경과 관찰에서도 중요하게 사용되는 검사이다.

자기공명영상(magnetic resonance imaging, MRI) 검사

MRI는 CT와 함께 뇌졸중 검사에 많이 사용되는 검사로서 자력에 의하여 발생하는 자

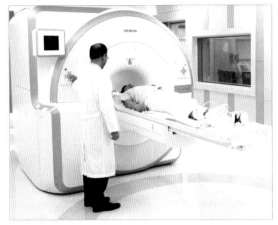
자기공명영상 검사   [출처: 서울대병원]

기장을 이용하여 생체의 단면영상을 얻는다. MRI는 CT에 비해 출혈을 진단하는 능력은 비슷하지만 초기에 뇌경색이나 범위가 작은 뇌경색, 그리고 뇌출혈과 비슷해 보이는 뇌종양의 진단에는 훨씬 유용하다는 장점이 있다. 그러나 심장박동기와 같이 금속성 부착물을 가진 환자는 검사 자체를 시행할 수 없으며, CT에 비해 검사비용이 상대적으로 비싸다. 한편, MRI를 이용하여 혈관의 상태를 촬영하는 MR혈관 조영술(MRA; Magnetic Resonance Angiography)로 뇌혈관 상태를 쉽게 확인할 수 있다.

뇌혈관 조영술

X선을 투과시키지 않는 조영제라는 약물을 혈관 속으로 주입하면서 X선 사진을 촬영함으로써 혈관의 영상을 얻는 검사법이 바로 뇌혈관 조영술이다. 뇌졸중은 혈관이 막히거나 터져서 발생하는 질병이기 때문에 혈관의 어디가 좁아지거나 막혔는지 등 혈관의 상태를 뇌혈관 조영술과 같은 영상으로 직접 확인하는 것은 질병의 진단과 치료에 도움이 된다. 뇌혈관 조영술은 우선 경동맥이나 쇄골하정맥, 상완동맥 또는 대퇴동맥 등을 통해 속이 빈 가는 도관(catheter)을 삽입하고, 촬영을 원하는 혈관의 시작 부위까지 전진시킨 후 도관을 통해 조영제를 소량씩 주사기로 주입하면서 사진을 촬영한다. 이때 조영제가 흘러가고 있는 혈관은 다른 조직에 비해 X선을 통과시키지 않기 때문에 사진상에 혈관의 모양이 구분되어 보이게 된다.

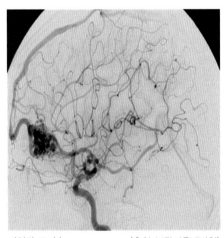
뇌혈관 조영술   [출처: 분당서울대병원]

뇌혈관 조영술은 혈관을 정확하게 볼 수 있는 장점이 있지만 침습적인 검사법이며, 흔하지 않지만 검사 도중 예기치 않은 혈관 폐색 같은 부작용도 발생할 수 있다. 따라서 최근에는 MR혈관 조영술 같은 비침습적인 검사로 뇌혈관 검사를 많이 하고 있다.

경동맥 초음파 검사

경동맥 초음파 검사는 probe(초음파 진단기구)를 이용하여 뇌로 혈액을 공급하는 경동맥의 혈관 상태를 측정하는 검사 방법이다.

경동맥이란 심장에서 나온 혈액을 뇌로 보내어 뇌가 원활하게 기능할 수 있도록 에너지를 공급하는 혈관으로 뇌로 가는 혈액의 80%를 보내는 중요한 동맥 혈관이며 목젖 좌우 3cm 부근에 위치하고 있다. 경동맥 초음파 검사는 해당 부위에 젤을 바른 probe(초음파 진단기구)를 접촉시켜 경동맥의 내막과 중막의 두께를 측정하며, 혈관내 혈전의 형성 유무와 함께 혈관이 좁아져 있는 정도, 경동맥을 통과하는 혈류의 속도 등을 실시간 확인할 수 있는 비침습성 검사이다. 이 검사를 통해 뇌졸중의 주요 위험요소인 경동맥 협착증(경동맥이 좁아지고 딱딱해지는 질환)을 알 수 있다.

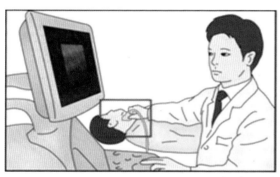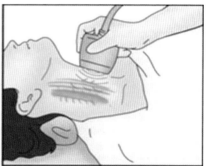

경동맥 초음파   [출처: 서울아산병원]

뇌혈류 초음파 검사

뇌혈류 초음파 검사(Transcranial Doppler; TCD)는 투과성이 좋은 2MHz의 낮은 주파수의 초음파를 이용하여 두개강내의 혈관이 혈류 속도 및 도플러 스펙트럼파형을 측정하는 검사로 뇌혈관에 초음파를 발사하고 난 뒤 뇌혈관의 적혈구에 의해 반사되는 반향(echo)을 측정하고 분석한다.

초음파가 지나가면서 발생하는 혈관에서의 도플러 효과의 존재 유무를 원하는 영역의 깊이에서 알 수 있으며, 사람의 귀로 들을 수 없는 초음파가 두개골을 넘어 특정 대뇌 혈관에 이르게 되는데 이 초음파는 혈관내에서 혈류의 방향과 속도를 디지털화하여 컴퓨터 화면으로 나타내고 이를 통해 환자의 대뇌혈류 상태를 평가할 수 있다.

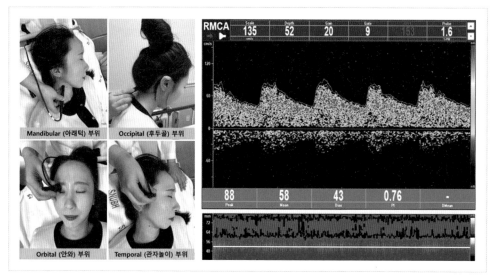

뇌혈류 초음파 검사　　　　　　　　　　　　　[출처: 분당서울대병원]

　뇌혈류 초음파 검사는 젤을 바른 초음파 탐촉자를 아래턱, 후두골, 안와, 관자놀이 부위에 댄 뒤 혈류 속도, 혈류방향 변화, 혈류 파형의 변화 등을 관찰하여 뇌혈류의 전반적인 흐름을 실시간으로 확인할 수 있는 비침습성 검사이다. 뇌혈류 초음파 검사를 통해 혈관 기형 여부, 뇌동맥 협착의 정도와 진행 속도를 측정할 수 있으며 뇌동맥이 막혔을 때 다른 동맥을 통해 혈액이 공급되는지 여부 등을 알 수 있다. 또한, 두통이나 목통증 등의 증상이 뇌혈관 이상으로 인한 것인지의 여부도 알 수 있다.

　지금까지 심뇌혈관질환의 진단 및 검사에 대해 알아보았는데 심방세동 같은 심장부정맥이 있으면, 뇌졸중의 위험이 5배 이상 증가하는 것으로 되어 있으므로 심혈관질환이든, 뇌혈관질환이든 간에 예방차원의 정기적인 건강검진이 무엇보다 중요하다.

3. 당뇨병(diabetes mellites)

　당뇨병이란 혈액내에 포도당이 높아서 소변으로 넘쳐나오는 데서 지어진 이름이다. 포도당은 우리가 먹는 음식물 중 탄수화물의 기본 구성성분이다. 탄수화물은 위장에서 소화효소에 의해 포도당으로 변한 다음 혈액으로 흡수된다. 흡수된 포도당이 우리 몸의 세포들에서 이용되기 위해서는 인슐린이라는 호르몬이 반드시 필요하다. 인슐린은 췌장 랑게르한스섬에서 분비되어 식사 후 올라간 혈당을 낮추는 기능을 한다. 인슐린이 부족하거나 성능이 떨어지게 되면, 체내에 흡수된 포도당은 이용되지 못하고 혈액 속에 쌓여 결국 소변으로 넘쳐 나오게 된다. 이런 병적인 상태를 '당뇨병'이라고 한다. 당뇨병은 제1형 당뇨병, 제2형 당뇨병, 기타 당뇨병, 임신성 당뇨병으로 나눈다.

제1형 당뇨: 인슐린 의존형 당뇨병(Insulin-Dependent Diabetes Mellitus; IDDM)
　전세계 당뇨병 환자의 약 10%가 제1형 타입의 당뇨병을 가지고 있으며 우리나라의 경우에는 대략 2% 미만 정도의 당뇨병 환자가 있다. 어느 연령대에서나 발병할 수 있지만 주로 어린이와 청소년에게서 많이 발생한다. 제1형 당뇨병은 인체의 방어 시스템이 인슐린을 생성하는 세포를 공격하는 자가면역 기전에 의해 발생한다. 결과적으로 인체는 인슐린을 거의 분비하지 않거나 또는 전혀 분비하지 않게 된다. 이에 대한 정확한 원인은 아직 밝혀지지 않고 있지만, 유전적 요인과 환경적 요인의 조합과 연관되어 있을 것이라 여겨지고 있다. 제1형 당뇨병은 췌장의 베타세포가 파괴돼 인슐린이 분비되지 않는 병이다. 인슐린이 전혀 분비되지 않기 때문에 외부에서 인슐린을 주입하는 인슐린 치료가 필수적이고 이로 인해 혈당 수치를 조절하기 위해 매일 인슐린 주사를 맞아야 한다. 만약 인슐린 치료를 받지 않을 경우 고혈당이 악화되어 당뇨병성 케톤산증을 동반한 급성합병증이 나타날 수 있다. 이처럼 고혈당혈증으로 일어나는 급성합병증은 초기에 적절한 치료가 시행되지 않을 경우, 신체의 손상은 물론 다양한 장기와 조직의 부전을 야기시켜 결국 사망으로 이어질 수 있는 만큼 매우 위험하다. 케톤산증의 병력이나 고혈당과 함께 혈액이나 소변에서 케톤이 검출되면 제1형 당뇨병을 의심하는 단서가 될 수 있다.

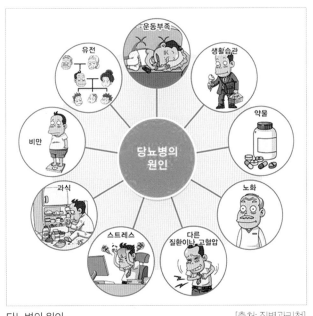

당뇨병의 원인　　　　　　　　　　　　　　[출처: 질병관리청]

제1형 당뇨병의 증상

제1형 당뇨병의 주증상에는 다음, 다뇨, 케톤증 등이 있으며, 이러한 증상은 대부분의 환자에서 급작스럽게 나타나며 일부 소수에서는 수개월 동안 증상들이 서서히 나타나기도 한다. 그 밖에 야뇨증의 발생 혹은 지속, 갑작스러운 체중 감소, 에너지 부족, 피로감, 반복적인 피부감염 등의 증상을 동반하기도 한다.

제2형 당뇨: 인슐린 비의존형 당뇨병

제2형 당뇨병은 성인에게 더 흔하며 전체 당뇨병 환자의 약 90%를 차지한다. 한국인 당뇨병의 대부분이 제2형 당뇨병이며 보통 40세 이상 연령에서 발생하지만 그보다 젊은 연령에서도 발생할 수 있으며, 최근에는 30세 이하의 젊은 제2형 당뇨병 환자도 증가하고 있다. 일반적으로 인슐린 저항성으로 인체가 인슐린에 완전히 반응하지 않는 것이 특징이다. 인슐린이 작동하지 않기 때문에 혈당수치가 계속 상승해 인슐린이 더 많이 분비된다.

제2형 당뇨병을 앓고 있는 일부 사람들에게 이것은 결국 췌장을 소진시켜 신체가 인슐린을 점점 적게 생산하여 고혈당혈증을 더 많이 유발할 수 있다. 제2형 당뇨병 환자는 자신의 몸에서 만들어 내는 인슐린을 잘 활용하지 못하며 서구화된 식습관 및 서구화 비만이거나 과체중을 보이는 경우가 많은데 이에 대한 가장 효과적인 치료법으로 신체활동 증가, 적절한 체중유지, 금연, 건강한 식습관이 중요하다. 그러나 시간이 지남에 따라 제2형 당뇨병을 앓고 있는 대부분의 사람들은 혈당수치를 조절하기 위해 경구용 약물을 복용하지만 이로 충분하지 않을 경우 인슐린 처방 및 복합 치료를 받게 된다.

제2형 당뇨병과 연관된 위험요인

제2형 당뇨병 연관 위험요인으로는 유전적 성향이 강하고, 제1형 당뇨병과 달리 가족력이 흔하다. 주요 발생 기전인 인슐린 저항성 증가와 상대적 인슐린 결핍에는 유전적 요인과 잘못된 생활 습관에서 기인한 비만 등 환경적 요인이 복합적으로 작용한다. 대표적으로 당뇨병 가족력을 들 수 있으며, 그 외 과체중, 고혈압, 임신 중의 영양 불량, 임신성 당뇨의 병력 등이 있다. 기타 당뇨병(이차 당뇨병)은 특정한 원인(유전자 결함, 유전질환, 약물, 감염, 면역매개 등)에 의해 발생하는 당뇨병이다. 대부분 당뇨병이 발생하기 쉬운 유전적 또는 환경적(비만, 노화 등) 조건을 가지고 있다. 따라서 원인이 해결되고 혈당이 개선되어도 차후 고혈당이 발생할 가능성이 높으므로 관리가 필요하다. 흔히 임신성 당뇨병이라고 지칭되는 임산중에 발견되는 당뇨병은 임신기간은 물론, 출산 후에도 장기적으로 당뇨병 예방조치를 취해야 한다.

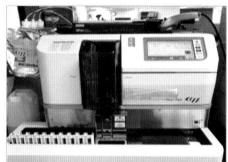

당뇨병 진단 및 분류

① 당화혈색소(Hb A1c) 6.5% 이상 또는

② 8시간 이상 공복 후 혈장포도당 126mg/dL 이상 또는

③ 75g 경구 포도당부하 2시간 후 혈장포도당 200mg/dL 이상 또는

④ 당뇨병의 전형적인 증상(다뇨, 다음, 설명되지 않는 체중 감소)이 있으면서 무작위 혈장포도당 200mg/dL 이상

위의 분류 기준 중 하나에 해당하는 경우 서로 다른 날 검사를 반복해야 하지만, 동시에 시행한 검사들 중 두 가지 이상을 충족한다면 바로 확진할 수 있다.

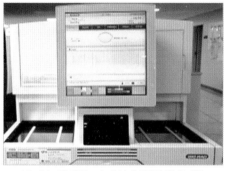

Hb A1c 장비 Tosoh G11 & BIORAD D-100
[출처: 분당서울대병원]

전세계 당뇨병 현황

IDF(International Diabetes Federation)* 에 따르면 전세계적으로 약 4억6천3백만 명의 성인이 당뇨병을 가지고 있으며, 2045년에는 7억 명으로 증가할 것이라 전망하고 있

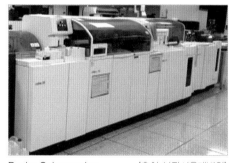

Roche Cobas series   [출처: 분당서울대병원]

*IDF(International Diabetes Federation)
국제당뇨병연맹(IDF)은 170개국과 영토에 있는 230개 이상의 국가당뇨병협회로 구성된 산하 단체이다.
이곳은 당뇨병을 앓고 있는 사람들과 위험에 처한 사람들의 증가하는 관심사를 나타낸다.

만성질환의 디지털 관리_상기협

다. 대부분의 나라에서 제2형 당뇨병을 가진 사람들의 비율이 증가하고 있으며, 당뇨병을 가지고 있는 성인의 79%가 중·저소득 국가에 살고 있다고 한다. 이는 일상생활에서의 생활습관 및 건강관리에 투자되는 시간이 많을수록 당뇨병의 관리와 치료에 얼마나 중요한지를 보여주는 예라고 할 수 있다. 당뇨병 환자 2명 중 1명(2억2300만 명)이 진단되지 않았고, 420만 명의 사망자를 냈다. 당뇨병으로 인해 2019년에 최소 7,600억 달러의 건강 지출이 발생했는데, 이는 전체 성인 지출의 10%에 해당하는 금액이다(2019년 기준).

우리나라의 당뇨병 현황

질병관리본부에서 발간한 '2018년 만성질환 현황과 이슈'에 따르면 우리나라의 당뇨병 사망자는 연간 1만 명으로 전체 사망원인 중 6위를 차지하는 것으로 알려져 있다. 이는 인구 10만 명당 25.6명의 사망자가 발생함을 뜻하며, OECD 평균인 10만 명당 22.4명의 사망자를 훨씬 상위하는 수치로 36개국 중 8위에 해당한다.

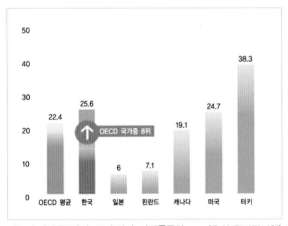

당뇨병 사망률/ 단위: 10만 명당, 연령표준화　　[출처: 질병관리청]

당뇨병 유병률은 증가하였으며, 특히 남자에게서 뚜렷하게 증가하는 양상을 보였다. 뿐만 아니라 당뇨병은 사망원인 2, 3위인 심장질환과 뇌혈관질환의 선행 질환이 되므로 항상 주의와 관리가 필요한 만성질환이다. 당뇨는 시간이 흐르고 노화가 진행되면서 병증이 점점 더 악화된다. 평소에 꾸준히 치료하고 생활습관을 관리하지 않으면 다양한 합병증을 유발한다.

4. 만성호흡기질환(Chronic respiratory disease)

일상생활에 제한을 받을 정도이거나 조절이 잘 되지 않는 만성기관지염, 천식, 만성 폐쇄성 폐질환 등이 만성호흡기질환에 해당한다.

만성기관지염

만성기관지염은 폐기종, 소기도질환과 함께 만성폐쇄성 폐질환의 한 종류로서 최근 들어 호흡기질환 중 가장 관심을 끄는 질환중의 하나이다. 공해, 흡연 인구의 증가와 노령 인구의 증가 등으로 우리나라에서도 환자가 급격히 늘어나는 추세이다.

임상적으로 다른 질환이 없

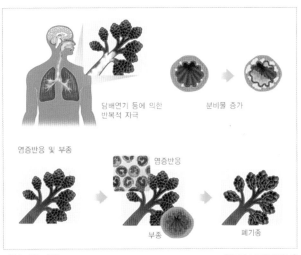

담배연기 등에 의한 반복적 자극

분비물 증가

염증반응 및 부종

염증반응

부종

폐기종

만성기관지염

[출처: 보건복지부]

다는 전제하에 2년간 연속해서 일 년에 적어도 3개월 정도 기침과 가래가 있으면 만성기관지염으로 진단할 수 있다.

천식

천식은 알레르기 염증에 의해 기관지가 반복적으로 좁아지는 만성호흡기질환이다. 기관지가 좁아져서 가슴이 답답하고 숨이 차고, 기침이 나며, 가슴에서 쌕쌕거리는 숨소리가 들리는 증상 등이 반복적으로 나타난다. 밤이나 새벽, 운동 후에 나빠지는 기침 역시 천식의 주요 증상이라 할 수 있다. 기관지천식은 유전적인 요인과 환경적인 요인이 함께 상호작용하며 생겨난다. 대개 환경적 요인으로 꽃가루, 곰팡이, 집먼지 진드기, 담배 연기 등이 원인이 될 수 있다.

또한 가족중에 천식, 알레르기비염 등 알레르기질환이 있는 경우에는 천식 발생 가능성이 상대적으로 높다. 천식은 사람에 따라 증상이 다양하게 나타난다. 천식을 치료하지 않으면 증상이 악화되어 사망하는 경우도 있다. 통상적으로 한 달에 한두 번 정도 나타나기도 하고, 심한 경우에는 매일 증상이 나타날 수 있다.

진단 및 검사

천식의 정확한 진단을 위해서는 의사의 진찰과 관련 검사가 필요하다. 천식과 관련된 대표적인 검사로는 폐기능검사, 기관지 유발검사, 알레르기 피부반응검사나 혈액검사 등이 있다. 폐기능검사를 통해 폐활량을 측정하여 기관지가 좁아진 정도를 알 수 있고, 기관지 유발검사를 시행하여 천식 여부를 확인할 수 있으며 알레르기 피부시험이나 혈액검사를 통해 천식의 원인을 확인할 수 있다.

폐기능 검사

개인의 호흡 능력과 폐의 기본 기능인 환기 및 가스교환이 잘 이루어지는지를 객관적으로 측정해 폐질환을 진단할 수 있다. 호흡기질환을 가지고 있더라도 X-ray가 정상이지

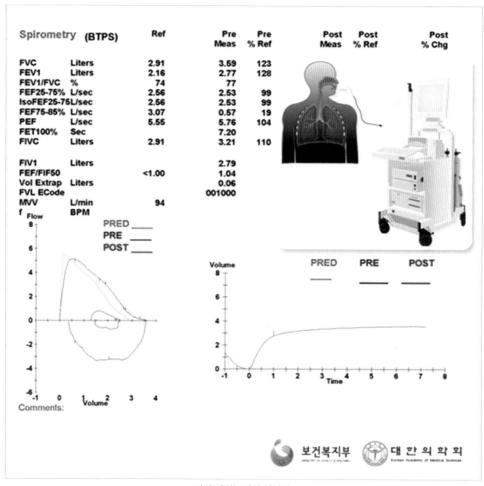

정상 폐기능검사 결과지

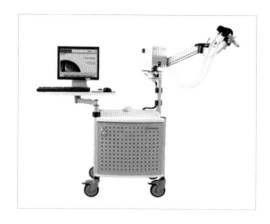

만 폐기능검사에서 이상소견이 나올 수 있으며, 폐기능의 손상과 저하정도를 수치로 표기가 가능하기 때문에 폐기능검사를 시행한다. 폐기능검사에는 폐활량과 폐용적검사·폐확산능을 보는 기본검사가 있다.

알레르기 피부반응 검사

알레르기 질환의 원인 물질인 알레르겐을 찾기 위한 가장 기본적인 검사방법으로 피부에 시판용 알레르겐 시약을 주입하여 피부반응을 확인함으로써 간

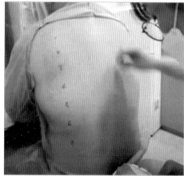
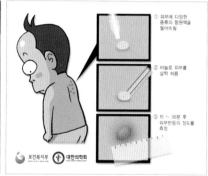

알레르기 피부반응 검사   [출처: 서울대병원]

접적으로 알레르기 여부를 알 수 있다.

만성폐쇄성 폐질환(Chronic Obstructive Pulmonary Disease; COPD)

만성폐쇄성 폐질환이란 대개 유해한 입자나 가스 노출에 의해 유발된 기도와 폐포의 이상으로 인해 지속적인 기류제한과 호흡기계 증상이 발생하는 질병이다. 다시 말해 회복될 수 없는 기도 폐색으로 인하

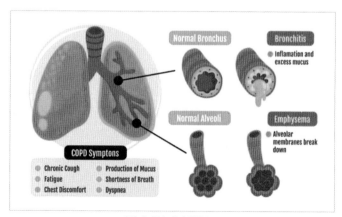

만성폐쇄성 폐질환(COPD)

여 폐기능이 서서히 저하되는 병을 말한다.

경미한 COPD는 힘들게 일하거나 빨리 걸을 때 호흡곤란이 나타난다. 기침을 많이 할 수도 있고, 기침을 할 때 가끔 가래가 나오기도 한다. 중증 COPD는 기침을 훨씬 더 많이 하게 되고, 가래도 많이 나온다. 때를 가리지 않고 숨이 차게 된다. 감기나 폐렴에서 회복되는 데 오래 걸린다. 사회생활이 어려워지고, 계단을 오르거나 걷는 것도 힘들어진다.

진단 및 검사

폐는 산소를 섭취하고 체내에서 생긴 탄산가스를 배출하는 역할을 한다. 좁은 의미의 호흡은 폐에서 이루어지는 가스 교환의 과정을 의미하며 여기에는 폐로 들어오고 나가는 공기의 흐름을 의미하는 환기, 폐에 도달한 혈액의 흐름을 의미하는 관류, 폐포에서 모세혈관의 적혈구에 산소가 결합하는 확산의 과정이 포함된다. 폐기능 검사는 이런 폐의 기능적인 측면을 객관적인 지표로 평가하는 도구이다. 폐기능 검사에는 폐활량 검사와 기관지확장제 검사, 폐확산능 검사, 폐용적 검사, 비특이적 기관지유발 검사 등이 있다.

기관지유발 검사

기관지유발 검사는 기관지가 자극에 의하여 얼마나 쉽게 그리고 심하게 수축하는지를 측정하는 검사법이다. 기관지에 수축을 유발할 수 있는 물질이나 원인 항원을 소량부터 단계적으로 증량해 가며 투여하는데, 천식 환자들은 이러한 작은 자극에도 예민하게 반응한다. 이를 통해 천식의 원인 물질을 확인할 수도 있다.

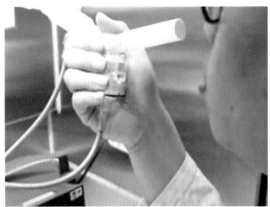
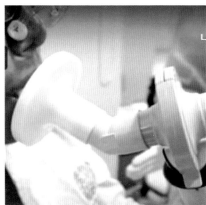

메타콜린 기관지유발 검사　　　[출처: 서울대병원 강남센터]

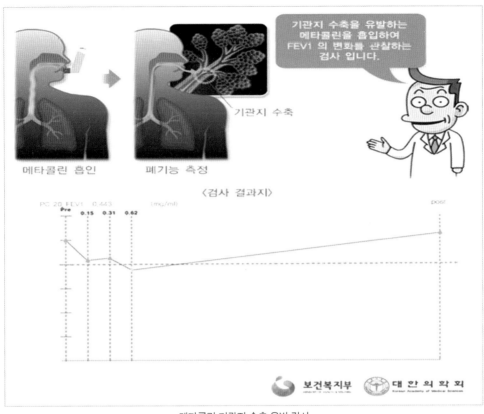

메타콜린 기관지 수축 유발 검사

　흔히 약물을 사용하는데 천식 환자에서 특징적으로 보이는 기관지 과민성의 유무와 정도를 평가하기 위해 메타콜린을 이용한다. 분무상태의 메타콜린을 저농도에서 고농도로 단계적으로 흡입시킨 후 폐기능을 측정하여 1초간 노력성 호기량(FEV1)이 흡입 전보다 20% 이상 감소하는 경우에 기관지 과민성이 있다고 판정하고, 20% 이상 감소시에는 기관지 확장제를 흡입한 후 10분 뒤 폐활량 검사를 다시 시행한다. 20%가 저하되는 시점의 메타콜린 농도를 통해 기관지 과민도의 정도를 평가한다.

　이러한 검사들은 어떠한 질병을 특정하여 진단해 주지는 못하지만 질환에 따른 고유한 양상을 보이기 때문에 질환을 조기 진단하거나 단계별 질환의 상태를 평가하는 데 도움을 줄 수 있다. 또한 측정치의 변화를 통해 질환의 경중을 파악하여 여러 폐질환의 임상적인 상황들에 대한 솔루션을 제시해 주고 치료 전후의 효과 판정이나 치료의 가역성 여부를 판단하는 데 도움을 준다.

II. 만성질환 관리정책의 현재와 미래

만성질환 관리체계의 중요성

현재 우리나라의 의료체계를 보면 환자가 직접 의원이나 병원을 내원하여 의사와의 대면진료를 통해 검사 및 진료를 받아 현재의 병적 상태를 파악한다. 이후 약 처방을 통해 당뇨나 고혈압과 같은 만성질환을 치료 및 관리한다. 국가적 차원에서 만성질환에 대해 사전 관리하고 예방을 하는 것이 우리 미래의 의료비 지출을 줄이는 가장 효율적인 방법임을 부정하는 사람은 아무도 없을 것이다. 그럼에도 불구하고 보건 당국이나 지방자치단체가 그동안 만성질환을 예방하는 사업이나 투자에 소극적으로 임했던 이유는 아무래도 만성질환의 사전 관리 효과가 단기적으로 발생하지 않고 장기적으로 발생되기에 정책적으로 우선순위에서 밀려날 수밖에 없음을 우리는 잘 알고 있다. 만성질환의 경우 대부분 오랜 기간에 걸쳐 병의 호전과 악화를 반복하기 일쑤이며, 지속적인 관리 및 질환에 대한 모니터링을 하지 않을 경우 연령이 증가함에 따라서도 증세도 함께 악화되어 일상으로의 복귀가 쉽지 않다.

특히 당뇨병, 고혈압, 비만과 같은 만성질환의 경우 병의 호전이 느리고 여러 가지 합병증을 유발해 지속적으로 지출되는 의료비용이 상당히 크기 때문에 환자 본인뿐만 아니라 국민건강보험과 같은 의료보험체계가 잘 정착되어 있는 우리나라의 경우 국가적으로도 엄청난 부담을 가지게 된다. 따라서 국가차원의 만성질환에 대해 사전 관리 및 예방을 통해 발병률을 낮춰 날로 증가되는 의료비를 효율적으로 감소시키는 것이 무엇보다 중요하다 할 수 있다.

우리나라의 만성질환 현황

질병관리본부가 발간한 우리나라의 만성질환 및 위험 요인의 통계와 현안에 대한 「2021 만성질환 현황과 이슈」에 의하면 우리나라는 만성질환(비감염성질환)에 인한 사망과 질병 부담이 높은 상황으로 만성질환은 전체 사망의 79.9%를 차지하며, 사망원인 상위 10위 중 8개가 만성질환이다.

높은 순서로 암, 심장질환, 뇌혈관질환, 당뇨병, 알츠하이머병, 간질환, 만성하기도질환, 고혈압성 질환, 순환기계질환(심뇌혈관질환), 만성호흡기질환이다. 암은 비감염성

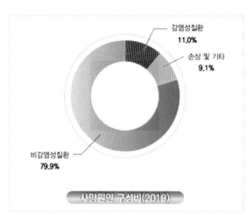
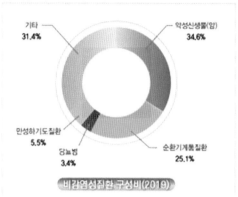

우리나라 사망원인 구성비   [출처: 통계청, 사망원인통계, 2019]

질환으로 인한 사망 중 68.6%를 차지하여 이들 주요 만성질환에 대한 관리가 중요함을 보여준다. 이렇듯 만성질환으로 인한 사망자 수가 많음에도 불구하고 주요 만성질환의 원인이 되는 흡연, 음주, 신체활동, 식습관 등의 건강생활 습관에 대한 관리는 개선되지 않고 있다. 또한 고혈압, 고콜레스테롤혈증, 당뇨병, 비만 등은 적절히 관리하면 심근경색증이나 뇌졸중과 같은 심각한 질환으로 이어지는 것을 예방할 수 있으나 치료율과 합병증 관리율 등이 여전히 낮은 상황이다.

　우리나라는 2016년 개정된 국민건강증진법에 따라 매년 국민 1만 명에 대한 건강수준, 건강관련 의식 및 형태, 식품 및 영양 섭취 실태 조사를 통해 국가단위 통계를 산출하는 전국 규모의 조사인 국민건강영양조사를 실시하고 있다. 이 법의 취지를 살펴보면 국민에게 건강에 대한 가치와 책임 의식을 함양하도록 건강에 관한 바른 지식을 보급하고 국민 스스로 건강생활을 실천할 수 있는 여건을 조성함으로써 국민의 건강을 증진하기 위함이다. 즉, 이는 국민건강 증진에 있어 국가뿐만 아니라 국민 스스로에게도 건강증진을 위해 노력해야 할 책임이 있다는 것을 의미한다. 이 국민건강영양조사 결과를 통해 국가는 국민의 건강행태와 만성질환 등 주요 조사결과에서 영역별 지표 추이, 질환 관련 요인 등 국민의 건강지표 변화를 파악함으로써 건강정책 추진의 근거 자료를 생산, 이를 통해 향후 건강정책의 방향성을 제시할 수 있고 개인과 가족은 다시 한번 스스로 건강을 점검하는 기회를 얻을 수 있다.

　대부분의 만성질환은 금연, 식습관 개선, 적절한 신체활동, 혈압조절, 적정체중 유지,

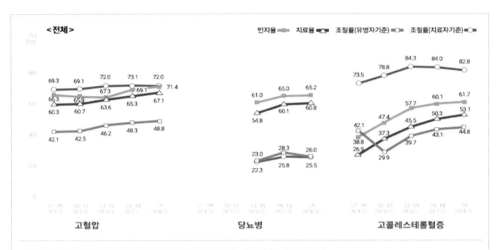

- 고혈압 인지율: 고혈압 유병자 중 의사로부터 고혈압 진단을 받은 분율, 만30세 이상)
- 고혈압 치료율: 고혈압 유병자 중 현재 혈압강하제를 한 달에 20일 이상 복용한 분율, 만30세 이상
- 고혈압 조절률(유병자기준): 고혈압 유병자 중 수축기혈압이 140mmHg 미만이고 이완기혈압이 90mmHg 미만인 분율, 만30세 이상
- 고혈압 조절률(치료자기준): 고혈압 치료자 중 수축기혈압이 140mmHg 미만이고 이완기혈압이 90mmHg 미만인 분율, 만30세 이상
- 당뇨병 인지율: 당뇨병 유병자(공복혈당 또는 당화혈색소 기준) 중 의사로부터 당뇨병 진단을 받은 분율, 만30세 이상)
- 당뇨병 치료율: 당뇨병 유병자(공복혈당 또는 당화혈색소 기준) 중 현재 혈당강하제를 복용 또는 인슐린 주사를 사용하는 분율, 만30세 이상
- 당뇨병 조절률(유병자기준): 당뇨병 유병자(공복혈당 또는 당화혈색소 기준) 중 담화혈색소가 6.5% 미만인 분율, 만30세 이상
- 당뇨병 조절률(치료자기준): 당뇨병 치료자(공복별당 또는 당화혈색소 기준) 중 당화혈색소가 6.5% 미만인 분율, 만30세 이상
- 고콜레스테롤혈증 인지율: 고콜레스테롤혈증 유병자 중 의사로부터 고콜레스테롤혈증 진단을 받은 분율, 만30세 이상
- 고콜레스테롤혈증 치료율: 고콜레스테롤혈증 유병자 중 현재 콜레스테롤강하제를 한 달에 20일 이상 복용한 분율, 만20세 이상
- 고콜레스테롤혈증 조절률(유병자기준): 고콜레스테롤혈증 유병자 중 총콜레스테롤수치가 200mg/dL 미만인 분율, 만30세 이상
- 고콜레스테롤혈증 조절률(치료자기준), 고콜레스테롤혈증 치료자 중 총콜레스테롤수치가 200mg/dL 미만인 분율, 만30세 이상

국민건강영양조사_주요 결과_건강행태_만성질환 관리수준   [출처: 질병관리청]

혈당조절, 혈중 콜레스테롤 조절 등을 통해 사전에 예방이 가능한 만큼 이러한 국민건강영양조사를 통해 개개인 스스로 만성질환 관리의 중요성을 깨달음으로써 사전에 예방하고 관리할 수 있도록 인식시켜 주는 것이 무엇보다 중요하다고 할 수 있다.

앞의 그래프는 대표적인 만성질환인 고혈압, 당뇨병, 고콜레스테롤혈증의 관리수준 추이를 나타낸 것이다.

우리나라의 만성질환 관리지원 및 정책

우리나라처럼 당뇨병의 유병률이 비교적 높은 나라의 경우 당뇨병을 포함해 포괄적인 만성질환 관리를 위한 보건의료체계의 향상과 개인 수준의 건강관리 노력에 지속적인 지원이 필요하다.

현재 우리나라 만성질환 관리사업은 만성질환 예방관리 국가종합대책을 기본으로 하여 보건복지부, 질병관리청, 광역자치단체 및 시군구 보건소 단위로 실시되고 있을 뿐 아니라 국민건강보험공단에서도 유질환자를 대상으로 건강지원사업과 건강검진 사후관리 프로그램을 운영하고 있고, 건강보험심사평가원에서는 요양기관 대상 만성질환 적정성 평가를 실시하는 등 다양한 사업을 시행중이다.

우리나라의 대표적인 만성질환관리 사업에는 질병관리청에서 2007년 9월에 시작한 고혈압·당뇨병 등록관리사업, 2014년 보건복지부 주관의 지역사회 일차의료시범사업, 2016년 보건복지부 만성질환수가시범사업 등이 있다.

고혈압·당뇨병 등록관리사업은 지역사회 1차의료기관을 기반으로 고혈압·당뇨병의 체계적 관리로 지역주민의 건강수준을 향상시키는 데 그 목적이 있다. 고혈압·당뇨병 등록관리사업은 WHO가 만성질환 관리모델(Chronic Care Model)을 기반으로 개발한 혁신적 만성질환 관리모형을 기반으로 하고 있으며, 환자 및 가족, 보건의료 관련 전문가 및 기관(의료기관, 약국 등), 지역사회간의 긴밀한 파트너십까지 지속적인 관리와 지원 환경을 조성하고자 개발된 것이다. 이 사업에 참여하는 고혈압·당뇨병 환자는 등록과 동시에 의료비 감면 및 고혈압·당뇨병 질환 별 맞춤형 관리 교육프로그램에 참여하는 등 건강행태 개선사업을 통해 지속적인 관리를 하게 되고 이를 통한 건강상태 개선 시 성과금도 지원을 받게 된다.

또한 합병증 조기발견을 위한 검사비를 지원받는 등 여러 가지 혜택을 얻을 수 있다. 그럼에도 불구하고 이 사업은 참여의료기관의 환자 관리를 위한 역할 미흡, 예산 기반의 사업에 따른 사업 지속성 확보의 어려움 등의 한계점이 있다.

지역사회 일차의료 시범사업은 보건복지부 주관으로 2014년부터 2016년까지 3년에 걸쳐 시행한 만성질환관리정책 중 하나로 일차의료체계가 미흡한 국내 상황을 예방과 일차의료 중심이라는 관점에서 의료계의 적극적 참여 부족을 극복하고자 추진된 사업이다. 고혈압·당뇨병 등 만성질환자를 일차의료기관인 동네 의원에서 상시로 모니터링 진찰하여 고혈압·당뇨병 조절률 향상, 내원일수·응급실 방문 등의 감소는 물론 의료 질과 의사·환자 만족도도 높아진 것으로 나타났다.

지역사회 일차의료 시범사업 모형 역시 질병관리본부의 고혈압·당뇨병 등록관리사업과 같이 WHO의 혁신적 만성질환 관리모델의 6가지 요인에 따라 설계되었으며, 이 사업은 지역의사회를 중심으로 자가관리 서비스가 제공되며, 의사 주도의 환자 포괄 계획과 교육 상담이 수행되었다는 점, 의사의 개별 행위에 대한 재정적 기전(수가 책정)을 사용하였다는 특징이 있다.

이 모형의 핵심적인 취지는 보건의료체계내의 핵심적이고 상호 연관된, 표에 나타난 6가지 요소들을 최적화하고 향상시킴으로써 보건의료체계와 지역사회가 협력하여 '더 잘 알고 능동적인 환자'와 '준비되고 주도적인 의료진'을 만들어 이를 통해 환자와 의료진 사이의 생산적 상호관계를 강화함으로써 치료결과를 개선하는 것이다(Coleman et al., 2009).

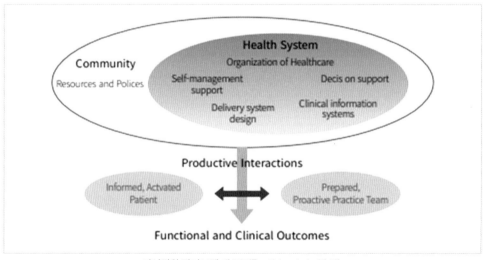

만성질환 관리모델 개요도(Baptista et al., 2016)

- 보건의료기관의 조직화(Organization of health care)
- 자기관리 지원(self-management support)
- 의사결정 지원(Decision support)
- 의료전달체계 설계(Delivery system design)
- 임상 정보 시스템 구축(Clinical information systems)
- 지역사회 자원과의 연계(Community resources and policies)

만성질환 관리모형의 6가지 요소(Wagner et al., 2001a)

이 사업에 참여하는 고혈압·당뇨병 환자는 등록과 동시에 지역내 의원이나 건강동행센터로 의뢰되어 서비스를 받게 되는데 그 서비스 내용을 살펴보면, 의사의 처방에 따른 추가적인 교육상담 서비스가 제공되며 개인별 건강생활 계획 수립 및 관리, 금연, 식이, 운동에 대한 교육 서비스를 제공받게 된다. 이 시범사업을 통해 참여 환자의 진료 및 상담 시간의 증가, 의료진에 대한 신뢰도 향상, 환자와 의료진간의 관계 개선, 참여 후 환자들의 복약 순응도, 식사조절, 운동 실천, 정기적인 의원 방문 등의 긍정적 변화와 함께 일차의료 질적 수준이 개선되었다는 평가를 받았다.

만성질환수가 시범사업은 2016년부터 현재까지 보건복지부에서 시행하는 시범사업으로 만성질환자의 자기관리 강화에 초점이 맞춰져 있다. 만성질환수가 시범사업의 경우 지역사회 일차의료 시범사업에서 한계점으로 평가되었던 교육상담 서비스 제공에 있어서 접근성의 문제를 개선하고, 65세 미만 대상자들에게 시범사업에 대한 등록 및 참여를 확대하기 위하여 IT를 활용한 접근 전략을 시도한 것이 특징이라 할 수 있다.

그리고 무엇보다도 접목된 IT기술에 대해 수가제도를 연동하여 설계했다는 것이 주요 장점이라 할 수 있다. 하지만 지침 준수가 현실적으로 수행되기 어렵고 아직은 IT방식에 덜 익숙한 5~60세 대상자들에게 본인 스스로 해야 하는 자기 측정 및 수치에 대한 결과 전송은 중도 탈락자를 발생시키는 주된 원인이 되는 등 여러 한계점을 노출시키기도 하였다.

지금까지 우리나라의 만성질환 관리정책에 대해 살펴보았는데 이러한 정책을 통해 고혈압·당뇨병에 대한 체계적인 관리 시스템 도입으로 OECD 평균에 비해 두 배에 달하는 입원율을 중장기적으로 개선할 수 있었으며, 지역사회에서 만성질환을 효과적으로 관리함으로써 합병증 감소와 건강 수명을 연장하고 일차의료기관 역량 강화, 환자 신뢰 구축을 통한 경증 만성질환자의 대형병원 외래진료 감소, 의료전달체계 효율화 기반 마련 등의 효과를 거두었다.

무엇보다도 우리나라의 만성질환 관리사업의 궁극적인 목적은 의료서비스 제공의 사각지대 없이 서비스의 질 향상과 함께 건강보험 재정이 효율적으로 운영되어 국민건강 수준을 비용면에서 효과적으로 향상시키는 데 있다. 따라서 우리나라처럼 세계에서 제일 빠른 고령화사회로의 진입이 얼마 남지 않은 나라에서는 반드시 필요한 사업으로 앞으로도 지속적인 문제점을 개선하고 정책적으로 발전시켜 나아가야 할 필요가 있다.

우리나라의 원격의료진료 어디까지 왔는가?

그동안 국내 만성질환 관리정책 기조는 큰 틀에서 환자와 의사의 직접적인 대면진료를 통한 지속적인 질환 관리임을 알 수 있을 것이다. 하지만 2019년 12월, 중국에서 유행하기 시작한 코로나19 바이러스는 이러한 대면진료를 기본으로 하는 국내 만성질환 관리정책에 많은 변화를 가져왔다.

먼저, 우리 정부는 코로나19의 경험을 통해 바이러스 감염의 확산 방지를 위해 대면진료가 아닌 원격의료나 전화진료와 같은 비대면진료의 필요성을 알게 되었다. 하지만 우리나라의 경우, 의료법 제33조 제1항에서 의료인은 의료기관을 개설하지 않고는 의료행위를 업으로 할 수 없고, 그 의료기관내에서 의료행위를 하여야 한다. 즉, 의사와 환자가 병원내에서 대면을 해야만 의료행위가 가능한 것이다. 예외적으로 의료법 제34조 제1항에 따르면 원격의료에 대해서 '의료인과 의료인간의 의료지식이나 기술을 지원하는 원격의료를 할 수 있다' 라고 규정하고 있다. 즉 현행 의료법에서 의료인과 환자간 원격의료는 허용되지 않는 불법으로 규정되어 있다. 그럼 세계 다른 나라들도 원격의료가 불법으로 규정되어 있을까?

그 대답은 'NO' 이다. 미국이나 일본과 같은 선진국들은 이미 원격의료가 합법화되어 시행되고 있고 유일하게 우리나라만 불법으로 규정되어 있다.

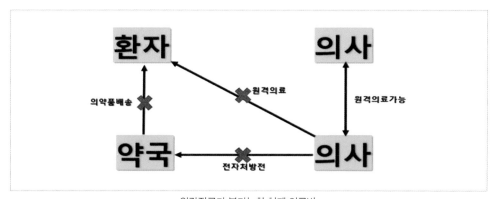

원격진료가 불가능한 현재 의료법

이러한 의료법 규제에도 불구하고 정부는 2020년 2월, 코로나19 바이러스가 걷잡을 수 없이 확산되자 일반 환자의 감염 노출 예방과 원활한 의료서비스 이용을 위해 불법으로 규정된 전화진료 및 처방 등 원격의료를 한시적인 단계에서 일부 허용하는 조치를 발표하였다.

　이러한 원격진료를 통해 검진이 잦은 만성질환자들의 병원 방문은 자연스레 감소되었고, 그로 인한 방문 비용도 절감할 수 있게 되었다. 그뿐만이 아니다. 환자들은 기존에 진료를 받기 위해 병원에서 몇 시간씩 대기하여 1~3분 진료하던 과거의 진료 체계는 잊은 채 자신들의 집에서 대기 없이 바로 진료와 처방을 받을 수 있는 원격의료의 편리함을 알게 되었고, 이러한 진료체계에 벌써 익숙해져 버렸다. 이렇듯 원격의료는 많은 환자들에게 여러 장점을 가져다 주기도 했지만 원격의료를 추진하는 정부와 이를 반대하는 의사협회의 충돌을 야기시키는 계기를 만들었다.

　더 나아가 원격의료의 합법화를 위해 의료법 개정안에 대한 국회 동의를 받아 입법을 추진하려는 정부와 이를 저지하는 의사협회간의 의료분쟁은 정치적 이슈화로 번져 정치권에서도 진보와 보수 정당의 의견이 엇갈려 서로 싸우는 등 여전히 크나큰 사회적 문제를 발생시키고 있다. 대면진료를 통한 환자의 코로나19 바이러스 감염 확산 방지 및 만성질환자들의 적절한 관리를 위해 바로 지금 원격의료를 시행하겠다는 정부의 입장과 환자의 안전성 및 유효성을 검증할 수 없고 제도적 정비도 갖춰지지 않은 원격의료 시행은 아직 시기상조라는 의사협회의 입장차로 인해 의료분쟁이 발생하였다.

한국 의료시스템의 문제

　사실 원격의료 시행을 두고 누구의 말이 맞다 판단하기는 쉽지 않다. 의사협회의 주장대로 섣부른 원격의료 시행은 의사의 오진과 의료사고 발생의 위험성을 높일 수 있고, 뿐만 아니라 환자 스스로 측정한 검사결과 수치와 환자 유래 의료 데이터는 정확성과 신뢰도가 떨어질 수밖에 없어, 환자와 의사간 의사소통의 한계가 발생하기에 반대한다는 의사협회의 입장은 분명한 사실이기도 하다. 반대로, 세계적 대유행인 코로나19 팬데믹을 하루빨리 종식시켜 우리나라의 의료체계를 정상화하고 의료혜택이 365일 언제나 필요한 만성질환자들의 관리를 위해서라도 원격의료 합법화를 위한 의료법 개정안 통과는 반드시 필요하다는 정부의 입장 또한 맞는 말이다.

　하지만 무엇보다도 중요한 사실은 정부와 의사협회간의 원격의료에 대한 입장차로 서로 대립하는 동안 이로 인한 피해는 오로지 국민의 몫으로 돌아온다는 것이다. 이러한 부작용을 막기 위해서라도 하루 빨리 정부와 의사협회가 서로 마주앉아 원격의료 시행에 대해 머리를 맞대고 신중하게 접근하여 모두를 위한 해결책 찾기를 국민의 한 사람으로서 바랄 뿐이다.

이제 코로나19 바이러스의 감소세에 따라 그동안 주를 이루었던 비대면진료는 다시 코로나19 이전의 대면진료체계로 바뀌어가고 있다. 원격의료의 편리성을 느껴본 만성질환자들에게 과거로 회귀한 대면진료에 대한 불만족스러움을 대체할 무언가를 찾아야 하는 것이 현시점의 과제이다.

원격의료의 편리성을 대체할 방법에는 무엇이 있을까?

내원상태뿐 아니라 24시간 언제든지 환자의 상태를 파악하여 질환의 진행도를 파악하고 현상태뿐 아니라 치료지침 정보 서비스를 바로 제공해 준다면 어떨까? 상상 속에서만 가능한 일이 아니다. 웨어러블을 이용한 디지털 헬스케어 시스템을 활용한다면 24시간 언제든지 만성질환자들의 생활 패턴 및 건강상태를 지속적으로 정확하고 빠르게 측정할 뿐 아니라 이렇게 측정된 정보는 환자 유래 의료 데이터로서 추후 질병의 관리 및 예방, 그리고 치료에 반영해 줄 수 있어 앞선 미래의 의료체계 모델로 제시될 수 있으리라 생각된다.

최근 한국개발연구원(KDI) 경제정보센터가 조사한 디지털 헬스케어에 관한 국민 인식의 결과를 살펴보면 응답자의 86%가 디지털 헬스케어 수요가 앞으로 증가할 것으로 나타났다. 81%는 디지털 헬스케어가 개인의 건강상태 개선에 도움이 될 것으로 평가했고, 그중에서 만성질환자가 이에 대한 도움을 가장 크게 받을 것이라고 응답했다. 이러한 결과를 반영하듯 점차적으로 우리나라 정부도 헬스케어 서비스 산업에 주목하고 있으며, 2016년부터는 보건소 모바일 헬스케어 사업을 운영하기 시작했다.

보건소 모바일 헬스케어는 만 19세 이상 성인 중 건강위험 요인을 1개 이상 가지고 있는 사람을 대상으로 이들에게 모바일 앱을 통해 보건소 전문가(의사, 코디네이터, 간호사, 영양사, 운동전문가)가 언제 어디서나 맞춤형 건강 상담을 제공하는 서비스이다. 2021년 현재 전국 160개 소의 보건소에서 참여하여 사업을 진행하고 있고, 이를 통해 전국의 많은 만성질환자들이 운동, 영양 등 건강생활 습관에 대해 지속적으로 관리를 받고 있다.

위에서 살펴본 바와 같이 국내 만성질환 관리정책은 인구 고령화 및 만성질환자의 증가와 같은 새로운 진료환경의 문제점에 부딪치면서 기존 대면진료와는 차별화된 만성질환자 대상의 모바일이나 웨어러블 같은 디지털 헬스케어 기기를 이용한 비대면 관리정책으로 점차 변화하고 있다. 머지않아 우리나라도 만성질환자 자신들이 직접 웨어러블을 통해 측정한 혈당 데이터, 심전도, 혈압 등과 같은 수치의 데이터가 의료데이터로서 인정을 받아 자신이 다니는 병원의 EMR(전자의무기록)에 전송이 되고 이를 의료진이 진료 과정에서 확인, 참고하여 처방할 수 있는 날이 올 수 있으리라 기대한다.

III. 진료 시스템 변화의 주역: 디지털 헬스케어

평소 의학드라마를 즐겨보는 시청자라면 외과, 내과, 병리과, 영상의학과, 방사선종양학과 등 다양한 진료과의 전문 의료진들이 한 데 모여 한 명의 환자 상태와 치료 방향을 정하기 위해 각자의 전공 분야의 관점에서 의견을 제안하는 컨퍼런스 광경을 한 번이라도 접했을 것이다. 이런 일련의 과정을 우리는 다학제 통합진료 시스템이라 말한다.

여기에 디지털 헬스케어를 접목시킨다면 환자의 24시간 일상생활 속의 저장, 분석 데이터를 통해 치료지침의 효과를 볼 수 있다.

예를 들어 만성질환자 관리의 경우 지금까지 의료진들은 환자의 기억에 의존한 진술이나 내원 당시의 검사결과만을 가지고 치료 방향을 잡았다면, 디지털 헬스케어의 접목 이후에는 다양한 헬스케어 기기를 통해 의료진은 보다 정확한 환자의 일상생활 속 현상태를 실시간 모니터링으로 알 수 있고, 또한 이러한 모니터링 데이터를 분석하여 환자에게 더 적절한 치료방향을 제시해 줄 수 있다.

정의	건강과 의료분야에 정보통신(ICT)이 접목되어 활용되는 형태로 케어(care)의 영역이 포함되기도 한다.
활용기술	인공지능(AI), 가상 · 증강현실(VR, AR), 모바일 앱, 무선통신, 원격의료, 소프트웨어 등
주요제품	유방암진단 인공지능 SW, 혈압 · 심전도 측정 모바일 앱(스마트 워치), 불면증 치료 SW 등

디지털 헬스케어 [출처: 식품의약품안전평가원]

디지털 헬스케어의 정의

디지털 헬스케어(또는 스마트 헬스케어)는 개인의 건강과 의료에 관한 정보, 기기, 시스템, 플랫폼을 다루는 산업분야로서 건강관련 서비스와 의료 IT가 융합된 종합의료 서비스이다. 그리고 개인 맞춤형 건강관리 서비스를 제공, 개인이 소유한 휴대형, 착용형 기기나 클라우드 병원정보시스템 등에서 확보된 생활습관, 신체검진, 의료이용정보, 인공지능, 가상현실, 유전체정보 등의 분석을 바탕으로 제공되는 개인중심의 건강관리 생태계이다. 스마트 헬스는 언제 어디서나 질병의 예방, 상태파악, 진단, 치료, 예후, 건강 및 생활 관리 등의 맞춤형 보건의료 서비스를 제공하는 기술로 정의하며 유무선 통신망을 통해 정보기기를 이용하여 필요한 정보를 측정, 분석, 관리하는 기술과 서비스를 위한 기기, 용어, 플랫폼, 시험 및 인증 등을 포함한다.

요즘과 같은 정보화 시대에 환자 자신으로부터 나온 정보 데이터는 본인이 가지고 있는 만성질환의 원인 규명, 관리, 치료 및 예방을 위해 무엇보다 중요할 수밖에 없다.

대표적인 디지털 헬스케어 기업

애플

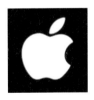

1976년 4월 1일에 설립된 미국의 IT 다국적 기업인 애플은 하드웨어, 소프트웨어, 온라인 서비스를 디자인(설계), 개발, 제조(제작)하고 있는 21세기 실리콘밸리 IT산업을 대표하는 기업이다. 현재 애플은 아이폰과 같은 하드웨어 매출이 주를 이루고 있으나 다가올 미래에는 인간의 모든 건강을 책임지고 관리하겠다는 것을 최우선 과제로 다루고 있는 걸 보면 디지털 헬스케어 부분이 애플의 미래 방향성임을 잘 알 수 있을 것이다.

애플의 헬스케어는 2014년 디지털 헬스케어 플랫폼 헬스키트를 시작으로 2015년 의료 전문가 리서치키트, 케어키트를 출시하였고, 2017년 애플이 존슨앤존슨과 함께 아이폰, 애플워치, 뇌졸중 앱 개발을 진행하였다. 2018년에는 스탠포드 의과대학에서 근무한 의료전문가를 비롯해서 40명이 넘는 약사, 의사를 영입하여 앱 개발 및 건강지도를 만들었으며, 현재 애플워치를 통해 개인유전정보분석 서비스를 제공하고 있는데, 2018년 9월 애플워치4에 부정맥, 심전도, 낙상 측정기능이 추가되었다. 그중에서도 심전도와 부정맥 측정기능은 FDA의 의료기기 승인을 받았다.

애플의 헬스케어 관련 제품

• 헬스키트

환자 유래의 의료 데이터 통합이 가능한 플랫폼이다. 애플의 헬스키트는 심박수와 칼로리 소모량, 운동기록 등 건강관리뿐만 아니라 응급 상황시 알림 등 다양한 기능을 제공, 의사가 의료 문제의 초기 징후를 찾고 당뇨병과 고

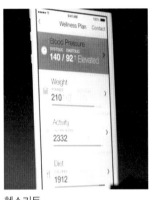

헬스키트 [출처: 애플]

혈압과 같은 만성질환을 가진 환자가 더 심각하기 전에 조치를 취할 수 있도록 하여 반복되는 입원을 줄여 환자의 의료비용을 절약할 수 있도록 해 주는 데 그 궁극적 목적이 있다. 헬스키트는 아이폰을 중심으로 헬스케어 시장의 환자, 앱, 기기, 병원, 전자의무기록 회사 등을 하나의 플랫폼에 통합적으로 저장 및 관리하는 구조가 가능하게 만들었다.

• 리서치키트

2015년 3월 공개한 리서치키트는 연구자들이 애플 제품 사용자를 대상으로 해서 의학 임상시험을 할 수 있는 플랫폼이다. 리서치키트 플랫폼을 활용하면 전세계 아이폰 사용자를 모두 임상연구 참여자 후보군으로 활용할 수 있으

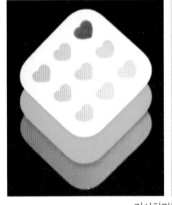
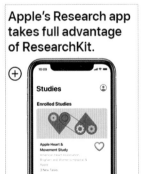

리서치키트 [출처: 애플]

며, 직접 병원에 내원할 필요 없이 언제 어디서든지 간편하게 자신의 데이터를 정량적이고 객관적으로 측정, 저장, 전송할 수 있다. 발표 당시 애플은 스탠퍼드 병원 등에서 개발한 유방암, 당뇨병, 심장병, 천식, 파킨슨병 이렇게 총 다섯 가지 앱을 발표하였다.

이후 전세계적으로 병원 및 연구기관들이 다양한 앱들을 발표해서 2016년 2월 기준으로 리서치키트 앱은 무려 40여 개로 늘어났다.

리서치키트의 대표적인 앱으로는 심혈관계질환 앱인 my Heart와 파킨슨병 환자 데이터 측정 앱인 m Power가 있다. 신경퇴행성 질환인 파킨슨병 환자는 움직임이 느려지고, 수시로 근육 강직이나 근육 떨림 등 운동장애가 생기는데, 증상이 심할 경우에는 옷의 단추도 잠그기 힘들거나 숟가락으로 음식을 입으로 가져가지도 못할 정도로 떨림 증상이 심하게 나타나며, 보행에 있어서도 속도나 자세에 영향을 받아 보행 자체가 힘들게 느껴질 때도 많다. 이러한 증상 변화를 애플의 아이폰 센서가 24시간 실시간으로 측정을 하게 되고 이 데이터를 리서치키트 플랫폼에 저장한다. 실제로 m Power를 통해 축적된 파킨슨 환자의 데이터가 2016년 '네이처' 자매지에 논문으로 소개되기도 했다.

또한 2018년에는 파킨슨병 증상을 모니터링할 수 있도록 '리서치키트' API에 '운동 이상(Movement Disorder)' API를 추가했다. 그 외 리서치키트는 아이폰과 애플워치 등 애플 단말기를 이용해 관절염, 뇌전증, 심지어 우울증 증세를 모니터링할 수 있는 다양한 애플리케이션을 개발하였고, 현재 환자와 의료진들에게 유용하게 활용되고 있다.

• 케어키트
리서치키트가 과학자나 의사 등 연구자 중심의 앱이라면 케어키트는 환자가 직접 건강

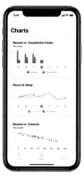
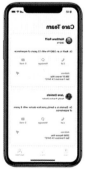
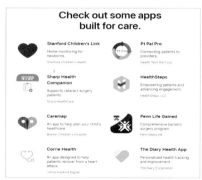

케어키트

상태를 확인하고, 필요에 따라 치료를 위한 프로그램을 개발하는 데 활용할 수 있는 소프트웨어이다. 케어키트는 약 복용, 물리치료 등 환자가 해야 할 일과 치료에 필요한 활동을 관리할 수 있는 '케어카드'(Care cards), 질병 진행 상황을 기록하는 '증상 및 질병 측정 트랙커'(Symptoms and Measurement Tracker), 케어카드와 측정 트랙커 데이터를 분석해 치료 효과를 보여주는 '인사이트'(Insights), 담당 의사나 지인에게 바로 연결을 할 수 있는 '커넥트'(Connect) 등 4가지 모듈로 구성되어 있다.

• 애플 헬스레코드

진료기록 공유 플랫폼, 개인건강기록(PHR; Personal Health Record)을 서로 다른 EMR 시스템을 사용하는 A와 B병원 각각의 데이터를 중간에 아이폰 기반의 매개체를 두어 A와 B병원의 기록을 서로 연동 가능하게 하여 의료 데이터를 공유하는 기능의 앱이다. 사용자는 헬스레코드를 이용해 병원 등 의료기관에서 발급한 자신의 데이터를 모아서 관리할 수 있

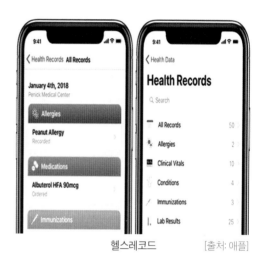

헬스레코드　　　　[출처: 애플]

게 된다. 치료, 검사결과, 복약, Vital, 알레르기, 예방 접종 등 다양한 정보를 제공 받을 수 있다. 헬스케어 레코드 섹션은 헬스앱의 헬스데이터 섹션에서 확인 가능하다.

헬스키트가 환자 유래의 의료 데이터를 아이폰을 기반으로 통합하는 플랫폼이라면, 애플 헬스레코드는 병원에서 생성되는 의료 데이터를 아이폰을 기반으로 통합하는 플랫폼이다. 전문용어로는 이러한 애플 헬스레코드와 같은 플랫폼을 개인건강기록(Personal Health Record; PHR)이라고 한다. 이로써 애플은 환자 유래의 의료 데이터(Patients Generated Health Data)를 통합할 수 있는 헬스키트와 병원에서 생성되는 전통적인 의미의 의료 데이터를 통합할 수 있는 애플 헬스레코드를 모두 갖추게 되었다. 이 두 플랫폼을 통해서 모든 의료 데이터를 수집할 수 있는 것은 아니지만, 일반 사용자를 대상으로 하는 대규모 서비스 중에서 현재 애플에 비견할 만큼 방대한 종류의 데이터를 통합할 수 있는 곳은 전무하다. 애플은 이러한 플랫폼에 축적되는 데이터를 기반으로 직접 혹은 다

른 회사와의 연계를 통해서 다양한 의료서비스를 아이폰 사용자들에게 제공할 수 있는 토대를 지속적으로 채워 나가고 있다.

• 애플워치

애플워치는 헬스케어 분야에서 가장 선도적인 웨어러블 디바이스이며, 이를 헬스케어와 접목하여 무궁무진한 건강 관리 서비스를 제공하고 있다.

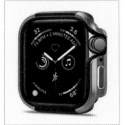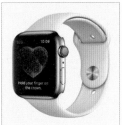

애플워치   [출처: 애플]

• 아이폰

애플이 처음 개발한 스마트폰으로 애플은 소프트웨어 앱 개발과 함께 디지털 헬스케어를 접목하여 사용자의 의료 데이터를 측정, 통합, 분석하여 제공하는 등 앞으로 바뀌게 될 헬스케어 분야를 선점하기 위해 노력하고 있다. 또한 무선 이어폰 '에어팟'에 체온측정, 청력 향상 등 헬스케어 기능을 추가하기 위해 노력하고 있다. 체온측정 외에도 동작 감지 센서를 활용해 에어팟 착용자의 자세교정을 유도하는 기능을 추가하는 것도 고려 중이다.

아마존

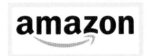

1994년 7월 제프 베조스가 온라인 서점을 만들어 인터넷으로 책들을 배송할 목적으로 설립하였고, 온라인 전자상거래, 데이터센터를 통한 클라우드 컴퓨팅 서비스, 아마존 프라임 등 미디어 사업을 하는 기업이다. 아마존의 헬스케어는 1999년 디지털 헬스케어 분야에 도전을 시작으로 2017년 미국 12개 주 약을 배송할 수 있는 의약품 유통 라이센스를 취득하였다. 그리고 2018년 필팩(Pill Pack)을 인수하여 온라인 전문약국 서비스를 시작하였고, 필팩(Pill Pack)을 '아마존 파머시(Amazon Pharmacy)'로 변경하였다.

• 아마존 파머시(Amazon Pharmacy)

모바일 앱이나 온라인 웹사이트로 처방약을 신청하면 당뇨병 치료제로부터 두통약, 피임약 등 각종 처방의약품을 지급한다. 특히 18세 이상의 아마존 프라임 회원에게 무료 배송을 포함해 택배용 처방약을 주문할 수 있는 것으로 유명하다. 2019년 기업복지로써 시애틀 본사에서 '아마존케어'를 제공하였고, 2021년 하반기에는 '아마존케어'를 다른 기업까지 확대하여 B2B 헬스케어 사업으로 아마존 헬스레이크(Health Lake)를 출시하였다.

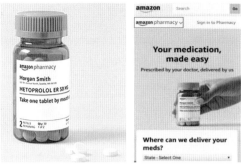

아마존 파머시가 택배로 배송하는 처방의약품 포장

[출처: 아마존]

• 헬스레이크(Health Lake)

의료기관이나 바이오 관련기업이 각종 의료 데이터를 저장하고 분석할 수 있도록 하는 플랫폼이다. 의료기관들은 아마존 헬스레이크를 활용하여 다양한 형태로 이루어져 있는 의료 데이터를 표준화된 라벨을 이용하여 식별하고, 태그를 지정하며, 인덱싱함으로써 데이터를 풍부하게 만들어 이 모든 정보를 쉽게 검색, 활용할 수 있게 해 준다.

2022년 2월 미국 최대 원격의료 서비스 회사인 텔라닥은 헬스케어 분야로 사업을 확장하고 있는 아마존의 인공지능 플랫폼인 알렉사(Alexa)에 음성기반 가상 진료서비스(voice-activated general medical virtual care)를 런칭했다.

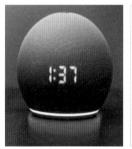
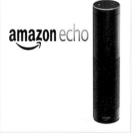

AI 스마트스피커 '에코'   [출처: 아마존]

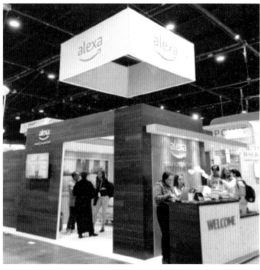

alexa   [출처: HIMSS 2023 Global Health Conference & Exhibition]

아마존의 AI 스마트스피커 '에코'는 전화기를 사용할 필요 없이 고객을 텔라닥과 협업하고 있는 의사들에게 연중무휴로 연결해 주어 간단한 진료를 받을 수 있게 서비스를 제공한다.

구글

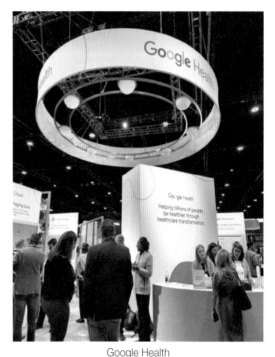

Google Health
[출처: HIMSS 2023 Global Health Conference & Exhibition]

구글의 헬스케어 사업은 2015년 구글 핏(안드로이드 건강플랫폼)을 개발하여 지속적으로 의사와 약사를 수백 명씩 채용하여 미국 의료협회와 의료 데이터 확보, 축적, 분석하는 일 등을 수행하고 있다.

• 구글 핏

구글이 개발한 안드로이드 내의 소프트웨어로 피트니스, 건강 트래킹 시스템이다. 구

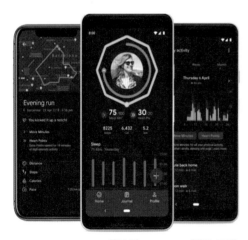

구글 핏   [출처: 구글]

글 핏은 사용자의 모바일 디바이스에 있는 센서를 이용하여 사용자의 피트니스 활동을 기록하고 측정하여 알맞은 건강정보를 제공해 주며, 사용자가 지정한 목표를 달성할 수 있도록 도와준다. 구글 핏은 구글 개발자 회의인 구글 I/O 컨퍼런스에서 2014년 6월 15일에 처음으로 발표되었다. 이후 구글 핏과 기능이 비슷한 애플의 iOS 8부터 탑재된 건강 앱이 출시되었다. 또한 삼성전자의 S헬스와도 기능이 비슷하다.

• 구글 콘택트렌즈

구글은 2014년부터 스위스 제약사 노바티스와 혈액 대신 눈물로 혈당을 측정하는 콘택트렌즈를 개발하고 있다. 구글이 2014년 1월 16일 발표한 스마트 콘택트렌즈 프로젝트이다. 이 프로젝트는 눈물내 포도당 수치를 꾸준히 측정함으로써 당뇨병 환자를 지원하는 것이 목적이다.

이 프로젝트는 Verily에 의해 수행되었으며, 2014년 기준으로 프로토타입을 이용하

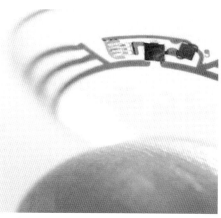

노바티스와 구글이 개발 중인 '스마트 콘택트 렌즈'
[베릴리라이프 사이언스 제공]

여 테스트되었다. 2018년 11월 16일, Verily는 이 프로젝트의 중단을 발표하였다.

• 구글—당뇨병성 망막병증을 진단하는 인공지능(AI) 개발

당뇨병이 무서운 이유는 합병증 때문이다. 대표적인 합병증 '당뇨병성 망막병증'은 전체 실명 원인 중에서도 높은 비중을 차지할 정도로 심각한 질환이다. 구글은 이런 당뇨병성 망막병증을 진단하는 인공지능(AI) 기술을 개발하고 있다. 이를 위해 인도와 미국지역 안과 의사 54명이 3~7회에 걸쳐 판독한 12만8000개 영상을 '딥러닝' 기술로 AI에 학습시켰다. 이를 통해 자체 개발한 알고리즘과 안과 의사 8명이 9,963개의 영상을 검증한 결과, AI의 진단 정확도가 실제 의사들이 진단한 결과와 거의 동일한 수준인 것으로 나타나 놀라움을 줬다.

구글은 미국 대형 약국체인점 CVS내에 위치한 'Minute Clinic'과 파트너십을 맺고 있

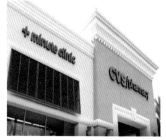
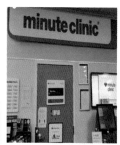
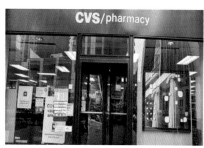

미국 대형 약국 체인점—Minute clinic

어 당일 검진이 사실상 불가능한 미국 의료시스템에서 구글 검색을 통해 검진이나 당일 방문예약 서비스를 가능하게 함으로써 사막의 오아시스와 같은 역할을 하고 있다.

월마트

월마트는 미국 전역에 약 4700여 개의 오프라인 매장을 운영하고 있는데 이는 그만큼 높은 접근성을 가지고 있다고 볼 수 있으므로 큰 장점이라 말할 수 있다.

월마트의 헬스케어 사업은 처방약 관리 스타트업 회사인 케어존을 인수하고, 미국 주정부와는 코로나19 백신 유통계약을 체결했는데 이는 오프라인 매장과 이미 갖추고 있는 물류망 덕분이다. 특히 오프라인 매장으로 매일 식자재를 운반하는 것을 관리하고 있기 때문에 백신의 보관과 운반(화이자 백신의 경우 영하 70도 이하 보관 필요), 그리고 오프라인 매장에서 월마트 약사들에 의하여 백신 접종이 이루어지고 있기까지 월마트가 백신 보급에 상당한 도움이 되고 있다. 또한 통신기업 버라이즌과 협력해서 디지털 헬스케어 서비스 사업을 추진함으로써 월마트의 오프라인 매장을 헬스케어 허브로 사용함으로써 5G 서비스를 통해 보다 빠른 데이터 이용이 가능하여서 의사와의 화상채팅 및 실시간 의료 데이터 이용에 사용되고 있다.

2019년 조지아주를 시작으로 매장내 1차진료소인 월마트 헬스를 확대하여 간단한 진찰, 검사, 치과 검진, 정신과 상담이 가능하게 하여 시중 병원보다 저렴한 가격으로 소비자들을 공략하고 있다. 또한 월마트내에 약국이 있어 진단부터 처방약 전달까지 원스톱

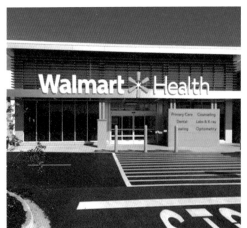 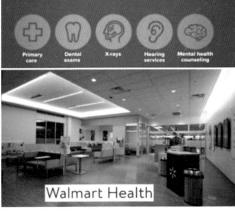

월마트 헬스클리닉　　　　　　　　　　　　　[출처: Walmart]

으로 서비스하고 있다.

2021년 5월 24시간 텔레헬스업체 미엠디(MeMD)를 인수해 미국 전역에 위치해 있는 4700여 개 점포에 20개의 클리닉을 통해 원격의료 서비스를 제공함으로써 의료비 인하와 더불어 투명성 제고를 갈망하는 소비자들에게 1차 진료 서비스를 제공하고 있다.

삼성전자

SAMSUNG 삼성전자는 글로벌 스마트워치 시장에서 2위를 차지하여 1위 업체인 애플과의 격차를 좁혀가고 있어 디지털 헬스케어의 미래가 밝음을 다시 한번 입증하고 있다.

삼성전자의 헬스케어 사업은 2017년 미국, 영국, 인도 등에서 '헬스 앱'을 시작으로 2020년 심전도(ECG) 측정을 지원하는 '삼성 헬스 모니터 앱' 출시를 통해 심장박동수 측정보다 고도화된 건강관리 기능을 제공하였다. 헬스 앱에서 구동되는 ECG는 심장박동 주기중 발생하는 심장의 전기적 활동 상태를 증폭해서 파형을 기록하는 기술로 심장 관련 질병의 위험 징후 포착에 활용된다. 기존에 병원을 직접 방문, 24시간 홀터 심전도 기기를 부착하는 측정 과정의 번거로움을 한 번에 해결해 줄 수 있는 기능을 가지고 있다.

2020년 4월에는 식품의약품안전처(MFDS)로부터 혈압 측정 앱으로도 의료기기 허가를 받음으로써 기존 심장박동수 측정에 ECG, 혈압 등을 종합적으로 분석, 체계화된 건강관리 데이터를 이용자에게 제공할 수 있게 되었다.

2021년 8월에는 갤럭시워치4 시리즈를 출시하여 삼성 바이오액티브 센서를 통해 심전도, 혈압, 혈중 산소포화도를 측정하였다. 이 센서는 전기심박센서(ECG), 광학심박센서

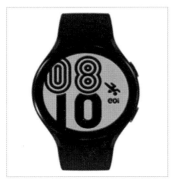

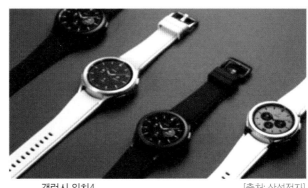

갤럭시 워치4 [출처: 삼성전자]

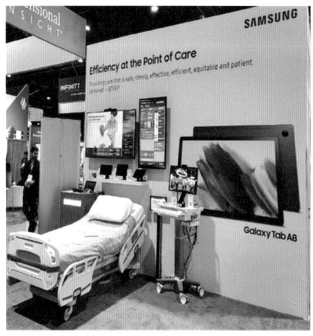

(PPG), 생체전기 저항분석 센서(BIA) 등을 하나의 칩셋으로 통합해 제작되었다. 또한 체성분 측정기능을 통해선 체질량지수(BIA), 기초대사율(BMR), 근골량측정, 체내 수분측정 등이 가능하다. 이렇듯 갤럭시워치는 삼성 바이오액티브라는 하나의 센서로 병원 방문 없이 손목 위에서 바로 측정할 수 있어 언제 어디서든 사용자의 몸 상태의 데이터를 통합, 관리하여 자신만의 의료 데이터

SAMSUNG   [출처: HIMSS 2023 Global Health Conference & Exhibition]

로 사용할 수 있게 했다.

2021년 12월에 네덜란드 정보기술(IT) 전문매체 렛츠고 디지털에 따르면 삼성전자가 무선 이어폰 '갤럭시 버즈'에 생체인식 센서를 추가하는 기술을 세계지적재산권기구(WIPO)에 특허 출원했다고 밝혔다. 특허 출원한 공개 문서를 보면 삼성전자는 이용자가 생체인식 센서를 장착한 갤럭시 버즈를 귀에 꽂으면 심박수는 물론 혈중 산소포화도, 혈압, 혈당, 스트레스 지수 등 자신의 건강정보를 체크할 수 있다고 설명했다. 상세 데이터는 블루투스로 연결된 스마트폰에서 확인할 수 있다.

네이버

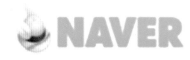

네이버의 헬스케어 사업은 2019년 1월 네이버 라인 헬스케어 법인을 설립하여 12월 19일부터 서비스를 시작하였다. 네이버 라인 헬스케어는 모바일 메신저 라인과 일본 소니의 합작사로서 라인을 통해 내과, 소아과, 산부인과, 정형외과, 피부과 의사와 상담이 가능하며 일본에서 점차적으로 서비스를 시작하는 원격 글로벌

디지털 헬스케어 시장의 한 부분이다.

일본은 원격의료의 경우 2020년부터 가입자가 8600만 명에 이르며, 이 라인 헬스케어의 경우 스마트폰을 통해서 약을 처방받을 수 있는데, 현재 도쿄 일부 의료기관에서 LINE DOCTOR라는 이름으로 서비스를 제공하고 있다. 네이버는 2022년에 경기도 성남시 분당구 네이버 제2 사옥에 약 300평 규모의 사내병원을 공식 오픈하였다.

'네이버케어' 라 불리는 이 서비스는 아마존에서 진행하고 있는 디지털 헬스케어 사업과 비슷하다는 평가가 나오지만, 아마존과 다른 점은 네이버 직원을 대상으로 가정의학과, 재활의학과, 이비인후과, 비뇨기의학과, 건강검진 상담, 내과 진료 등 다양한 분야의 의료진이 직접 상주하여 처방전을 발행한다는 것이다. 네이버는 사내병원에 클로바CIC의 AI기술을 적용한다. 예컨대 의료진이 말하면 음성인식 기술로 환자의 EMR(전자의무기록)을 작성한다. 현재 클로바는 간호기록 업무에 특화된 음성인식 엔진을 개발중인데, 사내병원을 테스트 베드로 삼는 셈이다.

네이버 제2 사옥은 '로봇 친화건물' 을 내세우고 있는 만큼 그 안에 들어선 300평 규모의 사내병원 역시 향후 스마트병원으로 자리매김할 것이다.

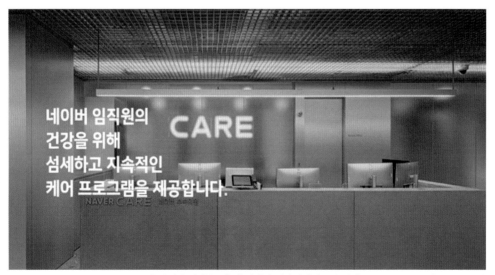

분당 네이버 신사옥 4층에 마련된 네이버케어 부속의원　　　　[출처: 네이버]

2021년에는 국내 로봇수술 전문가인 나군호 연세대 세브란스병원 교수를 헬스케어연구소 소장으로 영입 AI기반 암진단 솔루션을 개발하는 루닛에 100억 원을 투자하였다.

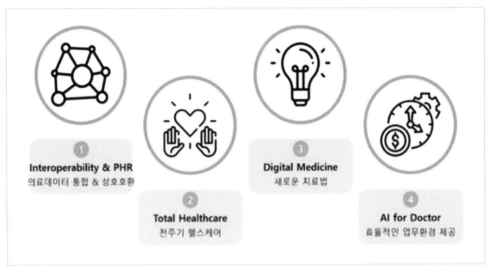

포스트코로나 시대의 디지털 헬스케어 키워드　　　　　[출처: 나군호 소장 강의]

루닛은 AI 기반 병리분석 솔루션 '루닛 스코프 PD-L1'을 활용해 면역항암제의 치료 효과를 더 빠르고 정확하게 예측하는 바이오 마커 솔루션을 선보였다.

네이버 사내병원에서는 나군호 소장을 비롯한 전문의 5명이 함께 클로바 헬스케어(CLOVA Healthcare) 기술을 적용해 기존 병원에서 불편했던 점을 보완해 다양한 의료서비스를 효율적으로 제공한다. 클로바는 Smart Survey, Patient Summary, Smart Coach, CLOVA FaceSign 등 4가지 헬스케어 솔루션을 제공한다.

Smart Survey는 환자가 신체 증상과 정신건강 상태에 대한 온라인으로 청취한 환자의 병력을 AI기술로 의료용어로 변환해 전자의무기록(EMR)에 기록하는 서비스로 의사의 단순노동을 줄일 수 있다. 즉, 환자의 병력을 온라인으로 청취를 자동화해 그에 따른 진료과와 의심질환 정보를 제공하는 문진 · 예진 솔루션이다.

Patient Summary는 네이버 광학문자 인식과 AI요약 기술로 서로 다른 형태의 과거 검진결과를 한눈에 볼 수 있으며, 각 항목을 분류, 정리, 분석해 이력을 관리해 주고 적절한 검진을 추천해 주는 솔루션이다.

또한 Smart Coaching은 근골격계 질환 치료를 위해 정확한 운동 동작을 가이드해 주는 솔루션으로 이와 함께 임직원이 근무하여 체계적인 건강관리를 할 수 있게 도와주는 각종 솔루션을 개발하고 있다. 모션 트레킹 솔루션(motion trekking solution)을 통해 환자와 의료진에게 체계적이고 효율적인 관리 방안을 제시한다.

앞에서 소개한 CLOVA FaceSign은 네이버 임직원 사원증을 태깅할 필요 없이 간편하게 결제하기로 했다. 특히 CLOVA FaceSign에 대해 나 소장은 "인수인계 부분이 많은 시간이 들고 어려운 것으로 알고 있다"며 "미국에서는 대면이 아닌 음성으로만 인수인계하고 있다는 부분에 착안해 자사내 클로바 노트의 기술을 적용한 음성인수인계 기술을 개발했다"고 말했다.

2021년 11월 29에 출시된 독거노인 돌봄을 위한 인공지능(AI) 콜서비스 '클로바 케어콜(CLOVA CareCall)'은 혼자 사는 노인에게 전화를 걸어 자연스러운 대화를 하면서 식사, 수면, 건강 등의 상태를 파악하는 돌봄 서비스다. 필요한 핵심 질문만 하는 기존 AI 콜 서비스와 달리 맞장구를 치고 추임새를 넣으며 정서까지 케어하는 것이 특징이다.

네이버가 클로바 케어콜을 처음 선보인 것은 2020년 3월이다. 기존 클로바 케어콜은 코로나19 확산 관리를 위한 모니터링 기능을 주로 수행했다. 여기에 자연스러운 대화 기능을 도입한 것이다. 전국 주요 지자체의 서비스로 제공되고 있는 네이버 클로바 케어콜은 급증하는 1인 가구, 특히 독거노인 같은 돌봄이 필요한 사람들에 대한 현장인력 부족으로 발생하는 돌봄 공백을 최소화하는 데 효과적으로 기여하고 있다.

• AI가 일상 대화로 노인 상태 확인하고 정서 케어까지

클로바 케어콜 서비스 목적은 식사, 수면, 건강 등과 관련한 독거노인의 상태를 파악해

케어콜: 간밤에 잠은 잘 주무셨어요?

어르신: 아니요, 요즘 통 잠을 제대로 못자고 있네요.

케어콜: 왜 그러세요? 무슨 걱정거리라도 있으세요?

어르신: 그건 아닌데, 무릎이 아파서…….

케어콜: 관절이 많이 안 좋으신가요?

어르신: 무릎이 뭔지 모르겠는데 쑥쑥 쑤시고 아파서…….

케어콜: 아이고 그러셨군요, 파스나 찜질팩이라도 해 보세요. 병원에도 한 번 가 보시고요.

(내부 테스트시 어르신과 AI의 실제 대화 내용 중 발췌)

네이버 케어콜은 자연스러운 대화 형식을 사용하면서 사용자들의 반응도 좋다고 한다.
(네이버가 2021년 4월부터 부산 해운대구에서 진행한 클로바 케어콜 성능 검증(PoC)에 따른 결과)

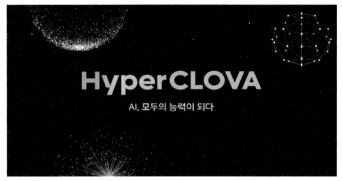

Hyper CLOVA

지자체에서 적절한 돌봄을 제공하도록 돕는 것이다. 기존 서비스와 다르게 자연스러운 대화 형태로 이를 파악하는 것이 특징이다. 예를 들어 케어콜이 "평소에 어떤 음식을 즐겨 드세요?"와 같은 질문도 가능하다. 이에 노인이 "김치를 먹는다"라고 대답하면 "김치는 직접 담그시는 건가요?"라고 이어서 질문하는 식이다. 안부 체크를 넘어 친구처럼 자유롭게 대화하며 정서 케어까지 도울 수 있다.

카카오

 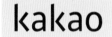

카카오는 국내 1위인 모바일 메신저 카카오톡을 비롯하여 카카오뱅크, 카카오 T, 카카오 내비, 카카오 뮤직, 카카오 프렌즈 골프 등 다양한 서버를 가지고 있는 대한민국의 대표적인 IT기업이다.

카카오의 헬스케어 사업은 2017년 미국, 영국, 인도 등에서 '헬스 앱'을 시작하였고, 2019년 서울아산병원, 현대중공업지주와 합작법인(JV) 아산 카카오 메디컬 데이터 센터를 설립하였다.

2021년 12월에는 글로벌 디지털 헬스케어 사업을 전담할 헬스케어 CIC(사내독립기업)를 설립하여 대표로 분당서울대병원 교수이자 이지케어텍 부사장인 황희 교수를 선임했다. 황희 교수는 2019년 미국의료정보학회(HIMSS)로부터 디지털 헬스케어 혁신 리더 50인에 선정되고, 2016년 아시아태평양 의료정보학회의 헬스케어 IT 명예의 전당에 오르는 등 디지털 병원과 관련한 경험을 축적한 인물이다.

카카오는 블록체인 기반 데이터 플랫폼 '레어노트'를 운영하고 있는 휴먼스케이프(레어노트를 통해 루게릭, 유전성 혈관부종 등 희귀난치질환 관련 치료제 개발현황과 의학정보 제공)와 투자 계약을 맺었는데 레어노트는 환자들로부터 유전체 정보를 받고 이들이 건강상태를 꾸준히 기록할 수 있도록 하는 서비스이다. 카카오는 휴먼스케이프의 기술을 토대로 다양한 의료 데이터를 모아 이를 디지털 헬스케어에 적용할 것이다.

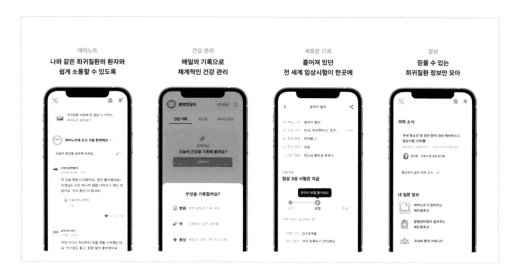

텔라닥

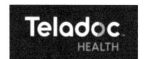

미국 최초이자 최대의 원격진료 플랫폼 회사인 텔라닥 (Teladoc)은 간편하게 환자 유치 및 추가 수입을 올리고자 원격진료를 원하는 의사들의 입장과 통상적으로 미국의 평균 진료대기일인 1~2주씩을 기다릴 필요가 없이 진료 신청 후 평균 10분 이내에 본인이 원하는 곳에서 저렴한 비용에 진료를 받고자 하는 환자들의 요구를 동시에 만족시켜 줄 수 있는 원격진료 플랫폼 기업이다.

환자의 기본적인 정보를 텔라닥의 앱에 입력하면 화상을 통해 의사는 환자를 원격진료하고 환자 본인이 선택한 약국에서 약을 받을 수 있는 서비스를 제공한다. 이는 입원이나 수술이 필요 없이 간단한 약처방만을 필요로 하는 환자에게는 병원을 방문할 필요도 없고 모든 건강관리나 상담, 그리고 진단까지 집에서 편리하게 이용할 수 있는 서비스임에 틀림이 없다.

또한 요즘과 같은 코로나19 상황에서는 이러한 서비스가 더욱 환자들에게 환영을 받을 것이다. 2020년 원격 방문자는 1000만 명을 기록하였고, 팬데믹 이후 사용자 급증으로 데이터가 늘어나며 서비스의 퀄리티가 향상되었다. 텔라닥이 당뇨나 고혈압 등 만성질환

4차 산업의 디지털 전사들 _ 성기훈

에 대한 원격서비스와 모니터링을 제공하고 있던 리봉고헬스라는 기업을 2020년 8월에 인수하여 환자 중심의 통합적인 원격서비스를 제공함에 따라 현재 시행중인 24시간 원격진료에 더욱 탄력이 붙고 있다.

이처럼, 요즘은 코로나19의 영향으로 그동안 소외시되었던 비대면진료 및 원격의료가 다시금 주목을 받기 시작하면서 아마존, 구글, 월마트 같은 대형 온·오프라인의 유통기업들이 헬스케어 시장에 뛰어들고 있다. 이유는 간단하다. 노령화 인구가 증가하면서 향후 헬스케어 산업의 성장이 점쳐지고 있고, 빅데이터, 클라우드, AI 등 다양한 기술이 발전되고 상용화되었기 때문이다.

미국에서의 헬스케어 시장만 하더라도 약 3조 7000억 달러의 규모에 달하는데 이를 국내 가치로 환산하면 약 4045조에 달하는 시장이다. 이는 그만큼 전세계의 많은 사람들이 예방 및 건강관리에 점점 더 많은 돈을 투자하고 있으며, 그 영역의 확장성 또한 무궁무진하기 때문에 디지털 헬스케어 시장을 매력적으로 느끼게 되는 것이다.

다시 말해 디지털 헬스케어가 코로나19라는 엄청난 폭풍을 만나면서 우리의 일상생활에 많은 변화를 가져왔을 뿐 아니라 디지털 헬스케어 시장을 다시 한번 성장시키는 기회를 가져다주었다.

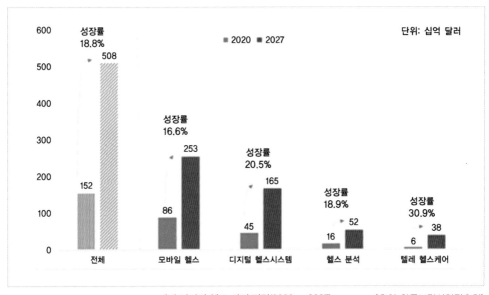

세계 디지털 헬스 산업 전망(2020 vs 2027)　　　[출처: 한국보건산업진흥원]

발리딕

"improve the quality of human life by making personal data actionable."

실리콘밸리의 발리딕(Validic)이라는 회사의 홈페이지에 나와 있는 소개의 글이다. 즉, 개인 데이터를 실행 가능하게 만드는 기술을 구축함으로써 인간의 삶의 질을 향상시키는 것이 자신들의 임무라고 소개할 정도로 이 회사는 데이터 통합에만 집중을 하는 헬스케어 데이터 플랫폼 기업이다.

발리딕은 소비자들이 사용하는 헬스케어 제품에서 수집한 데이터를 모아 이를 건강증진 프로그램의 일종인 웰니스 프로그램(Wellness Program) 운영기관이나 의료기관 등에 연결해 준다.

발리딕은 아직 한국에 잘 알려져 있지는 않지만 벌써 52개 국의 2억 명 넘는 사람에게 서비스를 제공하고 있는 기업으로, 시장에 나와 있는 모든 헬스케어 및 의료 앱, 가정용 의료기기중 무려 70% 정도를 플랫폼에 연동시킨 기업이다.

어떻게 보면 발리딕은 애플의 헬스키트와 같이 원격의료 플랫폼 회사임에는 틀림이 없으나 아이폰 사용자만 이용 가능한 아이폰 기반의 애플의 헬스키트와 달리 발리딕은 아이폰 사용자뿐만 아니라 안드로이드 기반 등 다른 스마트폰 운영체제를 사용하는 사용자들도 발리딕을 통해 데이터를 받을 수 있는 것이 가장 큰 특징이자 장점이라고 할 수 있다. 한 예로 발리딕은 우리에게 친숙한 삼성 S헬스로부터도 데이터를 받아올 수 있다.

*애플 헬스키트 → 전자의무기록 기업 → 병원

*발리딕 → 전자의무기록 기업 → 병원, 보험사, 제약사, 임상시험수탁기관, 웰니스 기업

발리딕이 데이터를 받아들이는 방식에는 블루투스 연동, 헬스키트 연동, 바이탈스냅(VitalSnap)이 있다. 스마트폰과 연동되는 블루투스 연동, 아이폰 기반과 연결되는 헬스키트 연동, 이 두 가지 연동 방식은 이미 잘 알고 있을 것이다.

그럼 바이탈스냅(VitalSnap) 방식은 어떠한 것을 말하는 것일까? 아직도 우리나라 보통 가정에서 사용되는 혈당기나 혈압기는 스마트폰과 연동 기능이 없는 제품이 대다수를 차지하고 있고 이를 사용하는 연령층 또한 고령이 많다. 즉, 스마트폰에 자신의 측정 데이터를 일일이 입력하는 과정을 원활하게 진행하기가 쉽지 않은 상황은 어쩌면 지극

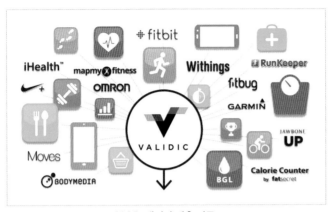

Validic 데이터 제휴 지도

히 당연한 현실일 것이다.

그러나 고령의 환자들도 혈압계나 혈당기 등 데이터를 측정하는 기기들의 수치를 보여주는 화면을 자신의 스마트폰 카메라로 찍는 것은 어렵지 않게 해낼 수 있을 것이다. 이렇게 카메라에 담긴 이미지는 분석을 통해 발리딕의 플랫폼으로 수치로 입력되는데 이것이 바로 바이탈스냅 방식의 연동이다. 이러한 바이탈스냅은 지속적인 데이터 모니터링을 해야 할 필요가 있는 만성질환 환자의 상당수가 스마트기기에 익숙하지 않은 노년층 환자라는 점에서 매우 유효하고 편리한 연동 방식으로 여겨지고 있다.

이러한 발리딕에게도 아쉬운 점이 한 가지 있는데, 그것은 바로 발리딕이 환자 유래 의료 데이터에만 집중을 하고, CT, MRI 같은 영상 의료 데이터에는 관심을 두지 않는 것이다. 그러나 고객의 니즈를 외면하는 기업은 오래 살아남을 수 없는 법, 언젠가는 고객의 니즈에 맞춰 환자 유래 의료 데이터뿐만 아니라 전통적인 의료 데이터 통합에도 관심을 두어 발리딕을 이용하는 환자들이 시시각각으로 바뀌는 자신들의 건강상태에 대해 보다 다차원적이며 종합적인 데이터를 모니터링하고 이해할 수 있는 시스템이 갖춰지는 날이 머지않아 다가오기를 기대한다.

지금까지 국내외 디지털 헬스케어 관련 기업을 살펴보면서 왜 이렇게 세계적인 기업들이 디지털 헬스케어 시장에 앞다투어 진출을 하고 있을까 생각을 해 보았다.

먼저 이 기업들의 공통점을 살펴보면, 우선 그들의 사업을 통해 고객의 정보뿐만 아니라 고객의 니즈를 쉽게 파악할 수 있는 사업구조를 가지고 있다. 이를 통해 고객에게 가장 필요한 것이 무엇인지 바로 알아낼 수 있는데, 그중 하나가 바로 디지털 헬스케어를 이용한 원격의료라는 것을 이미 인지하였을 것이다. 한 예로 미국에서 병원예약에 3~4개월 대기는 다반사일 뿐 아니라 의료비용 또한 세계에서 손에 꼽을 정도로 환자가 부담해야 하는 비용이 엄청나다. 그렇기에 적은 비용으로 빠른 진료가 가능한 원격의료는 가장 시급하게 도입하고 적용해야 할 문제중 하나인 셈이다. 이를 해결할 수 있는 것이 바로 디지털 헬스케어 분야를 발전시키는 것이며, 앞으로 인공지능(AI)의 발전과 함께 이 디지털 헬스케어 분야도 급성장할 것으로 예상된다.

IV. 디지털 헬스케어: 만성질환을 관리하다

2023년 현재 우리나라의 휴대전화 보급률은 100%이며, 이 가운데 스마트폰 사용자들은 95%를 차지하는 것으로 조사되었다. 이는 스마트폰이 그만큼 현대인들에게 없어서는 안 될 필수품으로 자리 잡았음을 알게 해 준다. 현재 스마트폰은 기존의 단순 전화통화나 정보를 찾는 기능을 뛰어넘는 기술로 진화되어 착용기술인 웨어러블 디바이스와 접목하여 보건의료 문화를 변화시키고 있다.

웨어러블은 여러 가지 방법을 통해 인체에 착용하여 정신적, 신체적 변화 측정 데이터를 365일 언제나 파악하여 일상생활의 모든 것을 데이터화 할 수 있다. 현재는 안경, 시계, 의복과 같은 형태로 개발되어 거부감 없이 신체에 부착하여 신체내 모든 데이터를 얻어낼 수 있고 스마트폰 앱을 통해 데이터 분석 및 치료지침을 알려줄 수 있게 되었다. 언제 어디서든지 사용자의 신체 데이터로 일상생활이 체크되어 치료의 지침 방향을 제시해 줄 수 있다.

여기서 이러한 웨어러블 기술을 통해 식생활 습관이 무엇보다 중요한 만성질환의 하나인 당뇨병, 24시간 실시간 모니터링이 필요한 심뇌혈관질환, 불면증과 같은 수면관련 질환을 관리하는 방법을 알아보고 더 나아가 현재 많은 사람들에게 치료를 위해 상용화되어 있는 웨어러블 디바이스가 얼마만큼의 의학적 효용을 제공하는지, 앞으로 웨어러블 기술이 발전된 디지털 헬스케어의 미래는 어떠할지 기술해 보고자 한다.

스마트폰이나 웨어러블 디바이스 같은 인공지능 디지털 헬스케어의 도움을 받는다면 우리는 환자의 상태를 장소나 시간에 구애받지 않고 실시간 전송을 통해 데이터화하여 분석할 수 있다. 뿐만 아니라 이는 더욱 정확한 정보를 통한 근거 중심 의료와 더불어 데이터 주도 의료로 성장해 나갈 수 있는 발판을 마련해 나가는 계기가 될 것이다.

이제 우리는 언제 어디서든 스마트폰 애플리케이션을 통해 심전도, 혈압, 당뇨 등 다양한 검사결과로 자신의 이상징후를 미리 감지할 수 있고 이를 통해 몸이 아프지 않더라도 사전에 의료기관을 방문할 수 있다. 이처럼 디지털 헬스케어는 의료의 대변혁으로 수시로 변화하는 우리 산업구조에서 가장 떠오르는 대표주자로 자리매김되고 있다.

앱이나 웨어러블을 통한 만성질환 관리

디지털 헬스케어를 통한 환자 실시간 모니터링 결과 데이터는 우리가 병원에 방문하여 진료를 받는 순간 당시의 상태만을 파악할 수 있는 것과 달리 병원 밖 일상생활 속 대부분 순간의 상태를 반영할 수 있고, 또 지속적으로 변화되어가는 데이터를 측정할 수 있는 면에서 요즘 만성질환의 모니터링에도 많이 이용되고 있다. 당뇨와 같은 만성질환의 경우 진료 당시의 상태도 물론 중요하겠으나, 진료 이외의 시간, 즉 일상생활에서의 생활습관 및 건강관리에 이용되는 24시간 365일 모든 시간에 생성되는 환자 모니터링 결과 데이터가 질병의 관리와 치료, 예방, 예측에 더욱 중요한 역할을 하리란 것을 알기에 이를 더욱 발전시키기 위해 많은 연구와 노력을 하고 있다.

이를 반영하듯 관련 헬스케어 기업들도 이러한 트렌드에 맞춰 나가기 위해 서로간 업무협약(MOU)을 체결하는 등 발 빠른 대응을 해 나가고 있다. 가장 대표적인 예로 웨어러블 의료기기와 원격 플랫폼을 통해 일상생활에서 수집된 생체 신호를 기반으로 질병을 관리할 수 있는 솔루션을 제공하는 스타트업 스카이랩스와 카카오 헬스케어간 모바일 만성질환 관리 시스템 구축을 위한 업무협약 체결을 들 수 있다.

스카이랩스는 국내 식약처 의료기기 허가 및 유럽 의료기기 품목 허가 CE-MDD (Medical Devices Directive)를 획득한 스타트업으로 일상생활에서 편의성이 보장

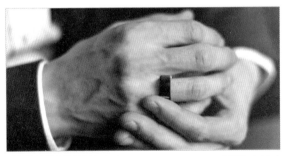

카트원 플러스(CART-I plus)　　　　　[출처: skylabs]

되는 반지형 의료기기와 플랫폼을 통해 원격 모니터링을 제공하는 스마트 헬스케어 선두기업으로 국내외 원격 환자 모니터링 시장에서 두각을 나타내고 있다. 이러한 MOU 체결을 통해 두 헬스케어 기업은 웨어러블 모니터링 의료기기를 통해 환자가 자발적으로 생산한 건강 데이터(PGHD; Patients Generated Health Data)를 수집, 분석해 국내외 만성질환 관리를 목적으로 하는 모바일 서비스를 개발하기 위해 상호 협력할 예정이라고 한다.

PGHD 수집에 활용되는 스카이랩스의 '카트원 플러스(CART-I plus)'는 반지처럼 착용하면 사용자 조작 없이 24시간 연속적인 모니터링이 가능한 만성질환 관리용 웨어러블 의료기기로 광학센서(PPG)를 이용하여 산소포화도, 심박수, 불규칙 맥파를 연속 측정할 수 있으며, 심전도(ECG) 센서를 이용한 심전도 측정 또한 사용이 가능하다.

카트원 플러스를 통해 측정된 데이터는 클라우드에서 자동 전송되며, 수집된 방대한 데이터는 스카이랩스가 자체 개발한 AI 분석을 통해 심방세동을 탐지 및 분석하고, 사용자 앱과 의사 전용 앱으로 전달하게 된다. 이렇게 전달된 데이터를 기반으로 의료진들은 보다 명확하게 환자의 상태를 파악할 수 있고 이를 통해 정확한 진단까지 내릴 수 있다. 또한 치료에 있어 무엇보다 중요한 최적의 치료시기도 파악이 가능해졌다.

헬스케어 신기술이 적용된 당뇨병 혈당측정기

2019년 6월 미국당뇨병학회 연례학술대회(ADA)에서는 연속혈당측정기를 통한 실시간 혈당측정이 혈당량, 식사량, 운동량 등 복합적 요소를 고려해 처방되어야 하는 인슐린 용량 조절을 돕고 궁극적으로 목표 혈당 도달에 도움을 준다는 결과를 발표했다. 통상 당뇨 진단지표가 되는 당화혈색소, 공복혈당 검사만으로는 당뇨 조기진단 및 치료에 한계가 있음이 확인되었기 때문이다. 이에 단발성 측정이 아닌 연속적으로 혈당을 추적 관리하는 혈당변동폭을 관찰해야 한다는 의견이 힘을 얻게 되었다.

혈당 스파이크에 대한 위험성도 부각되고 있다. 혈당 스파이크란 식사후 혈당이 급격히 치솟는 현상을 뜻한다. 혈당 스파이크가 반복될 경우 혈관의 내피세포가 손상을 입을 수 있고 염증으로 발전할 수 있다. 손상을 입은 혈관 내피세포는 혈관을 청소하는 능력을 상실하고 혈관이 막혀 동맥경화와 고혈압, 심근경색의 원인이 될 수 있다.

이로 인해 연속혈당측정기가 당뇨병 환자에게 강력하게 권장되는 계기가 되었으며, 최근 의료업계에 당뇨 환자의 혈당변동폭 관리가 중요해지고 있다. 이러한 당뇨병 환자들의 니즈를 반영하듯 당뇨병 시장에는 세계적인 헬스케어 기업들이 뛰어들어 첨단 IT 기술을 총접목시킨 당뇨측정 앱과 더불어 웨어러블 기기를 선보이고 있다.

이와 더불어 우리나라 보건복지부는 건강보험 정책심의위원회 부의안건으로 '연속혈당측정기(CGM) 급여 적용방안'을 상정·의결했다. 이로써 2022년 8월 1일부터는 연속혈당측정검사의 급여기준이 신설되어 시행되었다. 급여 적용방안을 살펴보면, 제1형 당뇨병 환자가 보유한 연속혈당측정기를 초기 부착하고 사용법을 교육하는 행위는 물론 일정 기간 사용한 이후 내원해 판독하는 경우에 대해서도 건강보험 수가를 적용키로 했다. 의결안을 살펴보면 연속혈당측정기 종류 및 검사 목적 등을 기준으로 기기는 전문가용과 개인용으로 구분된다.

분류	급여대상	급여기준	금액
가. 전문가용 연속혈당측정검사	당뇨병	요양기관 보유한 전문가용 측정기를 사용하여, 최소 72시간 이상 실시하고 판독소견서 작성	41,470원
나. 개인용 연속혈당측정검사	제1형 당뇨병	환자 소유 개인용 연속혈당측정기를 적용	
(1) 정밀		- 전극 부착, 사용법 설명 및 교육 등 포함 - 초기 적용 시 최초 1회용	30,900원
(2) 일반		- 일정기간(최소 14일) 지속 적용 후, 의사가 판독하고 소견서 작성 및 활용 교육을 시행 - 연간 최대 6회 이내	17,850원

연속혈당측정검사 급여기준(안)　　　　　　　※ 금액 : 2022년 상급종합병원 기준(종별가산율 30% 포함)

앱이나 웨어러블 디바이스를 통한 당뇨 관리

당뇨의 경우 스마트폰이나 웨어러블 디바이스를 통해 데이터를 측정하고 있으며, 이러한 데이터 형식에는 숫자(당뇨수치), 그래프(연속적 당뇨수치), 텍스트(진료기록 및 식단) 등 여러 가지 형식을 가지고 있다.

전 세계 4억6천만 명이 앓고 있는 만성질환인 당뇨병을 극복하기 위해 지금 이 시간에도 세계 곳곳에서 다양한 디지털 헬스케어 기술이 개발되고 있다. 이러한 노력의 결실을 보여주듯 현재는 하나의 앱만으로도 당뇨병을 충분히 예방할 수 있는 수준까지 도달해 있다. 대표적으로 미국의 오마다 헬스(Omada Health)와 구글 플레이 스토어에 등록된 최초의 헬스케어 애플리케이션 중 하나로 한국인 기업가 정세주 대표가 뉴욕에서 창업한 '눔'이라는 앱을 예로 들 수 있다.

미국에서 가장 큰 당뇨예방 프로그램을 제공하고 있는 오마다 헬스는 지금까지 10개 이상의 논문을 통해 전당뇨단계의 환자의 체중감량이 당뇨 환자의 최근 2~3개월 동안의 평균 혈당 수치를 나타내는 당화혈색소를 개선하는 데 탁월한 효과가 있음을 증명해왔다. 통상적으로 당화혈색소의 정상수치는 5.7% 미만이며, 당화혈색소 수치가 5.7~6.4% 구간을 전당뇨단계, 당화혈색소 기준 6.5% 이상을 당뇨병으로 분류한다. 따라서 대부분의 당뇨관련 학회에서는 당뇨 환자의 당화혈색소 조절목표를 6.5% 미만으로 제시하고 있다.

2015년 오마다 헬스에서 발표한 연구에 따르면 220명의 전당뇨 환자 대상으로 16주간 동안 그들의 당뇨예방 프로그램 온라인 앱을 통해 식단 조절, 생활습관 관리, 원격 코칭 등의 체중 감량 프로그램을 제공하였다. 이 온라인 당뇨예방 프로그램을 잘 마친 사용자들은 1년 이후 체중의 4.7%, 2년 후 체중의 4.2%를 평균적으로 감량하였고, 당화혈색소의 경우 1년 뒤 평균 0.38% 감소, 2년 뒤 0.43% 감소되는 효과를 맛볼 수 있었다.

이러한 당화혈색소의 감소수치는 일반적으로 당뇨약을 복용하는 당뇨 환자들이 통상적으로 약을 통해 당화혈색소를 1.5% 정도 감소시키는 것과 비교해도 그 효과가 적다고 할 수 없는 수치임을 알 수 있다.

그리고 위에서 함께 언급한 '눔' 역시 2016년 BMJ 저널에 따르면 오마다와 유사

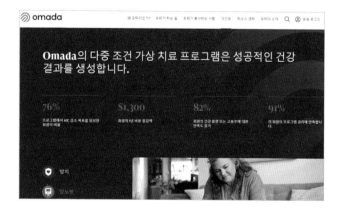

한 식단의 칼로리 계산 및 기록, 그리고 모바일 코칭을 통해 체중 감량을 포함한 당뇨 예방프로그램을 43명의 전당뇨단계의 과체중 환자를 대상으로 24주간 눔의 앱과 모바일 코칭을 제공했다. 그 결과 이 예방프로그램을 끝까지 수행한 사용자중 64%의 참가자들이 5~7%의 체중을 감량하는 데 성공하였고, 84%에 달하는 사용자들이 24주간의 프로그램 과정을 모두 이수하는 참여율을 보여주었다.

앞서 살펴본 바와 같이 이 두 가지 앱에서 각기 제공하는 솔루션은 다를 수 있으나 이들의 최종목표가 전당뇨 환자들의 당뇨병으로의 진행을 지연시키고 차단시키는 것임을 우리는 명확히 알 수 있다. 당뇨 직전의 위험 경계에 있는 환자, 즉, 전당뇨 환자의 과체중을 그들의 앱에서 제공하는 식단관리, 생활습관관리, 원격 코칭 등의 서비스를 사용자에게 제공함으로써 꾸준히 체중 감량을 실천해 나갈 수 있도록 보조해 주는 것을 가장 큰 목표로 삼고 있고, 이러한 앱의 솔루션을 활용한 전당뇨 환자들이 실제로 체중 감량 효과를 보고 있다는 것을 임상연구를 통해 증명함으로써 앱의 신뢰도를 더욱 높이는 계기가 되었다.

이어서 우리가 알고 있는 대표적인 헬스케어 기업과 그 기업에서 개발한 당뇨측정기기는 어떠한 것이 있는지 살펴보고자 한다.

메드트로닉사의 연속혈당측정기

메드트로닉은 혈당측정기, 연속혈당측정기, 인슐린 펌프 등 다양한 당뇨병 관련 제품을 제조하는 회사이다. 회사는 1949년에 설립되었으며 창립 이래 70여 년 동안 당뇨병 환자를 위한 다양한 시스템을 개발하였다. 메드트로닉(Medtronic)사에서 처음 개발되어 1999년 6월 미국식품의약국(FDA)의 승인을 받았으며, 혈당치와 혈당추세를 실시간으로 제공해 주는 의료기기이다.

포도당 측정센서, 송신기, 모니터가 있는 단말기로 구성되어 매 5분마다 환자의 혈당을 측정하여 3일 동안 혈당치가 기록된다. 혈당

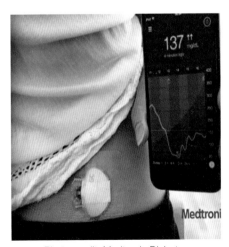
Photo credit: Medtronic Diabetes

치는 단말기에 저장되고 모니터를 통해 그래프를 확인할 수 있다.

피부 아래에 포도당 센서를 삽입하면 환자가 일상생활을 하는 동안 실시간으로 변하는 혈당값을 측정해 무선으로 단말기에 전송한다. 단말기에 있는 모니터를 통해 혈당추세를 그래픽으로 볼 수 있어 의사들이 치료를 결정하는 데도 유용하다. 고혈당이나 저혈당 등 혈당의 큰 변화가 있을 때 경보음을 들려주기도 한다. 이처럼 연속혈당측정기로 측정된 데이터는 케어링크 소프트웨어를 통해 자동으로 저장되고, 주간보고서를 보고 의료제공자와 데이터를 공유할 수도 있다.

덱스콤 G5

덱스콤 G5는 2016년 미국식품의약국(FDA)의 승인을 받은 연속혈당측정기이다. G5 제품 구성은 몸에 붙이는 센서, 송신기(트랜스미터), 그리고 스마트폰 어플리케이션이다. 연속혈당측정시스템 사용자는 센서 어플리케이터를 이용하여 피부 아래에 센서 와이어를 삽입한다. 센서 접착패치는 피부에 부착되며, 센서가 간질액의 당수치를 측정한다. 이후 트랜스미터(송신기)를 센서팟에 결합하고, 덱스콤 모바일 앱(또는 전용 수신기)을 블루투스로 연결하여 5분마다 당수치 값을 수신기로 전송하게 된다.

덱스콤 연속혈당측정시스템은 연속혈당측정 분석자료를 제공하여 진료상담 및 치료 결정에 도움을 준다. 고혈당과 저혈당의 세부적인 패턴을 파악하고, 트렌드 그래프, 트렌드 화살표, 알람과 경고, 목표혈당 범위내 시간비율(TIR) 등 다양한 분석정보를 제공하여 좀 더 효과적인 혈당관리와 행동패턴의 변화에 도움을 준다.

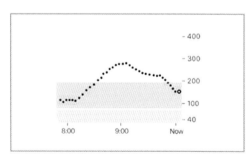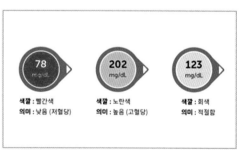

연속혈당값과 색깔, 화살표 3가지 정보 제공

만성질환의 디지털 관리_ 성기용

앱이나 웨어러블 디바이스를 통한 심뇌혈관질환 관리

웨어러블 디바이스를 이용하여 생체신호를 수집하고 분석하는 기술은 최근 놀라운 성장세를 보이며 상대적으로 많이 개발되어 있는 분야이다. 특히 심전도와 혈압 모니터링을 위한 웨어러블 디바이스와 인공지능 분석 기술은 지금도 가장 활발하게 연구 개발이 이루어지고 있다. 이러한 장치들은 심뇌혈관 질환을 진단하고 치료하는 의료 목적으로 사용될 뿐만 아니라 건강관리를 위한 목적으로도 일반 이용자들에게 널리 보급되고 있다. 이제부터 이러한 웨어러블 디바이스가 부정맥, 고혈압과 같은 만성질환이나 불면증과 같은 수면질환을 앓고 있는 환자들에게 어떠한 방식으로 의학적 차원에서 실질적인 도움을 제공하는지 알아보고자 한다.

일과성 부정맥의 경우 일반 심전도 검사에서 증상을 확인하기 어려울 때가 많다. 증상이 간헐적으로 나타나는 부정맥 환자의 경우 24시간 동안 심전도 측정을 위한 검사 장치를 부착하고 생활하는 홀터 검사(24시간 심전도)를 시행한다. 홀터 검사는 일상생활중의 심장상태를 지속적으로 측정하는 것을 목적으로 하기 때문에 실제로 24시간 내외 시간 동안 기기를 부착해야 한다. 홀터 검사를 통해 측정된 심전도 데이터는 임상병리사의 1차 분석후 순환기내과 전문의에 의해 부정맥 등의 심장질환을 진단하는 데 활용된다.

하지만 홀터 검사 역시 검사를 받는 날 증상 발생이 없다면 이상 소견을 발견하기는 어렵다. 뿐만 아니라 환자는 기기 착용 및 반납을 위해 병원을 여러 번 방문해야 하고 기기를 착용하는 동안 대부분의 일상생활은 가능하지만, 전기기구 사용 제한, 샤워 및 목욕 등의 제한이 있어 어느 정도 불편함을 감수해야 한다. 특히 더운 여름의 경우에는 전극을 24시간 동안 가슴에 부착하고 있어야 하는 검사의 특성 때문에 많은 환자들이 불편함을 호소하기도 한다. 이러한 여러 가지 이유로 인해 웨어러블 디바이스 제품들이 새롭게 관심을 받고 있다.

대한부정맥학회에서 발표한 '부정맥 질환 인지도 조사'에 따르면 부정맥 증상을 경험했을 때 병원을 방문한 비율은 15.4%로 매우 낮아 증상 발생 초기에 진단하는 것이 매우 어려운 상황임을 보여주고 있다. 뿐만 아니라 부정맥은 고혈압, 불안장애, 심부전 등의 진단과 동반되어 발현되는 경우가 많아 부정맥의 빠른 진단과 치료는 매우 중요하다고 할 수 있다.

앞서 살펴본 것과 같이 병원에서 시행하는 심전도 검사와 홀터 검사는 정확하게 부정맥을 진단할 수 있는 생리검사이기는 하지만, 검사 당시 환자의 증상이 발현되지 않은 상태에서 이러한 검사를 시행하는 것으로는 부정맥을 초기에 진단하는 데 있어 별 의미가 없는 것이 사실이다. 따라서, 현재 학계에서는 꾸준히 장기 심전도 검사의 필요성을 강조하고 있으며, 이미 해외에서는 2주 이상의 장기 심전도 검사를 많이 시행하고 있다.

국내에서도 최근 디지털 헬스케어 기술의 임상 도입이 활성화되면서 장기 심전도 검사의 검사수가도 신설되어 관련 기술을 개발하는 업체들이 앞다투어 상용화된 기술을 선보이고 있다. 신설된 장기 심전도 검사수가와 최근 트렌드가 되고 있는 디지털 헬스케어 분야가 관심을 받으면서 국내에서는 이미 여러 유통망을 가지고 있는 대형 제약회사들이 장기 연속 심전도 기기를 개발해 시장에 내놓고 있다.

최근 웨어러블 디바이스를 이용한 심전도 검사는 이렇게 기존 검사실에서 수행하는 검사의 한계점을 보완할 수 있는 새로운 검사법이 될 것이라는 기대감에 현재 많은 연구와 개발이 이루어지고 있다. 웨어러블 심전도 검사는 환자가 증상을 느끼는 순간에 바로 환자의 상태를 즉각적으로 측정할 수 있으며, 검사 시간에 대해서도 제약이 많지 않다. 또한 그 측정된 데이터는 실시간 데이터 전송도 가능하기 때문에 기존 심전도가 가지고 있던 한계를 극복할 수 있으며, 초기 부정맥을 진단하는 데 도움을 주고 있다.

다음은 이러한 웨어러블 디바이스의 강점을 잘 표현해 준 실제 사례의 기사 내용이다.

"원인을 알 수 없는 실신을 반복하던 70대 할머니, 웨어러블 기기로 살렸다."

2021년 한 언론보도를 통해 자기공명영상(MRI)과 뇌파 검사, 홀터 심전도 검사 등을 받았지만 실신의 원인을 찾지 못한 할머니가 사흘간 착용한 부착형 웨어러블 디바이스를 통해 '동기능 부전'(심장박동이 지나치게 느려지거나 동정지가 반복되는 상태)이라는 병명의 진단을 받았고, 진단 이틀 뒤 심장박동기 삽입 시술을 성공적으로 받아 사흘만에 퇴원했다는 뉴스를 접한 적이 있다.

"이는 웨어러블 디바이스를 통한 국내 최초 진단으로, 향후 부정맥의 경우 심전도 모니터링 기록 기능을 가진 웨어러블 디바이스를 통해 진단건수가 더욱 늘어날 것이며, 관련 시술도 활성화될 것"이라고 할머니의 시술을 집도한 의료진이 밝혔다.

하지만 앞서 말한 사례와 같이 웨어러블 디바이스가 우리에게 항상 도움만 줄 것이라 생각한다면 큰 오산이다. 웨어러블 디바이스의 경우 일반 심전도나 홀터 검사와는 달리 의사 또는 임상병리사가 아닌 일반인(환자 또는 보호자)이 웨어러블 디바이스를 직접 장착하여 측정하고, 이러한 웨어러블 디바이스의 유지보수 관리 역시 사용자가 직접 책임져야 한다는 문제점도 존재하기 때문이다. 뿐만 아니라 측정 데이터에 대한 1차 분석 또한 인공지능을 통해 이뤄지기 때문에 결과의 해석과 활용에도 신중한 판단이 요구된다.

우리나라의 경우 웨어러블 디바이스 관련 규제로 애플워치나 갤럭시워치 등 웨어러블 디바이스가 가지고 있는 심전도 측정기능을 제한한 채 판매하였으나, 이후 2019년 '샌드박스 1호'로 선정되면서 웨어러블 디바이스 관련 규제가 풀려 지금은 심전도 측정기능이 제한 없이 출시되어 판매되고 있다.

2021년 기준 건강보험심사평가원에 따르면 우리나라 부정맥환자가 연평균 6.48% 증가했다고 한다. 심방세동은 부정맥 중 100회 이상 빈맥(빠른맥)의 한 형태로서 고령화 사회에서 많이 발생하고, 고혈압성 심질환, 관상동맥질환, 판막질환 등의 심장질환을 동반하는 경우가 많으며, 현재는 노화와 고혈압에 의해 발생하는 경우가 가장 많다. 부정맥이 발생하면 심장이 불규칙하게 뛰면서 심장내 혈전이 생성될 수 있고, 이러한 혈전이 뇌혈관을 막아 뇌졸중과 같은 심각한 질환을 초래할 수 있기에 반드시 치료를 해야 하는 질환이다.

평균 통상적으로 스마트폰 앱을 이용한 심전도 측정기기의 경우 부정맥인 심방세동을 진단하는 정확도가 약 90%에 이른다고 한다. 또한 IT 기술발전으로 인해 블루투스 기능을 갖춘 패치형 웨어러블 디바이스가 개발되어 기존에 심전도나 홀더 검사시 신체에 여러 개의 전극을 부착했던 것과 달리 단 2개의 전극만을 통해 환자의 리듬상태로 심방세동 여부를 감별하면 되기 때문에 블루투스 패치 하나만 부착하여 간단하게 검사하고 스마트폰으로 결과 판독을 할 수 있어 빠른 의사 결정이 가능하다. 이에 대표적인 헬스케어 기업과 그 기업에서 개발한 심뇌혈관 측정기기를 살펴보고자 한다.

얼라이브코어의 카디아모바일(CardeaMobile)
카디아모바일은 얼라이브코어에서 출시한 휴대용 심전도 측정기로 2017년 미국식품의약국(FDA), 2020년 한국식품의약품안전처(KFDA)로부터 의료기기 허가를 받았으며,

전세계 40여 개국에서 심전도 솔루션을 제공하고 있다. 카디아모바일은 휴대용 스틱 형태의 전극에 양쪽 손가락을 올려 간편하게 심전도를 측정한다. 측정에 소요되는 시간은 약 30초 정도이며, 심전도 분석알고리즘(Kardia AI)을 통해 실시간으로 심방세동, 빈맥, 서맥 과정상 리듬을 분석할 수 있다. 이용자들은 측정 데이터를 자유롭게 저장, 공유, 출력할 수 있어 이를 토대로 의사의 진단 자료로 활용할 수 있다.

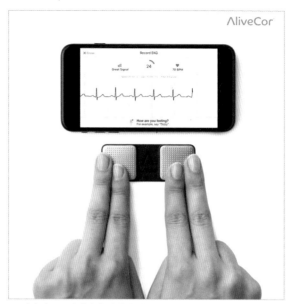

얼라이브코어에서 출시한 휴대용 심전도 측정기(카디아모바일)

[출처: 카디아모바일 공식홈페이지]

드림텍의 카데아 솔로(Cardea SOLO)

드림텍의 카데아 솔로는 웨어러블 심전도 패치 최초로 미국식품의약국(FDA) 인증을 받았다. '카데아 솔로'는 무선 웨어러블 심장센서 및 자동 심전도(ECG)로 7일간 착용할 수 있는 세계 유일의 통합형 외래 심전도 모니터링이 가능한 일회용 무선 패치로 심방세동(Atrial Fibrillation)과 심방조동(Atrial Flutter) 발견에 높은 정확도를 보인다.

24시간 검사에 비해 7일간의 장기간 ECG 모니터링은 부정맥 진단율을 높여 부정맥의 조기 진단과 뇌졸중의 발생 위험률을 감소시킬 수 있으며, 카데아 솔로 자체적 소프트웨

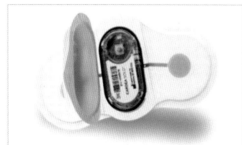

카데아 솔로

[출처: 드림텍]

어 분석기술로 5분 이내에 결과 판독이 가능하여 부정맥 진단 시간을 획기적으로 단축시킬 수 있다.

그동안 카데아 솔로는 장기 연속 심전도 검사기기로서 부정맥 진단율 97.6%라는 높은 진단율과 환자, 의료진의 편리성 등 여러 가지 장점에도 불구하고 24시간 단일기준 수가만 적용된 탓에 비용 부담이 커 적극적인 활용이 어려웠다. 하지만, 2022년 1월 보건복지부는 심전도 검사를 위한 홀터 기록(Holter Monitoring) 항목을 기존 48시간 이내 외에 48시간 초과 7일 이내, 7일 초과 14일 이내를 신설해 세분화한다고 보험수가에 대해 고시하였다. 이에 따라 2022년 2월부터 선별급여 지정 및 실시 등에 관한 기준 개정안에 따라 카데아 솔로 검사도 건강보험수가 적용을 받게 되면서 환자들의 비용 부담도 크게 줄어들었다.

휴이노의 메모패치(MEMO Patch)

국내에서는 휴이노가 MEMO Patch를 2020년 12월 국내 최초로 식품의약품안전처 유헬스케어 심전계 인증을 획득했다. 유헬스케어 심전계는 원격 모니터링이 가능한 의료기기이며, 대면진료에 사용되는 홀터심전계와 차이가 있다. MEMO Patch는 환자가 일상에서 생체신호를 측정하고, 이 데이터가 클라우드 데이터베이스에 저장되어 원격지에 있는 병원 또는 의료진이 의료용 앱에서 환자의 데이터를 확인할 수 있도록 한 의료기기이다.

편리하고 정확한 웨어러블 부정맥(불규칙한 심장박동) 진단 의료기기를 개발한 휴이노에서는 손목시계형 심전도 측정기기 '메모워치' 와 스티커형 심전도 측정기기 '메모패

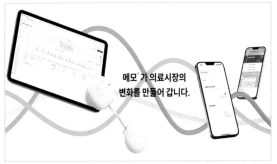 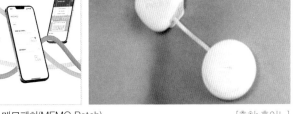

메모패치(MEMO Patch)

[출처: 휴이노]

치'를 출시했다. 메모워치는 두근거림이 느껴질 때 손을 시계에 대기만 하면 되고, 메모 패치는 가슴에 스티커처럼 붙이기만 하면 된다. 메모워치는 3년간 측정할 수 있고, 메모 패치는 14일 동안 연속 측정이 가능해 장시간 모니터링을 통한 부정맥 조기진단이 가능하고 이를 통해 뇌졸중 조기진단을 할 수 있다.

메모워치나 메모패치에서는 '메모AI'라는 인공지능 기술을 써서 인간이 실수로 놓치는 잦은 부정맥 진단도 정확하게 진단할 수 있다. 메모패치나 메모워치의 부정맥 진단 정확도는 99%에 이른다. 이 MEMO Patch 역시 2022년 1월에 고시된 보험수가 개정에 의해 건강보험이 적용되었고, 이로 인해 환자들의 검사비용 부담이 상당히 줄어들었다. 무엇보다도 신종 코로나바이러스 감염증 같은 감염병이 확산되는 시기에 MEMO Patch나 MEMO Watch 같은 웨어러블 디바이스를 통한 원격 모니터링은 비대면 의료서비스에는 필수적이다.

씨어스테크놀로지의 모비케어(mobiCARE)

모비케어는 국내 최초 구독 기반의 심전도 분석 서비스로, 진단이 까다로운 부정맥 검사의 새로운 기준을 제시하였으며, 최대 9일 연속 장기간 심전도를 측정할 수 있는 웨어러블 심전도 패치를 이용하여 검사한 데이터는 실시간 전송되어 AI와 임상병리사가 분석한 심전도 파형을 부정맥 전문의가 검토하여 최종 리포트를 제공해 준다. 또한 모바일 앱이나 PC업로더를 통해 측정된 데이터를 업로드하고, 앱을 통해 편리하게 심전도 일지를 기록할 수 있는 장점을 가지고 있다. 지금까지 여러 디지털 헬스케어 기업의 심전도 모니터링 웨어러블 디바이스에 대해 알아보았다.

웨어러블 심전도 모니터링은 환자의 편의성을 높일 수 있고, 간헐성 부정맥 및 심방세동 조기발견에 도움이 될 수 있다는 장점이 분명하다. 이러한 장점 덕분에 최근 임상에서 환자들에게 자주 처방되고 진단에 활용되고 있다. 하지만, 자

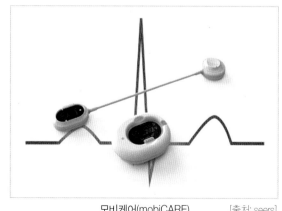

모비케어(mobiCARE)   [출처: seers]

가측정에 대한 한계와 검사 신뢰도에 대한 문제는 여전히 존재한다. 뿐만 아니라 의료정보 전송에 대한 규제, 검사 데이터의 판독 등 앞으로 해결해야 하는 이슈도 많다. 심전도 검사는 다양한 디지털 헬스케어 분야 중에 가장 먼저 임상에서 적용되고 있는 분야인 만큼 앞으로도 활용도가 중요할 것으로 생각된다.

앱이나 웨어러블 디바이스를 통한 기타 질환 관리

최근 스마트폰과 스마트밴드 등의 개발과 보급이 높아지면서 웨어러블 디바이스를 이용한 수면 관리 및 검사가 시도되고 있다.

환자가 직접 손목에 차고 자면서 수면 데이터를 수집하는 웨어러블 장치도 개발되었는데 이러한 스마트밴드는 내장된 센서를 통해 신체의 움직임을 측정하고 분석하여 수면 리듬을 파악하여 기록해 준다. 하지만 이런 형태의 스마트폰 어플리케이션을 활용한 웨어러블 장치는 수면을 기록하고 데이터를 사용자에게 보여주는 단계에 그쳐 실제 수면 장애를 진단하기에는 한계점이 있다. 어플리케이션으로 측정한 수면 관련 척도와 병원에서 시행한 수면다원검사를 비교한 연구결과에서조차 스마트폰 어플리케이션 측정 데이터를 임상에 활용하기에는 그 데이터 결과의 유효성이 아직 보장되지 않는다라고 평가되어진다.

하지만 지금의 한계점인 민감도, 신뢰성, 데이터 안전성을 해결하고 뛰어넘기 위해 지속적으로 노력하고 있기에 머지않아 수면다원검사보다 간편하면서도 유효한 결과를 얻을 수 있는 스마트한 수면검사용 웨어러블 디바이스가 개발되어 상용화될 것이다.

디지털 헬스케어의 미래

1980년대 후반 '키트' 라는 AI 자율주행 자동차를 주제로 하는 미국 드라마를 본 적이 있다. 당시 '키트' 는 극중 등장하는 인공지능이 탑재된 자율주행차이고, 드라마에서 남자 주인공인 마이클 나이트가 위급한 상황에서 손목시계에 탑재된 호출기에 대고 "키트,

도와줘"라고 도움을 요청하면 어디선가 나타나 주인공을 도와주곤 했던 장면이 생각난다. 당시 이것은 현실에서 불가능하며 상상에서만 가능한 일이라고 생각했는데, 36년이 지난 2023년 현재 우리의 일상에서 많이 사용되는 스마트워치나 AI 자율주행 자동차를 보면 상상이 현실로 이루어진 셈이다.

이러한 상상의 현실화는 드라마뿐만이 아닌 의료현장에서도 점차적으로 일어나고 있다. 이제는 우리에게 익숙한 이름, 바로 '디지털 헬스케어'를 통해서 말이다. 디지털 헬스케어라는 분야를 통해 가장 효율적인 만성질환 관리 및 치료법을 제공 받을 수 있어서 긍정적인 치료 결과는 물론, 시간, 노력, 비용 측면에서 다양한 이점이 있다. 특히 보호자나 의료진의 24시간 모니터링이 필요한 만성질환 환자의 경우 이러한 웨어러블 기기를 통해 이를 해결할 수 있는 것이 가장 큰 장점이다.

우리나라는 아직 원격의료가 법적으로 허용되지 않고 있다. 그래서 현재 당뇨나 고혈압과 같은 만성질환을 앓고 있는 환자는 반드시 병원에 내원하여 검사 및 진료를 받아야만 환자의 상태를 파악하고 분석할 수 있다. 다만 코로나19라는 특수한 상황에서 일시적으로 원격의료를 허용하였고, 의료분야에서도 점차적으로 디지털 헬스케어 기기들이 한정적으로나마 사용이 허가됨에 따라 인공지능(AI)이 탑재된 로봇이나 웨어러블 같은 기기를 활용할 수 있게 되었다.

이러한 웨어러블 기기를 얼마나 잘 활용하는지에 따라서 우리는 환자의 현상태를 장소나 시간에 구애받지 않고 365일 언제 어디서나 실시간으로 전송받아 데이터화하여 분석, 모니터링할 수 있어 건강의 이상 변화에 빠르게 대응함으로써 위험한 순간을 잘 대처할 수 있다. 이는 더욱 정확한 환자 본인만의 양질의 축적 데이터 정보를 통한 근거 중심 의료뿐만 아니라 데이터 주도의 맞춤의료로 성장해 나갈 수 있는 기회일 것이다.

필자가 생각하는 디지털 헬스케어의 필수요소 중 하나는 퀄리티 높은 데이터이다. 이러한 질적으로 우수한 데이터를 바탕으로 측정하고 통합, 분석하여 원격의료와 같은 디지털 헬스케어에 적절히 적용한다면 우리가 앞으로의 인공지능(AI) 시대를 주도적으로 이끌어 나갈 수 있을 것이다. 특히 의료분야에서 수많은 양질의 데이터는 수없이 반복되는 인간의 실수를 드라마틱하게 줄여줄 수 있는 하나의 키워드가 될 것이다.

하루에도 수없이 쏟아져 나오는 환자 유래 의료 데이터들을 일일이 사람이 다 확인할 수는 없다. 이러한 데이터 확인 및 분석 작업을 수많은 의료 데이터가 축적된 인공지능

(AI)에게 업무를 위임하고 우리는 그 결과물만을 검토한다면 시간 절약뿐 아니라 분석 오류 측면에서 상당한 실수를 줄일 수 있을 것이다.

요즘 의약품 및 의료용품이 개발되어 상용화되기 위해서는 승인 절차가 반드시 필요하다. 미국의 FDA나 한국의 MFDS가 이러한 역할을 하고 있고, 인공지능(AI) 디지털 헬스케어 제품 역시 이러한 기관들의 승인을 거쳐야 상용화될 수 있다.

2023년 현재 FDA에서 인허가받은 인공지능(AI) 디지털 헬스케어 제품은 얼마나 되며, 우리나라 식약처는 이러한 AI 기반 의료기술이 반영된 디지털 헬스케어 제품들에 대해 얼마나 승인을 해 주고 있을까? 아마도 손에 꼽을 정도로 그 수는 많지 않을 것이다. 2020년 12월 이미 병리학분야는 혁신적 의료기술인 AI 기반 의료기술을 통해 요양급여 여부 평가 가이드라인 제정에 포함되었다. 하지만 2023년 8월 현재까지도 우리 진단검사의학분야는 AI 기반 의료기술을 통한 요양급여 등재 및 수가 신설 등에 대한 진행 상황이 병리나 영상의학에 비해 턱없이 뒤처져 있다.

디지털 헬스케어 웨어러블 디바이스를 통해 모니터링이 적용되고 있는 당뇨, 부정맥처럼 진단을 함에 있어 국내 국민건강보험을 적용받기 위해서는 기존에 이미 검증되었던 진단법의 평가방법을 커버할 수 있어야 하는데 현실적으로 이 모든 것을 통과하여 국민건강보험을 적용받을 수 있는 디지털 헬스케어 제품을 개발하는 것이 그리 쉽지만은 않다. 따라서 수면질환, 고혈압 관련 웨어러블 디바이스는 이미 개발되어 제품이 출시되어 있음에도 불구하고 건강보험 적용을 받지 못해 많은 사람들이 사용을 하지 못하는 제품들이 많이 있다.

또한, 디지털 헬스케어 분야를 선점하기 위해 중요한 것이 바로 시간과의 싸움이다. 아무리 좋은 제품이라도 시간과의 경쟁에서 뒤처지면 시장에서 소외되어 퇴출되기 마련이다. 이러한 일이 발생하지 않도록 우리 임상병리사들은 현재의 진단검사의학을 AI 기반 디지털 헬스케어와 연관시켜 의료진료 수가를 어떻게 반영하고 신설할 것인지, 기존에 검증된 진단법은 어떻게 평가 · 검증하여 발전시켜 나아갈 것인가를 지속적으로 고민하고 노력해야 할 것이다.

빠르게 변화하고 있는 디지털 의료시대에서 우리는 보다 다양한 이슈와 논쟁에 직면해 있다. 앞으로 우리는 이 디지털 의료시대에서 임상병리사로서 어떻게 변화되어 살아남을 것인가? 이러한 질문의 답을 찾기 위해서는 현재 임상병리사의 업무부터 재점검해 볼 필요가 있다. 우리 임상병리사의 현재 업무들이 머지않은 미래에 AI로 대체되었을 때를 가정해 보자.

우선, AI가 우리 업무영역에 도입되었을 때 사라질 수밖에 없는 영역은 어떠한 것이 있는가? AI가 도입되었을 때 AI와 함께 공존하면서 업무를 영위할 수 있는 영역에는 어떠한 것이 있는가? AI가 도입되더라도 AI가 절대 대체할 수 없는 우리의 영역에는 어떠한 것이 있는가?

앞으로 닥칠 AI 기반 의료 환경의 모든 경우의 수에 잘 대처하기 위해서는 필드에 있는 임상병리사, 대학에 계신 임상병리과 교수, 그리고 임상병리학과 학생, 누구 할 것 없이 모두 임상병리사의 역할에 대해 신중히 고민하고 노력해야 한다. 또한 디지털 헬스케어 의료 AI시대에 적합한 임상병리사로 거듭나기 위해서는 머릿속에서 생각에만 그치지 말고 바로 행동으로 실천해야 할 것이다.

대학에서는 지금 당장이라도 현실에 맞는 커리큘럼의 도입 및 수정을 고민하여야 하며, 교수들 역시 이론뿐만이 아닌 실무 바탕의 디지털 헬스케어 관련 과목을 개발하고, 그것을 교과 과정으로 신설하여 다가올 AI 의료시대에 우리 모두 발 빠르게 대비할 수 있도록 역량이 뛰어난 임상병리사 양성에 집중해야 할 때이다. 또한 필드에 있는 임상병리사들 또한 보수교육 및 자기계발을 통해 끊임없이 변화하는 AI 기반 의료 환경에 적응할 수 있도록 더욱 노력해야 한다.

지금까지 디지털 헬스케어를 통한 만성질환 관리에 대해 임상병리사라는 직업과 연관하여 알아보았는데 다가오는 AI 기반 의료 환경 미래에는 우리 임상병리사가 만성질환 관리에 있어 다른 어떠한 직업군보다도 독보적인 영역으로 선점할 수 있기를 기대하며 이 글을 마무리하고자 한다.

참고문헌

1. 오형호 · 오진주 · 지영건, 「만성질환 실태와 관리방안」, 한국보건사회연구원, 2001.
2. Noncommunicable diseases fact sheet, WHO, 2015.
3. 「2018 만성질환 현황과 이슈」, 질병관리청.

만성질환의 디지털 관리_ 정기헌

4. 국가암정보센터(National Cancer Information Center).

5. 2020년 사망원인 통계, 통계청.

6. Worldwide cancer data, World Cancer Research Fund International.

7. 국가건강정보포털, 질병관리청.

8. 국민건강지식센터, 서울대학교 의과대학.

9. 대한당뇨병학회(Korean Diabetes Association).

10. Korean Diabetes Association: Clinical Practice Guidelines for Diabetes. 7th ed.

11. 2016 표준기반 R&D 로드맵, 국가기술표준원.

12. 2018 표준화전략맵−스마트 헬스케어, TTA.

13. https://www.apple.com

14. https://namu.wiki/w/Apple#s-1

15. Ryan Lawler, "Apple Introduces HealthKit For Tracking Health And FitnessData" TechCrunch, 2014.

16. Kevin Loria, "Apple is ushering in a 'new era' of medical research", Business Insider, 2015.

17. https://www.researchandcare.org/carekit/

18. www.yoonsupchoi.com/2019/02/18/apple-health-record/

19. https://ko.wikipedia.org/wiki

20. https://www.amazon.com/

21. https://www.pillpack.com

22. https://wikipedia.org

23. 건강보험심사평가원 제도정책 -〉 보험인정기준 -〉 고시

24. https://www.omadahealth.com/

25. https://pubmed.ncbi.nlm.nih.gov/25863515/

26. 최윤섭, 디지털 헬스케어: 의료의 미래.

27. https://www.noom.com/ko

28. Andreas Michaelides, Christine Raby, Meghan Wood, Kit Farr "Weight loss efficacy of a novel mobile Diabetes Prevention Program delivery platform with

human coaching"

29. Fleetham J, Ayas N, Bradley D, et al. Canadian Thoracic Society 2011 guidelineupdate: diagnosis and treatment of sleep disordered breathing. Can Respir J 2011;18:25-47.

30. Kushida CA, Littner MR, Morgenthaler T, et al. Practice parameters for theindications for polysomnography and related procedures: an update for 2005. Sleep 2005;28:499-521.

31. Kapur VK, Auckley DH, Chowdhuri S, et al. Clinical Practice Guideline forDiagnostic Testing for Adult Obstructive Sleep Apnea: An American Academy of Sleep Medicine Clinical Practice Guideline. J Clin Sleep Med 2017;13:479-504.

32. Collop NA, Anderson WM, Boehlecke B, et al. Clinical guidelines for the use ofunattended portable monitors in the diagnosis of obstructive sleep apnea in adult patients. Portable Monitoring Task Force of the American Academy of Sleep Medicine. J Clin Sleep Med 2007;3:737-747.

33. Kim HJ. Portable Sleep Monitoring Devices in Korea. Korean J OtorhinolaryngolHead Neck Surg 2013;56:68-73.

34. Bhat S, Ferraris A, Gupta D, et al. Is There a Clinical Role For Smartphone SleepApps? Comparison of Sleep Cycle Detection by a Smartphone Application to Polysomnography. J Clin Sleep Med 2015;11:709-715.

35. Toon E, Davey MJ, Hollis SL, Nixon GM, Horne RS, Biggs SN. Comparison ofCommercial Wrist-Based and Smartphone Accelerometers, Actigraphy, and PSG in a Clinical Cohort of Children and Adolescents. J Clin Sleep Med 2016;12:343-350.

36. Patel P, Kim JY, Brooks LJ. Accuracy of a smartphone application in estimatingsleep in children. Sleep Breath 2017;21:505-511.

37. Behar J, Roebuck A, Domingos JS, Gederi E, Clifford GD. A review of currentsleep screening applications for smartphones. Physiol Meas 2013;34:R29-46.

38. Khosla S, Deak MC, Gault D, et al. Consumer Sleep Technology: An

AmericanAcademy of Sleep Medicine Position Statement. J Clin Sleep Med 2018;14:877-880.

39. Hakim M, Miller R, Hakim M, et al. Comparison of the Fitbit(R) Charge andpolysomnography for measuring sleep quality in children with sleep disordered breathing. Minerva Pediatr 2018.

유전질환과 검사

강유선

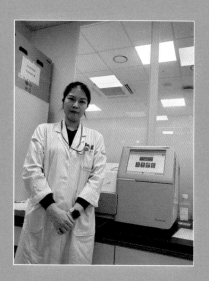

원광보건대학교 임상병리학과를 졸업하고, 울산대학교 산업대학원 유전상담학 석사를 졸업했다. 대한의학유전학회에서 주관하는 유전상담사 자격증을 취득했으며, 현재 녹십자의료재단 진단검사의학부에서 세포유전, 분자유전 관련업무에 재직중이다. 경기도임상병리사회에서는 중소병원이사로 활동하고 있다.

제3장

유전질환과 검사

3-1. 유전질환의 개요

　유전자라는 개념은 1850대 오스트리아 수도사 그레고어 멘델이 완두콩 실험을 통해 우성 및 열성 형질의 유전 개념을 포함한 유전법칙(1865년)을 발표하여 개별 유전 단위로서의 토대를 마련하였다. 그 후 20세기는 유전학의 세기로 불릴 정도로 빠른 속도로 발전하게 된다. 스위스의 의사 겸 생물학자인 미셔(Miescher)가 환자의 고름을 관찰하다가 백혈구에서 핵산 물질인 뉴클레인(nuclein)이라는 물질을 최초로 분리(1869년)하고, 나중에 뉴클레인이 실제로 생명의 구성 요소인 DNA라는 것이 밝혀진다.

　독일의 생물학자이자 세포유전학의 창시자인 발터 플레밍(Flemming)은 세포분열에서 염색체를 발견(1882년)하여 모든 세포가 이전 세포의 복제일 가능성을 추측하였고, 많은 과학자들이 지구상에 있는 모든 생명체의 유전자를 구성하는 물질, 즉 DNA의 기본 구조를 연구해 오고 있었다. 마침내 케임브리지대학교에서 유학중이던 미국의 젊은 생물학자 제임스 왓슨(Watson)과 영국의 생물학자 프란시스 크릭(Crick)은 로절린드 엘시 프랭클린(Franklin)의 DNA의 X선 회절 사진을 참고로 DNA 이중 나선 구조를 증명(1953년)한다.

　미국의 생화학자 코라나(Khorana)와 니런버그(Nirenberg)가 유전자 코드를 전달하는 핵산의 뉴클레오타이드의 순서가 어떻게 세포의 단백질 합성을 제어하는지를 연구하여 각각 어떤 아미노산을 만드는지 유전자 코드를 해독(1967년)하였다. 독일의 식물학자 코렌스(Corens)는 분꽃 교배 실험으로 세포질내에도 유전물질이 포함되어 있으며, 멘델의 유전 법칙을 따르지 않는 핵외유전(1909년)에 대해 발표한다.

21세기에 들어서 프랑스의 에마뉘엘 샤르팡티에(Charpentier)와 미국의 제니퍼 다우드나(Doudna)는 유전자 편집 기술(2012년)인 크리스퍼 유전자 가위(CRISPR-Cas9)로 질병을 일으키는 비정상적인 유전자를 잘라 없애거나 변형시켜 유전병을 비롯한 다양한 질병들을 치료할 수 있는 판도라의 상자를 열게 되었다. 이러한 유전자 편집기술은 윤리적, 법적, 사회적 영향에 대한 많은 고찰이 필요하다.

유전자검사와 유전자 정보를 분석하는 기술의 발전은 유전질환을 일으키는 유전자 돌연변이를 검출하여, 환자의 질병의 원인에 대한 통찰력을 제공하며, 미래 보건의료의 핵심이 되는 정밀의료를 통한 개인의 특정 유전자 구성, 라이프 스타일 및 건강 기록을 중심으로 개별적인 차이를 알고 질병 예측 및 예방, 진단과 맞춤치료를 통해 최적화 된 헬스케어를 제공할 수 있게 될 것이다.

유전

유전(heredity)은 조상으로부터 자손에게 몸의 형태나 성질이 전달되는 현상이며, 유전자(gene)는 한 세대에서 다른 세대로 부모의 형질을 자손에게 전달하는 역할을 하는 유전의 기본단위에 해당한다.

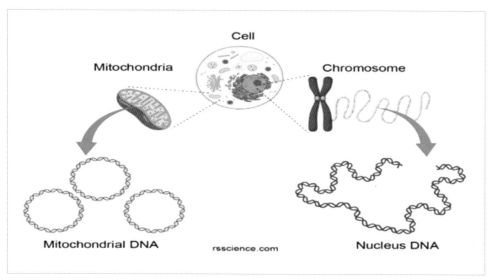

[출처 https://rsscience.com/mitochondria-structure-and-function/]

유전체(genome)는 한 생물종이 지닌 모든 유전정보의 집합체를 뜻하며, 이러한 유전정보를 저장하는 DNA는 세포핵내 염색체에 있는 이중 나선구조의 선형 nuclear DNA(nDNA)와 미토콘드리아내에 원형 mitochondrial DNA(mtDNA)가 있다.

nDNA는 20,000여 개의 gene과 3,300,000,000여 개의 염기쌍으로 이루어져 있으며, 부모로부터 정자와 난자를 통해 유전된다. mtDNA는 37개의 gene과 16,600여 개의 염기쌍으로 이루어져 있으며, 난자의 세포질에 존재하는 미토콘드리아로 유전되므로 모계 유전된다. 이러한 30억 개의 염기쌍 중 99% 이상이 동일하고 1% 미만에서만 SNP(single nucleotide polymorphism)를 나타내고 있으며, 이러한 차이로 개인의 키, 외모, 피부색, 지능과 성격까지 다르다.

하나의 수정란의 DNA는 우리 몸의 설계도이며, 체세포분열을 통해 동일한 설계도를 가진 세포들을 만들고, 생명활동에 필요한 단백질을 만들기 위해 RNA로 전사되고, RNA가 단백질의 주요 구성요소인 아미노산으로 번역하는 과정을 통해 2만 종류 이상의 단백질을 만들 수 있다. 이러한 생명의 흐름을 central dogma라고 하며, 그에 흐름에 따라 DNA, RNA, 단백질 세 가지의 정보를 기초로 유전인자 구조를 연구할 수 있다.

DNA는 4개의 염기[A(adenine), C(cytosine), G(guanine), T(thymine)] 조합으로 암호

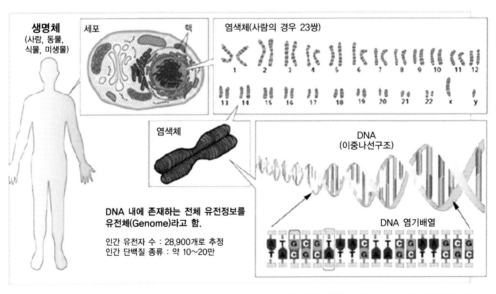

[출처: 창조경제 실현을 위한 미래부 BT분야 투자전략(안), 2013]

화(coding) 되어 있으며, 암호를 해독하여 몸에 필요한 아미노산으로 합성하기 위한 RNA의 3염기배열을 유전자 코드라고도 한다. DNA는 실타래처럼 얽히어 세포분열 중기에 현미경으로 관찰되는 염색체 형태로 모든 세포에 동일하게 저장된다.

염색체는 22개의 상염색체(Chromosome)와 1개의 성염색체(X, Y chromosome)가 있으며, 정자(N)와 난자(N)가 수정되어, 한 쌍(2N)을 이루며, 같은 위치에 있는 유전자는 대립유전자가 되어 유전자형과 발현에 따라 우성, 열성으로 표현형의 차이를 나타낼 수 있다.

유전질환

유전질환은 유전자(gene) 또는 염색체(chromosome)의 변이나 수적, 구조적 이상에 의해 발생하는 질환이다. 세대간 상속되는 생식세포(germline) 변이는 우리 몸의 모든 세포에 영향을 미치며, 변이 종류에 따라서 멘델성 유전양상과 비멘델성 유전양상으로 유전될 수 있다. 생식세포 변이의 경우 다음세대로 유전형질(genotype)을 전달하며, 동일한 유전형 변이를 갖더라도 개인차, 성별 및 알려지지 않은 여러 원인으로 표현형(phenotype)의 여러 가지 차이가 발생한다.

유전자형(Genotype)은 세 가지의 형태로, 변이가 없는 전형적인 경우 동종접합 야생형(homozygous wild type), 한쪽에만 변이가 있는 경우를 이형접합 돌연변이형(heterozygous mutant type), 양쪽 모두 변이가 있는 경우를 동종접합 돌연변이형(homozygous mutant type)이라 한다. 인체의 체세포나 생식세포의 DNA에서 이형접합 혹은 동종접합 돌연변이가 발생할 경우, 변이 유전자에서 만들어지는 단백질의 변화는 신체에 영향을 주며, 질환의 종류와 증상이 다양하게 나타난다. 또한 비생식세포에서 발생하는 체세포(somatic) 변이에 의한 질환은 일부의 세포에서 암처럼 문제가 발생할 수 있지만 자녀에게 유전되지는 않는다.

유전질환 중 염색체 이상으로 인한 빈도가 높으며, 산전 진단 검사로 비교적 빠른 진단이 가능하여 다운 증후군과 같은 질환의 빈도는 세계적으로 낮아지고 있다. 그 외 10000여 종의 단일 유전자 이상에 의한 희귀 유전질환의 원인 유전자도 진단이 가능해지며, 유전질환에 대한 치료제 개발에도 많은 투자가 이루어지고 있다.

유전양상 특징

1. Single Gene Inheritance(Mendelian)

   1) Autosomal Dominant(상염색체 우성)

   2) Autosomal Recessive(상염색체 열성)

   3) X-linked Dominant(X-연관 우성)

   4) X-linked Recessive(X-연관 열성)

   5) Y-linked Inheritance(Y-연관)

2. Nontraditional Inheritance

   1) Mitochondrial Inheritance

    (미토콘드리아 유전)

   2) Genetic Imprinting(유전적 각인)

   3) Triple Repeat Disorders(삼염기 반복질환)

   4) Multifactorial Diseases(다인자/복합성 질환)

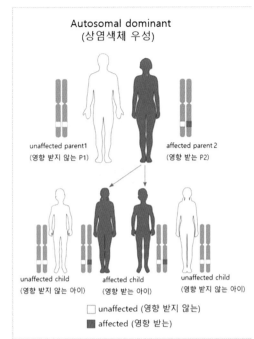

1. 멘델성 유전(Single Gene Inheritance)

1) 상염색체 우성(Autosomal Dominant)

상염색체(autosome) 또는 보통 염색체라고 하며 성염색체가 아닌 염색체를 가리킨다. 우성 유전질환은 한 개의 병적 변이 유전자가 있는 경우 질환이 발현될 수 있다. 부모 중 한명이 질환이 있을 경우, 자녀에게 질환이 유전될 확률은 성별과 관련 없이 50%이며, 질환이 없는 사람은 일반적으로 유전자를 보유하지 않기 때문에 자녀에게 형질을 물려주지 않는다. 물려받은 유전자는 동일해도 개인에 따라 질환의 증상이 더 심하거나 약하게 나타날 수 있다. 질병에는 가족성 고지혈증, 원형적혈구증, 마르판병, 상염색체우성 다낭성신증 등이 있다.

2) 상염색체 열성(Autosomal Recessive)

열성 유전질환은 두 개의 병적 변이 유전자가 있는 경우 질환이 발현될 수 있다. 부모가 비정상 유전자와 정상 유전자를 1개씩 보유하고 있다면, 부모는 질환이 나타나지 않는 보인자로, 자녀는 성별과 상관없이 25%는 정상, 50%는 보인자, 25%는 질환에 이환된 아이를 출산할 수 있다. 다시 말하면 75%는 질환이 발현되지 않는다.

여기에는 윌슨병, 페닐케톤뇨증, 타이로신혈증, 선천성 백색증, 다당류 축적 질환 등이 있다. 페닐케톤뇨증, 타이로신혈증 등은 선천성 대사질환이다. 선천성 대사질환이란 선천적으로 탄수화물, 단백질, 지방 등의 대사장애가 발생하는 질병인데 대다수가 열성 유전한다.

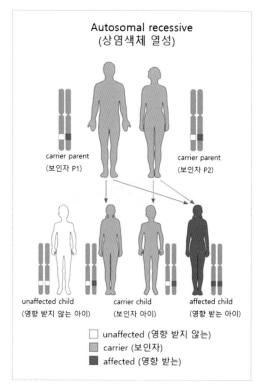

3) X-연관 우성(X-linked Dominant)

X-연관 유전자는 성염색체 중 X염색체로 전달되는 유전자이다.

질환을 가진 남성의 모든 딸에게 질환을 물려주며, 아들은 Y염색체를 물려받으므로 질환에 영향이 없는 정상이다. 질환을 가진 여성의 경우, 자녀의 성별에 관계없이 평균적으로 50%로 정상 또는 질환이 유전된다.

X-연관 우성 질환은 대부분 영향을 받은 남성에게 치명적이므로 유산되거나 생존이 어렵다. 여성은 X염색체가 두 개 존재하므로 우성 유전자의 효과를 어느 정도 상쇄하여 질환의 중증도를 완화한다. 가족성 구루병(가족성 저인산혈 구루병), 유전성 신염(알포트 증후군), 취약 X증후군 등이 여기에 속한다.

4) X-연관 열성(X-linked Recessive)

열성 X-연관 질환은 대체로 X염색체가 1개뿐인 남성한테만 나타난다.

여성은 X염색체가 2개이기 때문에 정상 유전자가 편향적으로 불활성화하지 않으면 일반적으로 여성에게 질환이 나타나는 것을 방지한다. 여성(모)이 보인자이고 남성(부)의

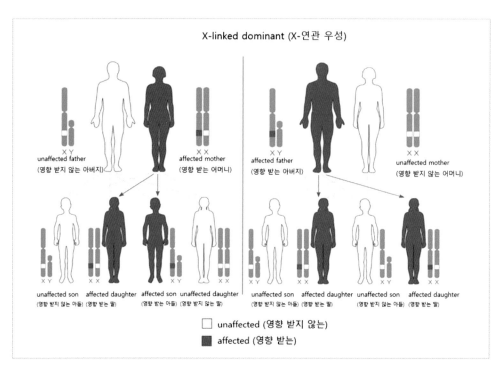

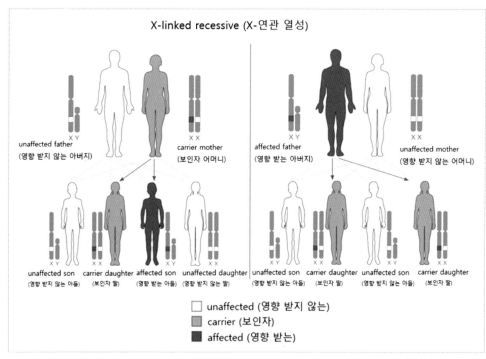

유전자가 정상이면 아들은 모계로부터 비정상 유전자를 물려받아 질환을 가질 확률은 50%이고, 딸은 보인자가 될 확률 50%이다. 남성(부)에게 비정상 X-연관 유전자가 있고 여성(모)의 2개 유전자가 정상이면 딸은 모두 부계 비정상 유전자를 물려받아 보인자가 된다. 아들은 부계의 Y 염색체를 물려받기 때문에 질환이 유전되지 않는다. X-연관 열성 질환은 적록색맹, A형, B형 혈우병, 근이양증 등이 있다.

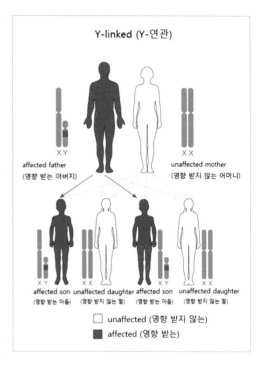

5) Y-연관 유전(Y-linked Inheritance)

Y염색체 연관 유전의 경우 오직 남성만이 가지므로 아버지에서 아들로 유전되며, Y염색체 변이는 남성의 정자 생산 또는 2차 성장에 영향을 줄 수 있다.

2. 비멘델성 유전(Nontraditional Inheritance)

1) 미토콘드리아 유전(Mitochondrial Inheritance)

미토콘드리아는 세포에 에너지를 공급하는 세포 안에 있는 미세구조물로 각 세포 내에는 수백 개의 미토콘드리아가 있으며, 스스로 분열할 수 있는 원형 DNA로 되어 있다. 남성은 정자의 핵만 수정되어 자녀에게 미토콘드리아 DNA를 물려주지 않으며, 미토콘드리아 유전자로 발생하는 질환은 모계로부터 유전된다. 최근 유전자검사방법의 발전으로 미토콘드리아 유전자검사를 통해 부계 미토콘드리아도 일부 유전된다는 보고가 있다. 또한 세포핵의 DNA와 달리 미토콘드리아 DNA의 수량은 세포마다 다르며, 변이를 가진 미토콘드리아의 양에 따라 미토콘드리아 유전자 이상이 나타나더라도 질병의 중증도는 달라질 수 있다. 이러한 미토콘드리아 유전자 질환은 진단하기 어렵고, 유전자검사와 질

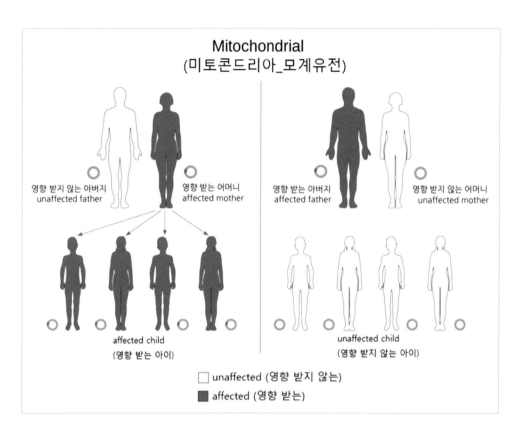

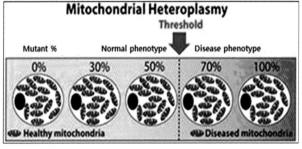

환에 대한 예측이 힘들다. 미토콘드리아 유전자의 이상은 각종 희귀유전질환을 유발하며, 레버 유전성 시각 신경병증, 제2형 당뇨병, 난청 등이 대표되는 질환이다.

2) 유전적 각인(Genetic Imprinting)

유전적 각인은 유전자가 부계 또는 모계로부터 온 것을 나타내며, 이러한 각인은 특정 유전자에 한해서 유전자의 발현을 조절하도록 되어 있어 아직 유전체 각인의 정확한 이유와 메커니즘에 대해서는 연구가 더 필요하다. 대부분 유전자 발현은 부모에게 받은 유전자가 모두 발현되지만, 특정 유전자에서는 부계 또는 모계의 한쪽 유전자만 발현되며,

만약 발현 패턴이 잘못되면 질환으로 발생할 수 있다. 각인과 관련된 질병으로 Wilms 종양, Beckwith Wiedeman 증후군, Prader-Willi 증후군, Angelman 증후군 등이 있다.

3) 삼염기 반복 질환(Triple Repeat Disorders)

삼염기 반복 질환은 DNA 염기서열에서 3개의 염기가 비정상적으로 반복되어 정상인보다 추가적으로 생긴 염기들로 인해 유전질환이 발생한다. 이러한 반복염기서열 변이는 더 긴 반복형태로 확장되어 유전될 수도 있다. 대표적인 질환으로 CAG 염기서열반복이 확장되어 유발되는 X-연관 척수연수근위축(X-linked spinal and bulbar muscular atrophy), 헌팅톤씨병(Huntington's disease; HD), 척수소뇌실조 1형(spinocerebellar ataxia type1), CGG 염기서열반복으로 fragile X증후군 등이 있다. 이 질병들은 선행(anticipation)의 특성이 있어 다음 세대로 갈수록 반복 횟수가 더욱 증가되어 질병이 조기에 발생하거나 이전 세대보다 증상이 심할 수 있다.

4) 다인성 복합 질환(Multifactorial Diseases)

다인자성 유전은 특징적인 멘델 유전법칙(Mendelian)을 보이지는 않지만 가족 중에 질병의 출현빈도가 증가하는 경우로 여러 개의 유전자와 환경적인 요인이 어우러져서 생기는 것으로 생각되고 있다. 이러한 질환의 흔한 예로는 크게 선천성 기형과 만성질환이 있다. 선천성 기형으로는 선천성 심장기형, 신경관 개존증, 구순열, 유문 협착, 선천성 고관절 탈구 등이고, 만성질환은 가족적 경향을 가진 대장암, 폐암, 유방암 등이 있다.

3-2. 유전질환과 진단검사

왕가의 병(The Royal Disease)으로 불리는 혈우병(Hemophilia)은 혈액응고인자의 결핍으로 피가 멈추지 않으면 사망에 이르기도 하는 희귀난치성 유전질환이다. X염색체 열성 유전으로 보인자인 여성은 50%의 확률로 자녀가 딸인 경우 보인자, 아들은 이환된 아이를 가질 수 있다.

혈우병이 왕가의 병으로 불리게 된 이유는 대영제국의 빅토리아 여왕이 혈우병 보인자로, 여왕의 자손들이 다른 나라의 왕가와 결혼히면서 유럽의 여러 왕가로 퍼지는 계기가 된다. 러시아의 로마노프 왕위 계승자 알렉세이 황태자의 혈우병은 러시아 혁명과도 밀접하게 연관되며, 세계사에 영향을 준 유전병이라 할 수 있다. 2009년 사이언스지에 로마노프 왕실 가족의 유골에서 채취한 DNA를 분석하여 혈우병 B형을 일으키는 유전자 돌연변이를 진단하고 발표했다. 현재 생명윤리 안전에 관한 법률에서 제정한 배아 또는 태아를 대상으로 유전자검사를 할 수 있는 유전질환(137종. 2022.3.7)에 혈우병이 포함되어 있으며 산전 유전자 진단을 할 수 있다.

1. 염색체 질환(Chromosome Disorder)

인간의 세포는 22쌍의 상염색체와 1쌍의 성염색체로 구성되어 있고, 부계의 정자와 모계의 난자가 만나 수정된 배아의 세포분열과 분화를 통해 인체를 구성한다. 이러한 분열과정에서 염색체의 비분리 현상 및 불균등 교차 등에 의해 염색체 질환이 발생한다.

염색체 수적 이상

염색체는 생물의 종(種)에 따라서 그 수와 구조가 일정하며, 고양이 38개, 개 78개, 돼지 38개, 소 60개, 침팬지 48개, 사람은 46개이다. 그 종의 염색체 또는 유전자 및 유전자가 아닌 부분까지를 모두 포함하는 한 생물종의 거의 완전한 유전 정보의 총합을 유전체(遺傳體, genome)라 한다.

일반적으로 정상인의 세포에는 46개의 염색체를 갖고 있는데 염색체 수와 구조는 세포분열과정에서 정확하게 복제되어 정상적인 유전정보의 기능을 수행한다.

그러나 이들은 복제과정에서 자연적으로 또는 인위적으로 변화될 수 있으며, 그 결과 염색체 이상이 발생과정에 나타나면 염색체 질환이 발생할 수 있다. 수적 이상이란 염색체수가 46개보다 많거나 적은 경우이며, 이러한 수적 이상은 대부분 감수분열시 비분리 현상으로 인해 발생한다. 염색체가 한 개 더 많으면 삼염색체(trisomy), 한 개만 있으면 단염색체(monosomy)라고 하며, 상염색체에서의 염색체 소실은 치명적이므로 태어나기 어렵다. 성염색체의 경우 X염색체를 한 개만 가진 터너 증후군(45, X)이 단염색체 질환의 대표적인 예이며, 그 이외 삼염색체의 대표적인 이상으로 다운 증후군(trisomy 21), 에드워드 증후군(trisomy 18), 파타우 증후군(trisomy 13)이 있으며, 클라인펠터 증후군(47. XXY)과 같은 성염색체의 삼염색체 이상도 관찰된다.

염색체 구조적 이상

염색체의 구조적 이상은 염색체의 일부가 소실되거나 다른 염색체에 결합하여 염색체의 형태가 변형된 것이다. 이러한 이상은 염색체내에서 한 개 또는 두 개의 절단이 생기면서 나타나며, 염색체의 일부가 소실되는 결손(deletion), 한 염색체내에서 일부가 반복되는 중복(duplication), 염색체의 일부분이 거꾸로 되어 있는 것을 역위(inversion), 두 개 이상의 염색체간에 서로 교환이 일어나는 전좌(translocation) 등이 있다. 이러한 이상이 우연히 태아에서 자연적으로 발생되는 경우, 중요한 유전자를 포함한 염색체의 부분 소실이나 중복을 동반하면 유산되거나 다양한 증상을 갖고 태어나게 된다. 육안으로 보기에 염색체의 소실이 없이 위치만 이동 된 균형전좌의 경우에도 비정상 표현형을 나타낼 수 있다. 그러나 부모가 균형전좌나 균형역위 등의 구조적 이상을 가지고 있는 정상 보인자인 경우라면 태아에게 유전이 될 때는 이상을 동반한 비균형 염색체를 가지거나 부모와 동일한 구조적 이상을 가진 정상 보인자가 되거나 또는 완전히 정상인 염색체로 유전될 수 있다. 부모의 염색체 이상은 반복 유산이나 기형아 출산의 원인이 될 수 있다. 대표적인 미세결실 질환으로는 Wolf-hirschhorn syn(4p del), Cri-du-chat syn(5p del), Williams syn(7q del), Prader-Willi syn(15q del), Digeorge syn(22q del) 등이며, 그 외 많은 미세한 염색체 이상으로 인한 질환이 있다. 대부분 육안으로 염색체 핵형을 보는 검사로는 알기 어려우며, 고해상도 유전체 검사를 통해 정확한 위치와 포함한 유전자의 종류를 확인할 수 있다.

염색체 검사(Chromosome analysis)

검체를 배양하여 염색체 검경이 가능한 중기세포에서 세포분열을 멈추게 한 후 수확된 세포에 G-banding stain을 하여 광학 현미경으로 검경한다.

☞ 결과해석: 핵형 ISCN 명명법 ⇒ 정상 이외의 경우 유전상담 필요(해석 및 추가검사

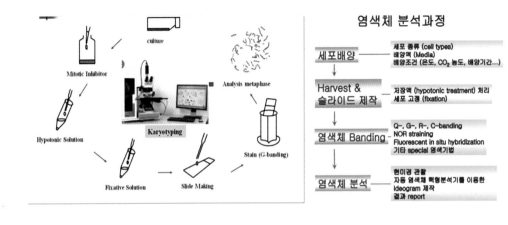

여부 등)

　*태아염색체 이상의 침습적 진단검사(Invasive Prenatal diagnostic Test) 선별검사에서 고위험군일 경우 임신 주수에 따라 검체(융모막, 양수, 제대혈)을 침습적 천자로 검체 채취, 착상 전 유전진단은 체외수정된 배아로 검사한다.

- 융모막 생검: 9~13주 사이(위험성 약 1.5~3%) 양수 검사보다 조기 진단. 합병증: 질출혈, 생식기 감염.
- 양수 천자: 임신 중기(15~20주) 가능(위험성 약 0.1~0.5%). 합병증: 일시적인 질출혈, 양막파수, 융모양막염, 태아손상.
- 제대 천자: 임신 20주 이후 가능(위험성 약 1~2%). 합병증: 출혈, 혈종 형성, 태아-모체 출혈, 태아 서맥, 사산(1.4%) 위험이 높기 때문에 꼭 필요한 경우에 한하여 시행.

(1) 염색체 수 이상 신속 스크리닝 검사(FISH/QF PCR)

　검체를 배양하지 않고 태아 염색체의 이수성을 신속하게 확인하는 진단방법으로 주요한 13,18,21,X,Y 염색체 이상만을 확인할 수 있으므로 염색체 검사와 함께 해야 한다.

Fluorescence in situ Hybridization(FISH)

　원하는 DNA에 형광물질을 붙여서 검사하고자 하는 표본과 반응시킨 후 특정부위(유전자)의 염색체 결실, 추가, 증폭, 재배열을 형광 현미경으로 관찰하는 방법이다.

◆ 검사특성: 특정 유전자나 염색체의 수적, 구조적인 이상이나 유전자의 위치를 확인

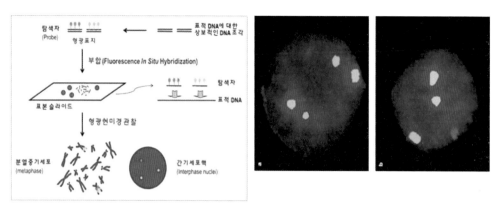

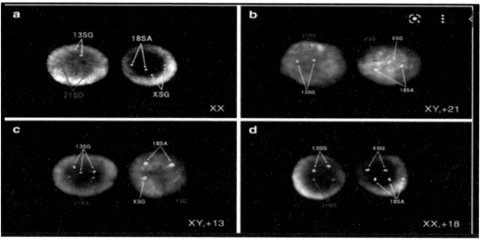

- 유전질환 혹은 염색체 이상 질환을 확인
- 표지(marker) 염색체, 미세결실(microdeletion), 산전 진단과 착상 전 유전진단
- 암유전자(oncogene) 및 억제유전자(suppressor gene)의 변화를 측정
- 비교적 짧은 시간(24~48시간 내)에 결과를 알 수 있음
◆ 장점: 유전질환 혹은 염색체 이상 질환을 확인

      많은 Interphage 세포를 분석하고 계수

      200개~1000개 semi-quantitative 검사

      보관된 검체로 후향적 검사가 가능

☞ 결과해석 : 정상 이외의 경우 유전상담 필요(해석 및 추가검사 여부 등)

(2) Quantitative fluorescent polymerase chain reaction(QFPCR)

염색체마다 특이적으로 존재하는 DNA의 짧은 염기서열 반복표지자(short tandem repeats; STR)에 형광을 붙여 증폭한 후 자동염기서열 분석기로 형광이 붙은 DNA양을 측정하여 분석하는 방법이다.

☞ 결과해석: 정상 이외의 경우 유전상담 필요(해석 및 추가검사 여부 등)

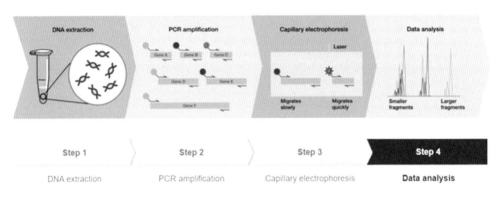

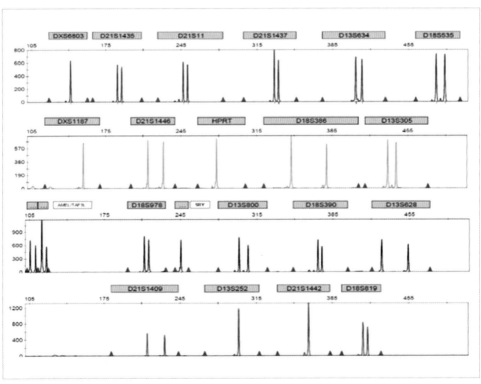

(3) 고해상도 유전체 검사(Chromosomal Microarray)

Microarray란 유전자 조각들이 유리표면(칩)에 부착 배열된 형광표지에 검체(DNA)와 보합을 이루고 각 spot의 형광강도를 측정하여 수치화 된 결과를 확인하는 방법이다. 핵형분석으로 발견할 수 없는 염색체의 미세결실, 중복을 확인할 수 있는 고해상도 검사

㉠ Array CGH: 전체 유전체를 커버하는 BAC clone을 사용하거나 oligo probe를 이용하여 tiling array chip을 제작하고, 유전자 변화를 알고자 하는 세포의 DNA와 정상인의 DNA를 동시에 교잡시켜서 염색체 전 부위의 이상을 알아내는 방법이다.

◆ 검사특성: 다양한 형태로 존재하는 CNV(2-20 Mb) deletion, duplication, multi-allelic, complex 등 확인 가능 — 암 조직을 이용한 연구에 많이 사용

㉡ SNP array: SNP genotyping 기술을 이용하여 표준 유전체 시료와 조사 유전체 시료 간의 상대적인 양을 측정함으로써 염색체 전 부위의 이상을 알아내는 방법이다.

◆ 검사특성: 다양한 형태로 존재하는 CNV를 검색 — 작은 CNV영역과 deletion에 의한 CNV 검색에 매우 효과적

• loss-of-heterozygosity(LOH) 및 uniparental disomy(UPD) 파악 가능

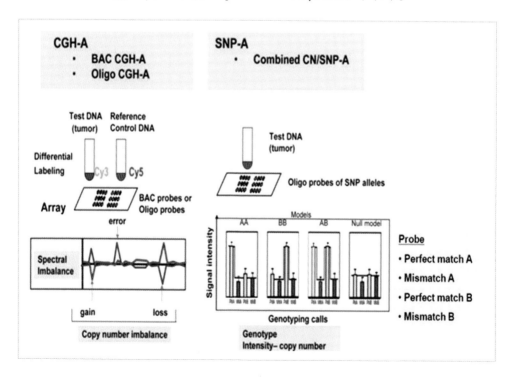

• 유전체의 특정 SNP을 타깃으로 하는 oligo probe를 매우 많이 포함하는 array를 개발하여, 거의 대부분의 유전체 영역을 커버하는 array를 개발하고 연구에 활용하고 있다.

　◉ Microarray 분석의 가장 중요한 단계는 최종 결론과 임상적으로 의미 있는 해석으로 수많은 CNVs에 대한 임상정보, 임상의학과 유전학, 그리고 적절한 검증단계(FISH, PCR) 등 총체적 지식과 검사적 능력이 요구된다.

　☞ 결과해석: 정상 이외의 경우 유전상담 필요(해석 및 추가검사 여부 등)

(4) 태아 DNA 검사(NIPT; Non-Invasive Prenatal Test) 비침습 산전 검사

　차세대 염기서열 분석방법(Next Generation Sequencing; NGS)을 이용하여 임산부의 혈액 속에 있는 태아의 DNA(cell free DNA)를 분석해 태아의 염색체 이상을 선별하는 검사이다.

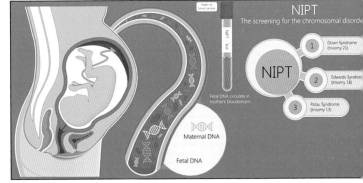

　◆ 장단점: 산모의 혈장 내의 태아 DNA로 분석하며, 임신 10주 이상부터 검사가능하며, 검사로 발견되는 질환은 다운, 에드워드, 파타우 증후군과 성염색체의 수적 이상이다.

　☞ 결과해석 : 고위험군(위양성율: 1% 이하)일 경우 invasive Prenatal 검사와 유전상담 필요

(5) 착상전 유전진단(PGD; preimplantation genetic diagnosis)

　부모의 염색체 혹은 유전자의 이상을 확인하고, 체외수정을 통해 배아를 선별하여 건강한 배아만을 이식해 주는 방법으로, 착상 전 유전진단으로 임신된 경우 반드시 산전 진단검사로 결과를 확인해야 한다.

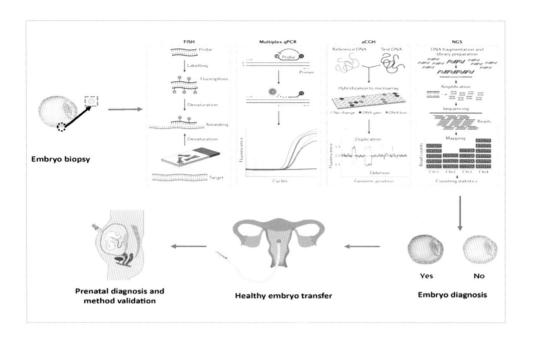

Technology	모체 혈청 선별검사	태아 DNA 선별검사
검사 원리	태아 혹은 태반 유래의 단백질을 산모의 혈액으로 분석	산모의 혈장 내의 태아 DNA 분석
검사 질환	다운, 에드워드, 파타우증후군, 신경관 결손	다운, 에드워드, 파타우증후군, 성염색체 수적 이상
검사 시기	통합선별검사 1차: 임신 11~13주 2차: 임신 15~22주 쿼드 검사: 임신 15~22주	임신 10주 이후
다운 증후군 검출률과 위양성률	통합선별검사: 94~96% 쿼드검사: 81% 위양성률: 5%	98~99% 위양성률: 0.5% 이하
결과의 제한점	고위험 결과시 침습적 진단검사	고위험 결과시 침습적 진단검사

태아 염색체 선별검사(산모 혈액 채취)

Technology	염색체 수 이상 신속스크리닝 검사	Chromosome analysis	chromosomal Microarray
검사 원리	FISH : 간기 또는 증기세포에 표적 유전자에 대한 특정 probe를 보합(hybridization)시킨 후 형광 현미경으로 관찰 QF PCR: DNA에 pnme를 넣고 증폭(PCR)시킨 후 appli-cation program로 판독	염색체 검사: 세포를 배양 후 증기 세포를 수확하여 G-banding법 염색 후 광학 현미경으로 관찰	CGH or SNP chip: 유전자 조각들이 칩에 부착하여 배열된 것을 말하며 형광표지된 cDNA 검체와 보합을 이루고 각 spot의 형광강도를 측정하여 수치화된 자료를 분석
검사질환	13,18,21 수적이상, 일부 미세결실 증후군	염색체 수적이상, 구조적 이상	염색체의 미세 결실, 중복 이상, UPD(LOH)
결과 판독 방법	주관적이며, 육안으로 판독	주관적이며, 육안으로 판독	객관적이며, 자동화 된 program으로 판독
결과의 제한점	검체에 모체혈액 혼입 시 부정확하고, target 이외의 다른 이상은 알 수 없음	육안으로 관찰이 어려운 미세결실, 중복은 알 수 없음	미세결실과 중복은 정확하나, VUS 및 CNV의 해석 및 구조적인 이상은 알 수 없음
검사 전, 후 유전상담	검사 전 각 검사의 특성을 이해하기 쉽게 설명하고, 결과의 제한점을 정확히 숙지하였는지 확인, 검사 후 결과의 해석적 보고를 산모가 이해하기 쉽게 설명하고, Abnormal 결과 시 추가검사의 필요성 및 다음 임신에 대한 재발 위험의 정도와 질병의 영향 및 미래상황을 예측 가능하도록 설명		

침습적 진단검사(융모막, 양수, 제대혈 채취)

2. 단일 유전자 질환(Single Gene Disorder)

DNA는 단백질을 생산하는 역할을 하며, 건강을 유지하는 모든 생물학적 과정을 담당하며 유전정보를 담고 있다. DNA는 이중나선구조를 이루고 있고, 각각의 가닥에는 아데닌, 티아민, 싸이토신, 구아닌(adenine, thymine, cytosine, guanine)이라는 4개의 화학적 염기가 존재하며, 이 염기의 배열된 순서가 어떤 단백질을 만들지 정해져 있으며, 이러한 배열에 오류가 생기면 유전자 질환이 생길 수 있다.

ㄱ. 멘델유전방식의 유전질환—4가지 유전방식의 조합
- 상염색체 우성 질환(autosomal dominant disorders)
- 상염색체 열성 질환(autosomal recessive disorders)

- 성염색체 우성 질환(X-linked dominant disorders)
- 성염색체 열성 질환(X-linked recessive disorders)

ㄴ. 유전체 각인에 의한 유전질환

ㄷ. 미토콘드리아 돌연변이에 의한 유전질환

3. 다인성 유전질환(Multifactorial Disorder)

ㄱ. 유전자 or 유전적 영향 관련 질환 + 환경적 요인

ㄴ. 구개열(cleft palate), 수두증(hydrocephalus), 선천성 고관절 탈구(congenital dislocation of hip), 선천성 심장질환(congenital heart disease), 제2형 당뇨(diabetes mellitus type 2), 골다공증, 비만, 당뇨병, 암 등도 포함한다.

유전 진단 검사방법
1. 중합효소연쇄반응(PCR; polymerase chain reaction)

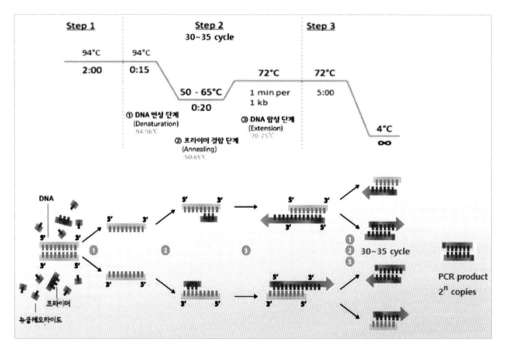

종합효소연쇄반응은 검출을 원하는 특정 DNA 단편을 선택적으로 증폭시킬 수 있으며, 소량의 DNA를 증폭하는 거의 모든 과정에 사용하고 있는 유전 검사에서 기본이 되는 검사법이다. 또한 세균이나 바이러스, 진균의 DNA에 적용하여 감염성 질환의 진단 등에 사용할 수 있다.

2. MLPA(Multiplex ligation-dependent probe amplification)

　　탐침자를 표적지에 교잡시킨 후 ligation시키고, 그 산물을 중합효소 연쇄반응으로 증폭시킴으로써 표적지의 존재 여부 또는 농도를 확인할 수 있는 방법이다.

◆ 검사특성:
- 여러 유전자들에 대한 거대결실 및 중복돌연변이 검출
- 유전자의 양적 변화가 다양한 암세포의 메칠화 양상변화 효과적 진단
- Array-CGH 방법을 통하여 나타나는 다양한 CNV에 대한 검증
- 검사에 필요한 DNA(20ng) 용량이 적음
- 분석시간이 짧고, 실험방법이 간단하여 한 번에 많은 targeted 분석 가능

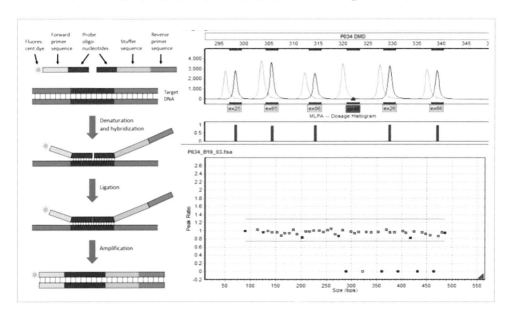

★ 염기서열변이를 검출하는 유전자검사

Ⅰ. First generation

Maxam-Gilbert method: Chemical excision based method로 독성이 강하고, 실험이 어려워서 현재는 거의 사용하지 않는 방법이다.

Sanger법(chain termination method)은 DNA가 중합반응을 할 때 삼인산중 두 개의 인산(PPi)가 떨어져 나가고, 하나 남은 인산이 DNA 가닥의 3′-말단의 수산화기(OH)에 공유 결합하면서 중합, 이때 dNTP(deoxy-nucleotide tri-phosphate) 대신 ddNTP를 중합반응에 첨가하면, 공유 결합할 수 있는 수산화기가 없어지면서, ddNTP가 결합된 가닥은 더 이상 중합반응이 일어나지 않게 되며, 더 이상 다음 nucleotide가 결합하지 못하여 신장반응이 종결하는 방법이며, Gold Standard로서 NGS 결과를 검증할 수 있다.

◆ 검사특성: 1bp~〈exon을 검출 가능하지만 Large deletion 또는 duplication은 검출 안 됨.

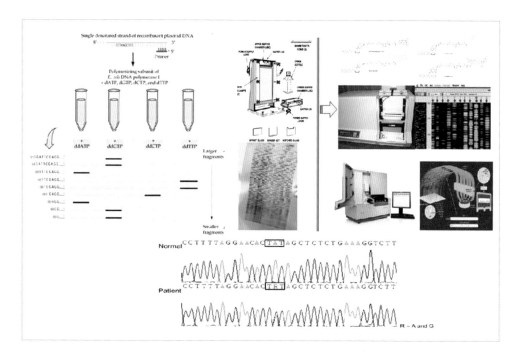

II. Second generation: 차세대 염기서열 분석법(Next Generation Sequencing; NGS)

*Pyrosequencing: Sequencing primer가 분석하려는 DNA가닥에 결합 후 특정 염기가 반응용액에 떨어지면 DNA염기 중합반응이 일어나면서 Pyrophosphate(PPi)기가 떨어져 나오며, 이때 sulfurylase에 의해 APS(adensosine 5′ phosphosulfate)와 반응하여 ATP

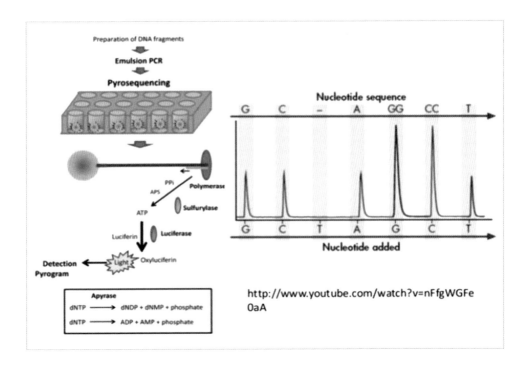

http://www.youtube.com/watch?v=nFfgWGFe0aA

를 만들어 내고, 이 ATP는 luciferase를 활성화 하여 luciferin을 oxylucifirin으로 산화시켜 빛을 만들어 CCD camera로 검출하는 방법이다.

◆ 검사특성
  • Sequencing primer의 위치를 자유롭게 design하여 특정 염기 분석 가능
  • 정확하고 간편하게 분석, PCR 후 1시간 이내 결과를 알 수 있음
  • Bisulfite 처리 결과를 monitoring할 수 있는 QC 제공

*클론증폭(clonal amplification)

에멀전 PCR(Emulsion PCR, 유탁액 PCR): Roche사의 GS FLX와 Life Technology사의 SOLiD 5500시리즈에 사용: 에멀전 PCR은 게놈 DNA를 단편화(fragmentation)하여 얻은 집합체인 DNA library를 기름 속에서 작은 수용액 방울로 공간적으로 잘 분리(separation)한 다음 이 각각의 DNA 단편을 유탁액(emulsion) 안에서 증폭하게 함으로써 각각의 단일 단편(single fragment)에 대한 클론증폭(clonal amplification)이다.

Bridge amplification: Illumina사의 Genome Analyzer의 경우 유전체 DNA에서 얻은

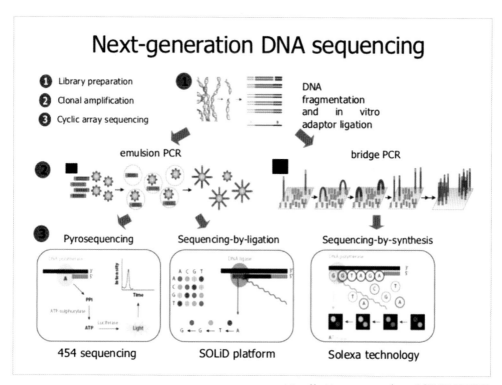

Next-generation DNA sequencing

1. Library preparation
2. Clonal amplification
3. Cyclic array sequencing

DNA fragmentation and in vitro adaptor ligation

emulsion PCR

bridge PCR

Pyrosequencing

Sequencing-by-ligation

Sequencing-by-synthesis

454 sequencing

SOLiD platform

Solexa technology

짧게 단편화 DNA에 adaptor oligonucleotide를 연결시킨 후, 이를 glass flow cell의 표면에 흘려주면 표면에 고정된 primer(adaptor sequence와 상보적)에 혼성화 상태에서 PCR 시약을 가하고 열사이클을 행하면 주변의 표면에 존재하는 free primer에 고정된 DNA가 구부러지면서 다른 쪽의 adaptor가 결합하여 증폭한다.

- 대용량 병렬 DNA 시퀀싱(Massively parallel DNA sequencing): 수십만 개의 단일 DNA 단편(sigle DNA fragment)을 공간적으로 분리한 다음 그 자리에서(in situ) 클론을 바로 증폭(clonal amplification)하거나 염기서열 결정 반응시켜 수십만 개의 다른 clone 을 대량병렬(massively parallel) 방식으로 처리한다.

- Cyclic sequencing(Sanger 방법을 탈피한 서열정보): 주형에 효소적인 조작을 가하여 mononucleotide를 하나씩 붙이면서 그때 나오는 signal을 물리화학적으로 검출하는 방법이다.

유전질환과 검사 _ 강유선

기기명	454 GS FOR®	Genome Analyzer Hiseq®	SOLiD®
회사명	Roche	Illumina	Life Technology
클론증폭(clonal amplilication)방식	emulsion PCR on bead	solid phase bridge amplification	emulsion PCR on bead
클론(done)의 공간적 분리	one DNA fragment per head	one DNA fragment per cluster	one DNA fragment per head
대량병렬	기판 위의 수많은 pico-liter reactor wells 존재, bead 하나씩 들어감	glass flow cell 기관 위에 primer가 부작됨, 단일 DNA단편이 결합된 후 클론증폭	기관 glass slide 위에 badd를 공유결합
시퀀싱 방식 (base/color calling)	pyro-sequencing	sequencing by synthesis	sequencing by ligation
lead length(bp)	400-500	-100	-50
전체염기서열 결정	alignment of short reads	alignment of short reads	alignment of short reads

대표적인 NGS 기기의 특징　　　　　　　　[출처: Korean J Clin Lab Sci, 2012, 44(4): pp.167-177]

III. Third generaion(Next NGS)

- Single Molecule, RealTime(SMRT): 시퀀싱 전의 PCR 증폭 과정을 생략하고 DNA 단일분자를 그대로 시퀀싱할 수 있다는 점이 차세대 시퀀서와 구분되는 점

- Oxford Nanopore: 나노포어라는 것은 직경 나노(10억분의 1) 미터의 극소의 구멍을 DNA 분자가 통과하면서 네 종류의 염기마다 서로 다른 세기의 전류가 흐르게 해서 염기를 읽어내는 기법(시퀀싱의 실제 상품화의 시기, 시퀀싱 가격, 인간 게놈 정도의 대규모 시퀀싱 가능성).

- 반도체 시퀀서(Semiconductor Sequencer): 반도체 칩의 작은 구멍(well)에서 각각 DNA 합성이 일어나면서 나타나는 pH 변화를 직접 반도체에서 신호로 잡아내어 수행. 라이프 테크놀로지스에 소속된 Ion Torrent에서 반도체 기술 기반의 소형 시퀀서인 PGM(Personal Genome Machine)을 등장시켜 소형 시퀀서의 유행을 활성화.

기기명	SMRT® Nanopogl Sequencing®	Oxford	FRET® Ion Proton® sequencer	Ion PGM®
회사명	Pacific Bioscience Technologies	Oxford Nanopore Biotechnology	Visigen	Iron Torrent
단일DNA분자 방식 여부	yes	yes	yes	no
cyclic sequencing 여부	yes	no	yes	yes
반응 원리	by polymerase by nanopore 전류흐름	by exonuclease, with donor 형광분자	by polymerase	by polymerase
염기서열판독(sequencing detection) 방법	by 형광 pulse	by current	by형광 방출	by release of hydrogen ion
형광사용 여부	yes	no	yes	no

Next NGS 기기의 특징

[출처: Korean J Clin Lab Sci, 2012, 44(4): pp.167-177]

★Gene Detection test Summary

- 단일염기의 차이(single nucleotide polymorphism; SNP): 대표적인 유전체의 다형성으로 DNA 염기들 중의 하나에 나타나는 일반적인 돌연변이로 인간의 게놈(genome)에는 약 3백만 개의 SNP가 존재하여 약 500~1,000 염기당 1개꼴로 나타나며 그 중 약 20만 개가 단백질을 만드는 유전자에 존재하는 cSNP일 것으로 추정된다.

- 복제수 변이(copy number variation, CNV): 통상적으로 2n의 형태로 존재하는 일반적인 서열들과 달리 결실(deletion_0n, 1n 상태), 증폭(duplication_3n 이상의 상태), 전위(inversion), 전좌(translocation)되어 발생되는 유전체의 개인별 유전자 구조변이(structural variation) 등, 인간의 표준 참조 게놈(Reference Genome)과 비교해 반복되는 서열의 숫자의 차이를 보이는 1kb 이상의 DNA 조각을 주로 의미하며, 평균 크기는 29kb에서 523kb 정도이고, CNV 크기의 기준을 최근에는 50bp 이상으로 한다. 인구의 5-10%는 500kb 이상의 큰 CNV, 1-2%는 1Mb 이상의 매우 큰 CNV가 있으며, 유전체상에서 많은 영역을 차지하는 CNV는 질환과 관련이 없는 경우가 많지만, dosage effect를 나타내는 유전자가 포함되면 질환을 유발하게 되고, CNV에 의해 유전자가 절단 또는 유전자 간의 융합이 발생하거나 non-coding regulatory element가 포함되면 유전자의 발현이나

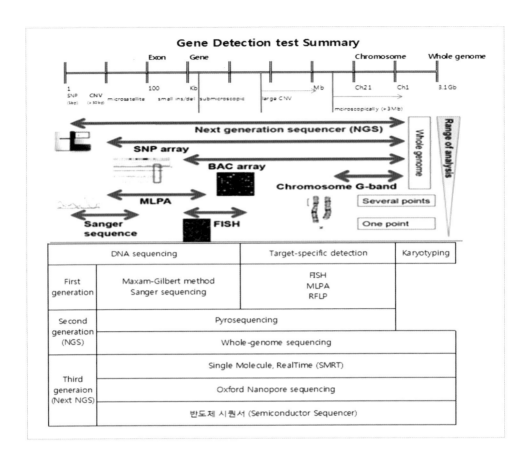

	DNA sequencing		Target-specific detection	Karyotyping
First generation	Maxam-Gilbert method Sanger sequencing		FISH MLPA RFLP	
Second generation (NGS)	Pyrosequencing			
	Whole-genome sequencing			
Third generaion (Next NGS)	Single Molecule, RealTime (SMRT)			
	Oxford Nanopore sequencing			
	반도체 시퀀서 (Semiconductor Sequencer)			

기능에 영향을 준다. 복제수변이(CNV)는 ACMG Guideline에 따라서 'benign', 'likely benign', 'pathogenic', 'likely pathogenic', 'Uncertain clinical significance(VUS)' 으로 분류할 수 있으며, 수많은 CNVs 중에서 환자의 질환과 관련되는 CNVs를 판단하기 위해서 CNVs 해석 가이드라인과 필요한 databases를 숙지하여야 한다.

3-3. 빅데이터 분석 프로그램의 활용

인간 유전체 프로젝트(Human Genome Project; HGP)는 세포 핵DNA의 약 32억 개의 염기쌍의 서열을 읽어 유전자 설계도를 그리는 프로젝트로 1990년부터 13년간 약 3조

5000억 원의 비용을 들여 2003년에 최초로 완성되었다. DNA는 A, T, G, C 네 개 염기가 3개씩 조합하여, 차례로 아미노산서열로 번역된 후 단백질이 만들어져 생명체를 구성하고 유지시켜 준다. 인류의 생명에 대한 연구와 밝혀진 유전정보는 유전병의 원인 파악, 진단 및 치료에 획기적인 토대를 마련하였다. 인간의 유전체 양을 가늠해 본다면, 염기쌍이 한 개의 문자이고, A4용지 1장당 1000문자를 채운다고 가정한다면, A4용지가 300m나 쌓인다고 한다. 이러한 유전체 데이터는 검사방법의 발전으로 전세계적으로 연구가 활발히 진행되고 있으며, 우리나라에서도 국가 바이오 빅데이터 구축사업(K-DNA)을 추진하여 국가 차원에서 유전체 데이터를 체계적으로 수집하고 있다. 유전체 검사업무에서 사용되는 분석 프로그램은 계속 발표되는 많은 정보를 취합하여 정확한 진단에 필요한 정보를 제공한다.

본 절에서는 유전체 검사업무에서 사용되는 빅데이터 프로그램의 활용에 대해 실무적으로 기술한다.

1. 유전체 빅데이터 분석 개요

최신 유전자검사 기술은 임상 진단 테스트로 활용되고 있으며, 암을 유발하는 유전자의 변이에 대한 신속한 검사와 다른 암과의 복잡한 관계를 해결하는 데 도움을 주며, 이전에 알려지지 않은 돌연변이에 대한 확인이 가능하다. 유전자검사 기술의 발전은 질환의 유전적 원인에 대한 진단에 기여하나, 아직 밝혀지지 않은 불확실한 유전자 변이 결과에 대한 가능성도 높아진다. 새로 확인된 여러 변이들 중 어느 것이 임상적으로 의의가 있는지 결정하는 것은 매우 어려운 일이며, 유전자 변이와 질병 사이의 연관성이 입증되지 않아 자신이나 자녀에게 어떤 의미가 있는지에 대한 정보를 제공할 수 없는 경우가 발생한다. 유전자검사의 헬스케어 분야와 소비자가 직접(DTC) 유전자검사 결과에서 검사실마다 동일한 변이를 해석하는 기준의 차이로 서로 다른 결과 해석을 할 수 있으며, 해석에 대한 국제 지침은 도움이 되지만, 모두 동일한 지침을 사용해도, 변이 중 34%만이 모든 실험실에 의해 동일하게 분류되었으며, 변이의 22%는 다르게 분류되어 변이의 중요성을 평가할 때 임상양상이 적합한지 고려하는 것이 매우 중요하다.

그러므로 우리가 유전자검사를 할 땐 매우 신중해야 하며, 불확실한 의미의 유전적 변이에 대해서 잘못된 해석은 검사 대상자뿐만 아니라 온 가족의 임상 치료에 영향을 줄 수 있다. 유전체 검사를 바탕으로 건강을 개선하기 위해 예방 조치 및 치료가 가능한 장애를 진단함으로써 환자와 가족에게 혜택을 줄 수 있는 잠재력이 있으며, 임상 치료와 사람들의 삶에 엄청난 변화를 가져올 수 있다. 개인 및 희귀 난치 환자의 유전체 데이터를 활용한 정밀의료의 발전에 필요한 연구 개발이 이루어지고, 유전체 정보를 기반으로 한 개인의 건강관리와 유전적 변이의 환자와 가족 구성원에게 질병에 대한 예측과 예방 및 약물 치료 선택시, 유전자검사로 복용량을 처방하고, 부작용의 위험에 따른 약물의 부적합 여부에 대한 정보를 줄 수 있을 것이다.

하지만 유전자검사에서 광범위한 결과에 대한 정보의 공유 결정이 개인의 의사와 상관없이 내려질 수 있다는 문제점에 대한 논의도 필요하며, 동일한 유전적 상태가 개인마다 다르게 표현될 수 있고, 잘 알려진 많은 유전자의 기능이 다른 유전자와 함께 서로 연결되어 있어 정확한 가이드 마련에 어려움이 있다. 또한 산전 유전 검사는 비침습적 산전검사로 태아 유전자 선별 또는 검사를 가능하게 하여, 검사의 안전성으로 인해 일상적인 검사로 시행될 수 있으나 다양한 윤리적 문제가 발생할 수 있다. 헬스케어의 유전자검사의 접근성 확대로 다이어트, 피부, 탈모, 체질량, 콜레스테롤, 중성지방, 혈압, 혈당, 카페인 대사 등 관련된 유전자검사를 온라인을 통해 소비자가 직접 의뢰하는 유전자검사(DTC)로 조상, 영양, 운동 능력 및 아동 재능과 같은 다양한 문제에 대한 통찰력을 제공한다고 하지만, 그 결과에서 제공하는 유전 정보는 근거가 부족하므로 연구결과의 데이터를 수집하고, 분석하여 지속적인 정보의 업데이트가 필요하다.

2. 빅데이터 분석 프로그램

1) 핵형 분석의 AI 솔루션—DoAI

GC녹십자의료재단이 의료 인공지능(AI) 플랫폼 기업 DoAI 함께 공동개발한 '염색체 정렬 및 판독 인공지능 솔루션'은 AI가 내장된 클라우드 기반 기술로 세포분열 중기(Metaphase) 이미지를 학습하여 염색체 이미지를 분석해 염색체의 수적, 구조적 이상 여부를 판단한다. 염색체를 빠르고 정확히 분석하고 임상 소견 등을 고려한 종합적 해석을 즉각적으로 확인 가능하며, 작업 할당이나 작업량 등 업무의 진행 과정을 실시간 모니터링하고 검사 및 판독 과정에 다수의 사용자간의 커뮤니케이션에 있어 시간적·물리적 제약을 최소화할 수 있는 특징으로 검사 소요시간 단축 및 업무환경의 전반적인 향상을 구현할 수 있다.

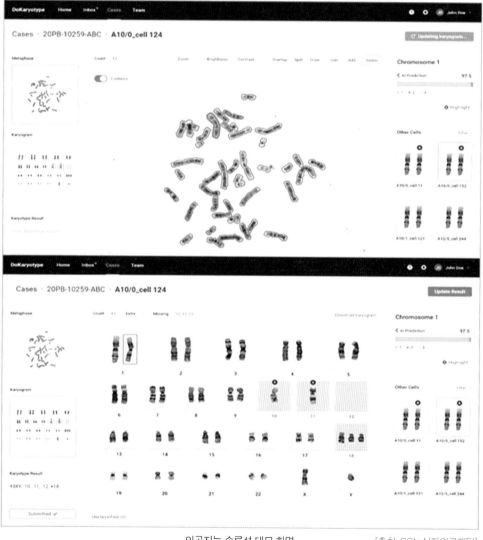

인공지능 솔루션 데모 화면　　　[출처: GC녹십자의료재단]

2) 세포유전 관련 정보 웹사이트

Mitelman Database: 암의 염색체 이상 및 유전자 융합에 대한 데이터베이스

https://mitelmandatabase.isb-cgc.org/case_search

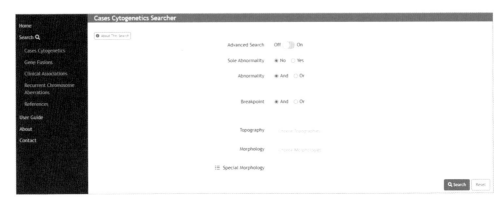

CytoConverter: 핵형을 게놈 좌표로 변환하는 웹 기반 도구

https://jxw773.shinyapps.io/Cytogenetic__software/

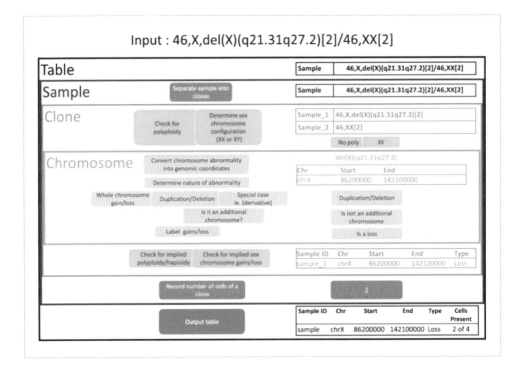

국가생명자원정보센터(KOBIC): 국내 생명연구자원정보의 총괄관리와 생명정보 분야의 전문연구를 위한 범부처 국가센터 https://www.kobic.re.kr/kobic/

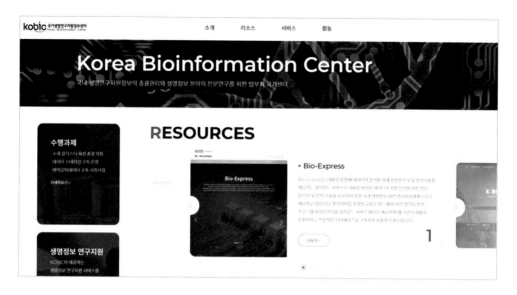

3. 유전 결과의 빅데이터 활용

1. 유전질환에 대한 정보 웹사이트

1) Online Mendelian Inheritance in Man(OMIM _ www.omim.org)

OMIM은 Victor A. McKusick 박사의 Mendelian Inheritance in Man(MIM)의 온라인 버전 1987년 이후 인터넷을 통해 유전자와 유전자 표현형(phenotype)에 대한 포괄적인 정보를 다루는 가장 오래 된 역사를 가진 데이터베이스, 역사만큼이나 방대한 자료를 포함, 정보의 정리가 다른 웹사이트보다 가독성이 떨어지는 단점이 있지만, 각 자료에 대해 전문가의 검증이 수반되어 높은 신뢰성이 있는 필수적인 데이터베이스이며, 외부 관련 링크가 잘 되어 있다.

2) Gene Reviews(www.genereviews.org)

Gene Reviews는 단일 유전자 또는 표현형과 일반적인 상태의 유전적 원인을 요약하고, 관련성이 있고 의학적으로 유용한 내용을 계속 유지하기 위해 2년에서 4년마다 또는 필요에 따라 업데이트, 임상적으로 관련된 정보가 잘 정리되어 있어서 희귀유전질환에 대한 정보 검색에 자주 사용하는 유용한 데이터베이스이다.

3) 유전학 홈 레퍼런스(GHR; Genetics Home Reference _ https://ghr.nlm.nih.gov/)

Genetics Home Reference는 인간의 건강에 유전적 변이가 미치는 영향에 대한 소비자 친화적인 정보를 제공하고, 유전자 1,400개 이상의 유전자의 기능에 대한 정보와 유전자의 변화가 건강상태와 어떻게 관련되는지 알아보기에 쉽고 편리한 데이터베이스이다.

4) Orphanet(www.orpha.net)

Orphanet은 1997년 프랑스 국립보건의학연구소에 의해 개발, 희귀질환의 진단 및 치료에 관한 지식을 수집 및 개선하여 정보를 제공, 업데이트 상태를 확인할 필요가 있다.

5) 미국 유전병 및 희귀질환정보센터(GARD; Genetic and Rare Diseases Information Center _ https://rarediseases.info.nih.gov)

GARD는 미국 국립보건원(NIH)과 미국 국립인간게놈연구소(NHGRI)에서 지원받아 운영되는 센터로서 희귀질환 환자의 지원, 희귀질환 진단 및 치료 지원, 연구자 연결, 연구 및 치료 자금 지원 연결, 희귀 질환에 대한 교육 등 활동 GARD 사이트 내에 희귀질환의 정보를 서비스하고 있으며, 질환 정보, 유전여부, 진단 및 치료정보뿐만 아니라 환자를 지원하기 위한 지원기관, 전문가 목록, 질환 관련 컨퍼런스 및 이벤트 일정 등을 제공, 또한 각 질환별로 Genetics Home Reference(GHR), The Screening, Technology And Research in Genetics(STAR-G) Project, Monarch Initiative, New England Consortium of Metabolic Program, Online Mendelian Inheritance in Man(OMIM), Orphanet, PubMed의 외부 링크를 지원한다.

6) 미국 국립희귀질환기구(NORD; National Organization for Rare Disorders _ https://rarediseases.org)

희귀질환 환자 지원단체들이 연합하여 1983년에 NORD로 조직되어, 현재까지 희귀 질환 환자, 치료법 관련 기업, 임상의학자 및 연구자들을 지원하는 기구로 활동, NORD에는 약 1300여 개의 희귀질환의 목록을 유지하고 있으며, 지원 기관들과 치료법, 특히 현재 개발되고 있는 치료법 등에 대해 자세한 정보를 포함한다.

7) The Clinical Genome Resource(ClinGen _ www.clinicalgenome.org)

클린젠(ClinGen)은 국가인간게놈연구소(National Human Genome Research

Institute)에서 2013년에 설립되었으며 Clinical Genome Resource(Clinical Genome Resource) 또는 ClinGen은 유전자와 건강간의 관계에 대한 지역 사회의 지식을 높이기 위해 National Institutes of Health에서 기금으로 조성, 정밀 의학 및 연구에 사용하기 위한 유전자 및 변이형의 임상적 관련성을 정의하는 지식 기반을 구축. 환자, 임상의, 실험실 및 연구원과 같은 주요 이해 관계자 그룹의 유전 및 건강 데이터 공유를 장려한다.

8) Human Phenotype Ontology(HPO_ https://hpo.jax.org/app/download/ ontology)

NIH의 지원을 받는 국제 컨소시엄인 Monarch Initiative에서 개발한 HPO는 인간 질병에서 발생하는 표현형(phenotype) 이상 현상에 대한 표준화된 어휘를 제공. HPO는 의학 문헌, Orphanet, OMIM 등을 참고하여 개발되고 있으며, 현재 13,000개 이상의 용어와 156,000개 이상의 유전 질병에 대한 주석을 포함한다.

9) 질병관리본부 희귀질환 헬프라인(http://helpline.nih.go.kr/cdchelp/index.jsp)

질병관리본부에서도 2012년부터 일부 희귀질환에 대해 전국 단위의 전문가 네트워크를 구성하여 환자 임상자료 및 생체자원을 통해 희귀질환의 진단, 치료 및 예후 등에 대한 임상정보와 시료를 수집 · 분석하여 한국인의 임상적 특성을 규명하고 국내외 관련 전문가들과 정보 공유를 통해 해당 질환의 진료지침 개발, 치료기술 개발로 이어질 수 있도록 하여 환자들의 조기진단 및 진료의 질 향상에 기여, 국내 6개 질환(시신경척수염, 아밀로이드증, 유전성 부정맥, 전신홍반성루푸스, 조직구증식증, 크론병)에 대한 전문가 네트워크를 운영하고 있으며, 2019년 2월 현재 927개의 질환에 대한 증상, 원인, 진단, 치료 등의 정보를 한글로 제공. 관련 임상시험의 정보를 제공하기 위해 ClinicalTrials.gov로 외부링크를 제공하며, 국내 의료비 지원 여부에 대한 정보도 제공한다.

10) Korean Mutation Database(KMD _ http://kmd.cdc.go.kr)

KMD는 질병과 관련된 한국인 유전자 변이를 정리, 분류, 저장, 공유하기 위해 국립보건원에서 2009년에 개발되었으며, 2019년 2월 현재 540개의 질환과 2,164개의 유전자 변이에 대한 정보를 제공. KMD는 PubMed에서의 검색을 통한 자료 수집과 국내 주요 유전자 클리닉과 제휴한 유전자 진단 연구소에서의 자료를 수집하여 데이터베이스를 구축. 해당 사이트(https://kmd.nih.go.kr/kmd/kmd)를 통해 유전자 변이 검색과 등록이 가능하며, 정확한 유전자 변이 등록에 대한 가이드라인을 수록, KMD는 국립보건원의 헬프라인의 희귀질환 데이터베이스이다.

유전질환과 간사 _ 강우선

4. 유전질환 실무 검색 활용_Fabry disease

1) Online Mendelian Inheritance in Man(OMIM _ www.omim.org)

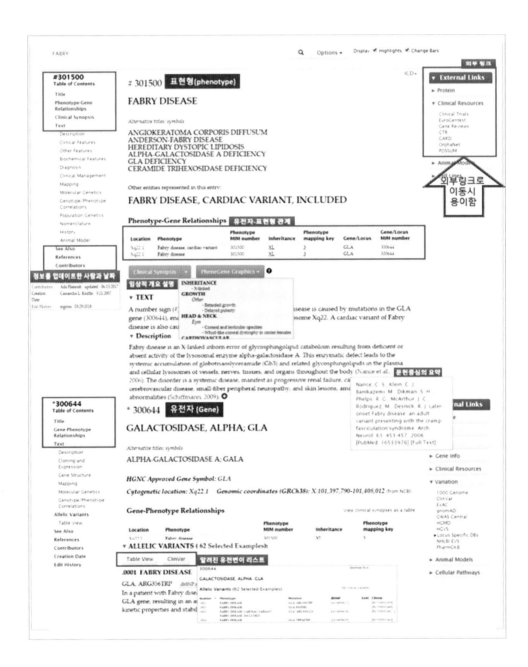

2) Gene Reviews(www.genereviews.org)

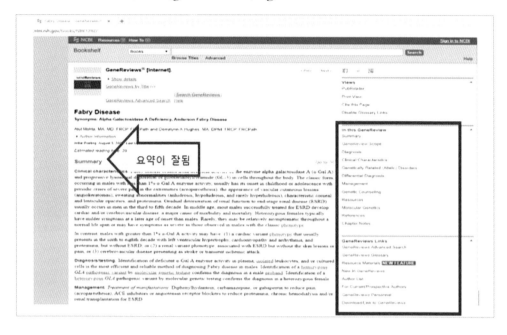

3) 유전학 홈 레퍼런스(GHR; Genetics Home Reference_https://ghr.nlm.nih.gov/)

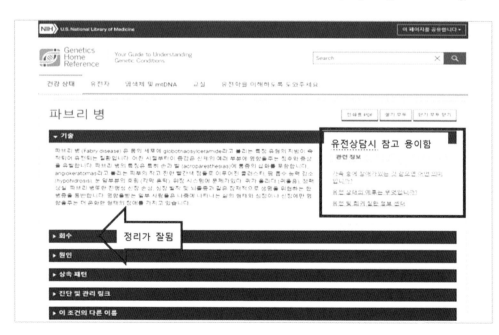

4) Orphanet(www.orpha.net)

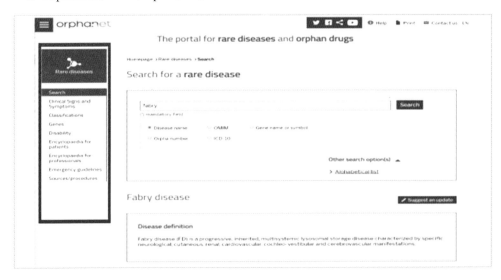

5) 미국 유전병 및 희귀질환정보센터(Genetic and Rare Diseases Information Center; GARD _ https://rarediseases.info.nih.gov)

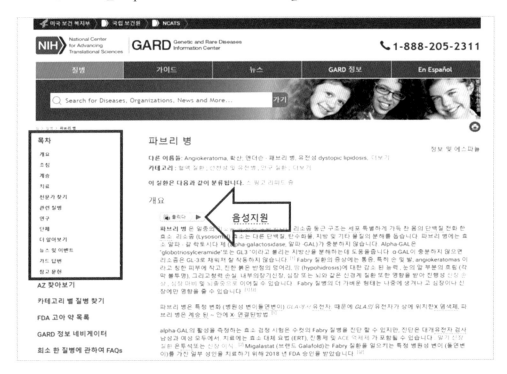

6) 미국 국립 희귀질환기구(NORD; National Organization for Rare Disorders)

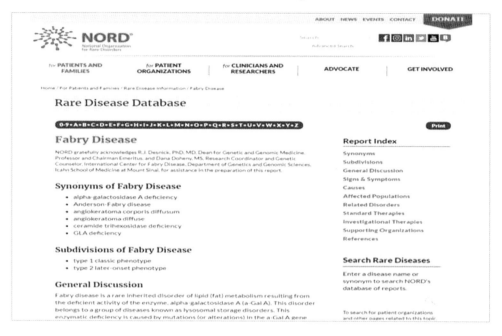

7) The Clinical Genome Resource(ClinGen _ www.clinicalgenome.org)

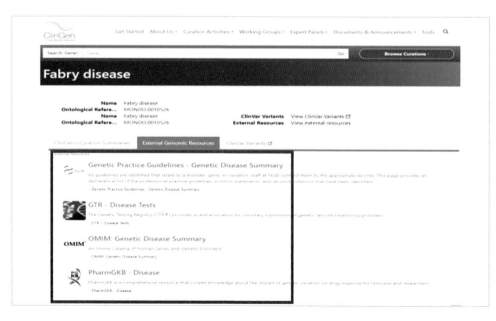

8) Human Phenotype Ontology

(HPO _ https://hpo.jax.org/app/download/ontology)

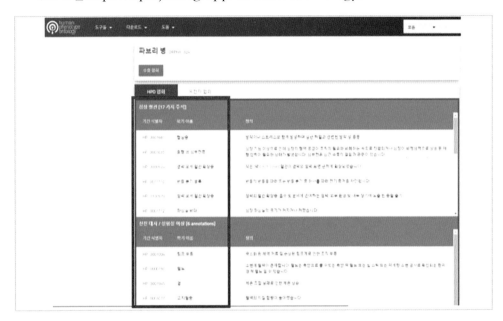

9) 질병관리본부 희귀질환 헬프라인(http://helpline.nih.go.kr/cdchelp/index.jsp)

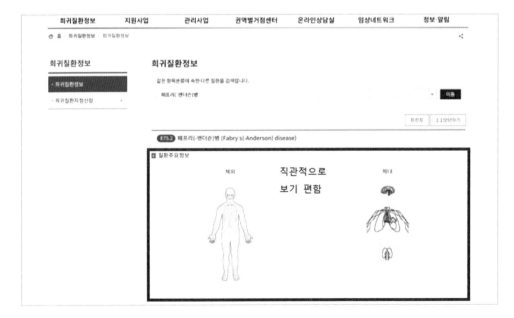

10) Korean Mutation Database(KMD _ http://kmd.cdc.go.kr)

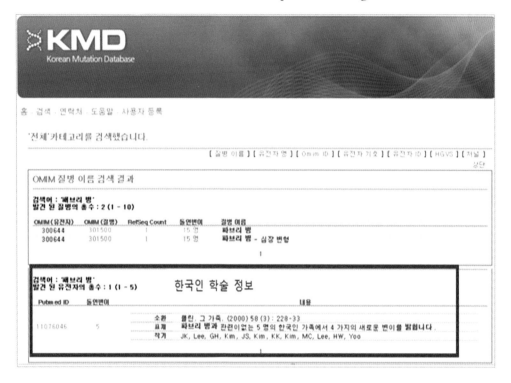

3-4. DTC 유전자검사

미국의 유명한 헐리우드 배우인 안젤리나 졸리는 2013년 뉴욕타임즈에 '나의 의학적 선택(My Medical Choice)' 이라는 글로 암에 대한 가족력과 그로 인한 고위험군 진단으로 예방적 유방 절제술을 받았음을 이야기했다.

이 사건을 계기로 BRCA 1,2 유전자 테스트는 기존에는 의사의 처방이 있어야만 받을 수 있었지만, 2018년 3월 미국 식품의약국(FDA)이 유전자검사업체(23andMe)의 BRCA 1,2 유전자 DTC 테스트를 승인하면서 의사 처방 없이 BRCA 검사를 받을 수 있게 됐다. 이러한 이슈들로 미국, 유럽, 일본, 중국 등 주요 선진국들의 DTC 시장은 급속도로 확장되고 있으나, 우리나라는 여러 규제와 법제 미비로 DTC 시장의 성장에 어려움이 있다.

DTC 유전자검사의 활용 및 제한은 윤리적, 법적, 사회적 영향(ELSI, Ethical, Legal and Social Implications)에 대한 연구가 필요하며, 유전 상담을 통해 유전자검사의 정보 및 결과의 한계에 대해 충분한 설명이 반드시 시행되어야 한다. 이 절에서는 우리나라 DTC 유전자검사의 개요와 방법 및 활용과 이슈에 관하여 이야기해 볼까 한다.

1. DTC 유전자검사의 개요

DTC 유전자검사는 소비자가 의료기관이 아닌 유전자검사기관에 직접 의뢰하여 유전자검사를 받는 서비스를 말하며, 이를 통해 개인의 유전자 변이를 손쉽게 확인할 수 있는 의료분야의 신산업으로 주목 받고 있다.

「생명윤리 및 안전에 관한 법률」 제50조 제3항 제2호의 규정에 의하여 「의료기관이 아닌 유전자검사기관이 직접 실시할 수 있는 유전자검사 항목에 관한 규정」에서 의료기관이 아닌 유전자검사기관에서 검체 수집, 검사, 검사결과 분석 및 검사결과 전달 등을 소비자 대상으로 직접 수행하여 실시할 수 있는 유전자검사로 정의하고 있다.

검사의 목적이 의료기관에서 시행하는 질병의 진단이나 치료 등 의료적 목적이 아니므로, 검사의 의료적 필요성 및 유효성이 명확하지 않은 검사가 시행될 수 있다. 그래서 보건복지부에서는 자격을 갖춘 유전자검사기관을 인증제 시범사업으로 선정하고, 검사 가능한 항목도 개인의 특성이나 건강에 관련된 웰니스 항목으로 허용하고 있다.

이러한 검사항목은 2019년 2월부터 12월까지 1차 시범사업을 실시하여 56개 항목을 허용하였고, 2020년 2차 시범사업에서 13종이 추가되어 검사 가능한 항목은 70종이며, 분류하면 영양소, 운동, 피부·모발, 식습관, 개인 특성(알코올 대사, 니코틴 대사, 수면습관, 통증 민감도 등), 건강관리(퇴행성관절염, 멀미, 요산치, 체지방률 등), 혈통(조상 찾기) 등이 포함되어 있다.

또한 보건복지부에서는 국가생명윤리심의위원회의 권고의견과 관련 전문가들의 자문을 모아 소비자를 위한 DTC 유전자검사 가이드라인(1차)을 배포하여 검사의 주의사항 및 활용 방법 등을 안내하고 있다. 그러나, DTC 유전자검사에 대한 소개와 설명문만으로, 의료적인 지식이 부족한 소비자가 읽고 내용을 이해하여 유전정보의 중요성을 인식하고 유전자검사 동의서에 서명하는 것인지에 관해서는 확인이 어렵고, 아직 소비자의 입장에서 대변해 줄 장치가 없으며, 영양소, 운동, 피부·모발, 식습관, 개인 특성(알코올 대사, 니코틴 대사, 수면습관, 통증 민감도 등), 건강관리(퇴행성관절염, 멀미, 요산치, 체

DIC 유전자검사 2차 시범사업 포함 항목(기존 57＋2차 추가 13)

분류	DIC 유전자검사 2차 시범사업 포함 항목(기존 57＋2차 추가 13)		
영양소 (+9)	비타민 농도 마그네슘 농도 칼륨 농도 지방산 농도 비타면 B12+ 타이로신 루테인&지아잔틴＋	비타민D 농도 아연 농도 칼륨 농도 비타민 A+ 비타민 E+ 베타인	코엔자임 Q10농도 철 저장 및 농도 아르기닌 농도 비타민 B6+ 베타민 K+ 셀레늄
운동	근력운동 근육발달능력 약력	유산소 운동 적합성 단거리 질주 능력 운동 후 회복능력	지구력운동 적합성 발목 부상 위험도
피부/모발	기미/주근깨 피부노화 튼살/각질 새치	색소침착 피부염증 남성형 탈모 원형 탈모	어드름 발생 태양 노출 후 태닝반응 모발 굵기
식습관	식욕 쓴맛 민감도	포만감 짠맛 민감도	단맛 민감도
개인특성	알코올 대사 와인선호도 카페인 대사 수면 습관/시간	알코올 의존성 니코틴 대사 카페인 의존성 아침형, 저녁형 인간	알코올 홍조 니코틴 의존성 불면증 통증 민감성
건강관리 (+4)	퇴행성 관절염증 감수성 요산치 채질량지수 혈압 운동에 의한 체중 감량 효과	멀미 중성지방농도 콜레스테롤 골질량 체중감량 후 체중회복기능성(요요기능성)	비만 채지방율 혈당 복부비만(허리엉덩이비율)
혈통	조상 찾기		

*조건부 허용 7항목: 과량 섭취시 소비자 위해 반응 보고 동의 사유로 소비자 대상결과 전달시 불평 문구 보완예방을 해당 성분 보충제의 사용을 권고하지 않고 성분을 포함한 식품 단순 안내만 가능 등 조건부로 시범사업 수행
※ 파란 글씨: 2020년 2차 시범사업 추가 허용 13 항목

지방률 등), 혈통(조상 찾기) 등이 포함되어 있다.

또한 보건복지부에서는 국가생명윤리심의위원회의 권고의견과 관련 전문가들의 자문을 모아 소비자를 위한 DTC 유전자검사 가이드라인(1차)을 배포하여 검사의 주의사항 및 활용 방법 등을 안내하고 있다. 그러나 DTC 유전자검사에 대한 소개와 설명문만으로, 의료적인 지식이 부족한 소비자가 읽고 내용을 이해하여 유전정보의 중요성을 인식하고 유전자검사 동의서에 서명하는 것인지에 관해서는 확인이 어렵고, 아직 소비자의 입장에서 대변해 줄 장치가 미비하다. 그렇지만 DTC 유전자검사가 개인의 유전정보를 알고 능동적인 생활습관 관리를 통해 질병을 예방, 예측하고, 진단과 치료의 의학적인 결정에 직접적으로 참여할 수 있는 기반이 될 수 있다. 2022년 7월 보건복지부와 국가생명 윤리정책원이 DTC 유전자검사기관으로부터 인증신청을 받아 검사기관의 질적 수준을 확보하고, 기존 유전자검사가 가능한 항목을 제한하던 방식에서 검사기관이 검사항목을 자유롭게 신청하고 인증을 받은 후 검사가 가능하도록 제도를 개편하여 DTC유전자검사의 범위를 확대했다.

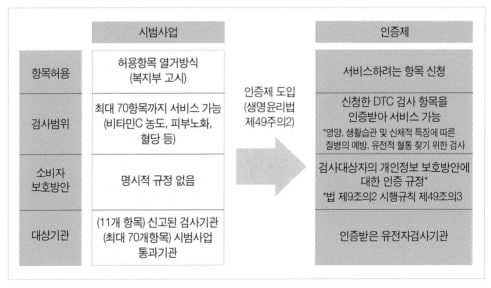

	시범사업		인증제
항목허용	허용항목 열거방식 (복지부 고시)	인증제 도입 (생명윤리법 제49주의2)	서비스하려는 항목 신청
검사범위	최대 70항목까지 서비스 가능 (비타민C 농도, 피부노화, 혈당 등)		신청한 DTC 검사 항목을 인증받아 서비스 가능 *영양, 생활습관 및 신체적 특징에 따른 질병의 예방, 유전적 혈통 찾기 위한 검사
소비자 보호방안	명시적 규정 없음		검사대상자의 개인정보 보호방안에 대한 인증 규정* *법 제9조의2 시행규칙 제49조의3
대상기관	(11개 항목) 신고된 검사기관 (최대 70개항목) 시범사업 통과기관		인증받은 유전자검사기관

시범사업과 인증제 비교

국내 DTC유전자검사 종류

유전자검사전문 업체	연계 업체	상품명	서비스
마크로젠	동원 F&B (GNC)	마이 G스토리	50종의 유전자를 대상으로 감사하며 맞춤형 건강 기능 식품 추천 서비스
	SK텔레콤 인바이츠 헬스케어	Cares DNA	국내 최초 유전자검사 결과 기반의 구독형 헬스케어 서비스 소비자의 유전자 특성을 파라해 개인별로 맞춤화된 건강관리 솔루션 제공
	건강한 친구들	유전자 홈트	유전자검사를 통해 체질량지수, HDL콜레스테롤, LDL콜레스테롤, 중성지방농도, 공복혈당, 평균혈압 등 건강과 밀접한 관련이 있는 유전자 항목의 분석하여 가장 효율적 운동방법 및 완벽한 맞출 솔루션을 제공
랩지노믹스	뱅크샐러드	뱅크샐러드 유전자 검사 키트	유전자검사에서는 영양소, 운동, 피부/모발, 식습관, 개인특성, 건강관리 등 총 65종의 유전인자 항목을 확인
	쥬비스	WithGENE Diet	다이어트와 관련된 개인 유전자 항목을 분석해 개인 맞춤형 다이어트와 영양 관리에 도움을 줄 수 있는 서비스
테라젠바이오	허벌라이프	젠스타트플러스 (Gene Start+)	비만 관리, 비타민 관리, 혈관 건강, 미네랄 관리, 근골격 편리, 영양소 관리, 식습관 관리, 피부 모발 관리 등 개인 유전자 항목을 분석해 맞춤형 건강관리
지니너스	카카오 헬스케어	HealthSCAN	건강검진 유전자검사 서비스 데이터 기반 모바일 헬스케어를 통한 초개인화 건강관리 맞춤형 서비스 구축
메디젠 휴먼케어	메디젠 휴먼케어	MELTHY 시스템	개인의 유전적 특이성을 파악해 피부 뷰티 및 미용 효과, 탈모와 관련된 개인의 특성분석 균형 있는 건강관리를 위한 개인 맞춤형 헬스케어 서비스 제공
이원다이 애그노믹스	이원다이 애그노믹스	진투미	총 54가지 종류 유전자를 검사하여 소비자 라이프 스타일 패턴에 대한 방향을 제안하는 유전자 분석 서비스

2. DTC 유전자검사 방법

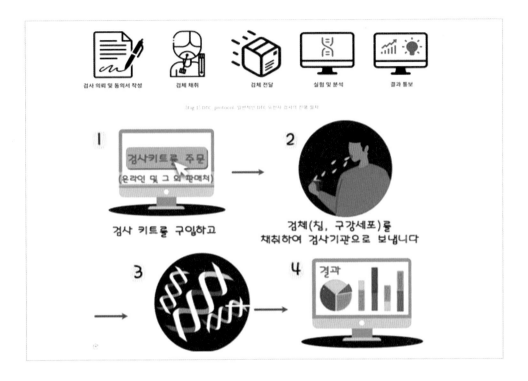

1) 유전자검사 키트 구입 및 동의서 작성

검사 키트를 온라인이나 오프라인 매장(약국, 마트, 기능성식품매장, 등)에서 구매할 수 있으며, 첨부된 설명서를 충분히 읽은 후 동의서에 자필로 서명한다.

2) 검체 채취 및 수집

검사 키트내에 검체 채취 도구와 설명서를 따라 뺨 안쪽을 긁거나 타액을 용기에 모으는 방법을 주로 사용하며 채취한 후에 소비자가 직접 검사기관으로 보낸다. 채취된 검체를 포함한 키트는 유전자검사기관의 책임하에 유전자검사기관으로 보내지고 수집되어야 한다.

3) 실험 및 분석

유전자검사기관에서는 고객이 전달한 검체를 수령한 후 DNA를 추출하고 분석하여 최종 보고서를 작성한다.

4) 결과 통보

작성된 유전자검사 보고서는 일반적으로 검사 대상자 본인임을 확인할 수 있는 우편, 이메일 또는 웹 사이트 접속을 통해서 전달될 수 있다. 검사 결과에는 개인의 유전정보가 들어있으므로 본인에게만 제공되어야 한다.

3. DTC 유전자검사의 활용

맞춤 건강관리를 하는 미래 의료시대로 나아가며, DTC 유전자검사는 자신의 현재 상태와 유전 요인을 종합 분석 후 개인맞춤 운동, 식이, 도움이 되는 성분 제시하며, 개인의 DNA 정보로 모두가 원하는 건강한 삶을 위해 관리한다는 프레임으로 미래 의료의 실현을 앞당기고 있다. 이러한 유전자검사는 질환을 예측하고, 생애 주기별 관리에 이용한다

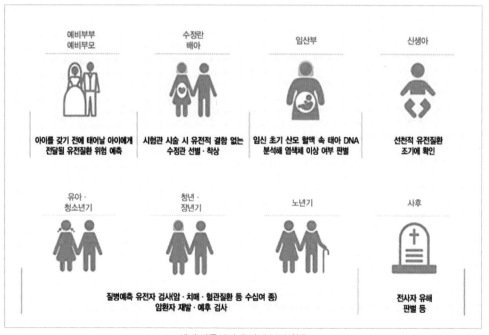

생애 전주기별 유전체 분석 활용

면, 검사 수요는 계속 증가할 것이다. 이미 국내에서도 일반적인 병·의원뿐만 아니라 약국, 한의원, 치과, 제약회사, 화장품업체 등, DTC 유전자검사가 보편화되고, 일부 업체에서는 무료로 시행하고 있다.

또한 국내에서 법적으로 어려운 검사도 해외로 검사를 보낼 수 있는 글로벌사회에서 국내에 국한된 제재는 외화 유출 및 국내 바이오산업발전에도 도움되지 않을 것이다. 보건복지부에서 발행한 DTC 유전자검사 가이드라인의 일반 소비자용을 보면, 소비자가 직접 용어를 이해하고, 검사에 대한 정보 수집과 결과 해석의 책임을 소비자에게 두고 있음을 알 수 있다.

차세대 유전체 분석법을 통해 예측적 검사, 보인자 검사, 신생아 선별검사 등, 시행되고 있는 DTC 유전자검사에 대한 소비자를 위한 유전상담 부분을 제도화하여 유전자검사의 발달에 맞추어 적극적이고, 시기에 맞는 제도가 마련되어서 새로운 유전학 분야를 블루오션으로 선점하려는 기업의 이윤 추구보다 먼저 윤리적, 법적, 사회적인 제도가 마련되어야 한다.

4. DTC 유전자검사의 Issue

DTC 유전자검사의 이슈 첫 번째는 검사 항목의 확대로, 임상적 타당성의 신뢰도가 낮고, 결과의 왜곡 가능성, DTC 유전자검사에 대한 오남용 가능성 등, 소비자에게 피해를 줄 수 있으므로 신중하게 접근해야 한다.

만약, 질환 및 암에 대한 감수성 등 개인 맞춤의료를 위한 유전검사로 선택권을 확대해야 한다고 할 때, 이 점으로 개인의 질병과 유전적 요인과의 관계에 대한 관심을 증진함으로써 자신을 건강한 상태로 유지하도록 유도할 수 있으나, 반면에 검사 의뢰시 정확한 검사의 목적과 결과의 해석에 대한 정확한 의의에 대한 설명이 업체에서 작성된 일방적인 설명서로는 부족할 수 있다.

또한 질병을 진단 또는 치료하기 위한 목적이 아니므로, 검사 결과가 검사기관별로 해석이 다를 수도 있고, 이는 검사기관에 따라 검사에 선택하는 유전자형이 다르고 개인의 특성을 분석하는 방식이나 해석이 기관별 차이일 수 있음을 설명하여, 소비자가 검사 결과에 대한 오해나 혼란을 겪지 않도록 검사에 대한 충분한 정보를 제공하여 사전에 검사의 한계를 인지하고 검사를 할 수 있도록 제도적인 장치가 필요하다.

특히 국내의 경우 소비자를 보호하는 법적인 부분이 없어서 개인의 자유의사로 선택한 결정이 결국 소비자의 책임이므로 검사의 부정적인 영향에 대한 부분을 충분히 알고 검사를 할 수 있도록 해야 할 것이다.

또한 의학적 검증을 하지 않은 불필요한 유전자검사의 남용과 검사기관이나 관련 산업의 수익 개선에 치중하여 허위, 과대광고의 가능성 및 과잉진단으로 인해 소비자의 의료비 지출 상승 및 공공의료 비용이 증가하여 세금 낭비를 불러올 수 있다. 따라서 검사기관에 대한 제도적인 감시와 법적 책임에 대한 부분을 확립하고, 소비자에게 검사에 대한 의뢰 전 설명과 검사의 이해 정도를 확인하는 절차 및 검사결과의 활용에 대한 구체적인 가이드를 제시하고, 소비자의 질문에 적극적이고, 전문적인 답변을 할 수 있는 인력에 대한 고려가 있어야 한다.

둘째는 개인의 의료정보가 철저히 보호되고 폐기될지, 빅데이터 구축 명목으로 정보가 유출될 가능성에 대한 이견이 존재한다. 현재 바이오뱅크에 저장되는 인체 유래물 및 유전 정보에 관한 익명화와 정보를 통합할 바이오뱅크 총괄 주체의 문제 및 정보 통합 이후 정보 활용의 문제를 갖고 있다. 개인정보 보호법에 따라 익명화하고, 최소수집의 원칙과 최소한의 필수 인력만 접근할 수 있고, 목적 달성 후 폐기를 원칙으로 하지만, 의료법에서는 개인의료정보를 수집할 때 진료를 통한 건강한 상태를 유지하고 개선하기 위한 목적으로 최대 수집을 지향하고, 진료에 필요한 의료진의 접근이 가능하며, 의료기록의 보존 의무가 10년으로 정해져 있다.

현재 유전자검사는 동의서를 작성할 때, 익명화를 원칙으로 하지만, 잘 지켜지고 있는지 확인이 필요하며, 한 번의 검사로 알게 되는 개인의 유전자는 변하지 않는 고유한 지문과 같으므로, 유전정보가 원치 않게 유출되어 고용의 불평등, 보험가입의 거절, 결혼 및 자녀에 대한 영향 등에 대한 유전자 차별 문제가 생길 수 있다.

물론 생명윤리법과 개인정보 보호법에서 유전정보에 관한 규제사항으로 신고 및 허가, 검사대상자의 동의, 검사대상물 제공, 검사대상물 폐기, 익명화 및 안정성 확보조치, 기록 및 보관, 자기정보 공개청구, 보안 책임자 지정 및 개인 정보보호 지침 수립에 대한 사항이 있으나, 검사결과에 대한 관리방안의 부재와 특정 질병명의 표기 위반, 동일 유전형에 대한 분석 결과가 상이한 신뢰도가 낮은 검사에 대한 제재, 결과 전달시 소비자의 주의사항 고지 등, DTC 유전자검사에 대한 전문적인 인증제도와 효과적인 모니터링을 위한 인증사업 주체와 가이드라인 미준수에 따른 제재 및 지속적인 관리 방안 마련이 시급하다.

셋째는 DTC 유전자검사의 유전 상담의 중요성에 대한 인식 및 검사 전후 유전상담을 필수로 받을 수 있도록 제도화가 필요하다. DTC 유전자검사의 상담시 가장 우려가 되는 부분은 DTC 유전자검사의 결과 정확도에 대해 설명을 할 때, 이윤을 추구하는 검사기관에서 유전자검사가 상품화되어 있고, 유전상담시 세일즈를 배제하고, "검사 전 검사의 한계에 대한 상담을 자세히 할 수 있을까?"이다.

DTC 유전자검사를 통해서 개인의 전체 혹인 일부 유전체를 분석하여, 발병 소지를 인지하고, 관리함으로써 건강을 유지할 수 있도록 도울 수도 있으나, 이윤을 추구하는 회사에서 소비자에게 검사에 대한 설명을 충분히 하지 않고, 유전자검사를 다른 연관된 기업의 미끼 상품으로 이용하거나 오남용할 수 있으므로 유전상담의 역할도 중요한 분야이다.

또한 검사의 결과를 지면을 통해 받은 소비자의 입장에서 결과에 대한 임상적 해석에

DTC 유전검사 ELSI(Ethical, Legal, and Social Implications)

유전자검사에 관한 현행법	「생명윤리 및 안전에 관한 법률」 생명윤리안전법은 제2조 제1항 제15호에서 유전자검사에 대해 정의하며, 유전자검사란 "인체유래물로부터 유전정보를 얻는 행위로서 개인의 식별 또는 질병의 예방, 진단, 치료 등을 위하여 하는 검사"
개인정보 보호법	개인 유전 정보 남용 가능성 개인의 유전정보가 공개되어도 되는 대상이 될 것인지 문제, 개인의 유전질환의 발병 확률 등을 이유로 보험 가입이 거절되는 경우도 발생, 고용의 불평 등의 문제 발생
허위·과대광고 가능성	의료기관이 아닌 일반 회사의 유전정보의 처리에 관하여도 의료계 및 법조계의 고민이 필요한 부분
바이오뱅크 관리 문제	바이오뱅크에 저장되는 인체유래물 및 유전정보에 관한 익명화 이슈 존재, 정보를 통합할 바이오뱅크 총괄 주체의 문제와 정보 통합 이후 정보 활용의 문제

대한 오해로 인해 불필요한 불안감이나 임상적 유용성 검증이 안 된 유전자검사 결과로 인한 추가적인 검사를 수행해야 하는 등, 소비자에게 부정적인 영향에 대한 주의사항을 DTC 유전자검사를 하기 전에 상담을 통해 숙지 후 동의를 구해야 한다. 그러므로 유전 상담시 검사 전 상담에서 소비자가 알기 쉽게 유전자검사의 필요성과 유효성 및 한계에 대한 모든 정보를 제공해야 한다.

그러한 정보를 바탕으로 스스로 검사에 대해 선택할 수 있고, 검사 결과에 따른 유전 정보로 '아는 것이 힘'이 될 수 있는 이점과 '아는 것이 병'이 되어 부정적인 영향을 미칠 수 있는 부분에 대해 소비자가 고려할 수 있도록 상담하며, 결과에 대한 불안함과 두려움에 대응할 수 있도록 정확한 유전정보를 이해할 수 있도록 정보를 제공하고, 심리 사회적 지원을 하는 것이 가장 중요할 것이다.

3-5. 개인 맞춤형 디지털 헬스케어

국가 바이오 빅데이터 구축 사업(K-DNA)은 2020년부터 2029년까지 총 100만 명 규모의 유전체 빅데이터를 모아 희귀 난치질환 원인 규명과 개인맞춤 신약기술 개발을 위한 연구에 활용하는 것이 목표이다. 유전체 분석기술 발전에 따른 분석비용 감소로 유전체 분석의 주체가 의료기관 및 연구기관에서 개인으로 확장되고, 한 개인의 유전체 정보를 기본으로 일상적인 수면, 식이, 운동 등 생활환경 데이터 및 임상 진료기록을 통합관리하여 최적의 건강상태를 유지할 수 있도록 의료 패러다임이 변화되고 있다.

인공지능 빅데이터를 사용하여 질병에 대한 개인별 예방, 예측, 질병의 치료 및 자신의 건강을 위한 라이프스타일 선택에서 건강관리 프로세스의 모든 단계에 더 나은 정보를 제공하고 적극적으로 의학적인 결정에 참여할 수 있는 미래 맞춤 의학시대가 도래하고 있다. 또한 4차 산업혁명의 스마트 기술로 융합된 의료 환경의 변화에 맞춰 새로운 의료 업무 진출에 대한 준비가 필요하다. 이 절에서는 빅데이터를 활용한 개인 맞춤형 정밀의료(Precision Medicine) 및 디지털 헬스케어 플랫폼에 대해 이야기하고자 한다.

1. 유전체 빅데이터 활용

1) 디지털 바이오 뱅크

바이오 빅데이터의 중요성은 4차 산업혁명에서 인공지능과 함께 강조되고 있으며, 현재 우리나라는 질병관리청 국립보건연구원에서 국립중앙인체자원은행 미래의료연구부 바이오뱅크과를 운영하며, 정밀의료의 실현을 위해 인체자원을 활용한 국내 보건의료 R&D의 성장에 기여하고 있다.

2022년 5월에 발표한 국가 통합 바이오 빅데이터 구축 사업의 예비타당성 조사에서 4차 산업혁명 핵심자원인 바이오 빅데이터를 활용한 질병 원인 규명 및 진단 · 치료를 통한 의료의 질 향상, 환자 개인맞춤형 정밀 · 예방의료 및 개인주도의 건강관리 실현, 수요자 중심 바이오헬스산업 혁신성장 지원에 활용하는 기대 효과에 대해 보고하고 있다.

2008년부터 2015년까지 세계 지리적 표본을 추출하여 유럽, 아시아, 아프리카 및 미국 인구를 대표하는 2500여 명 사람들의 유전체를 분석한 1000유전체s Project 이후 2013년

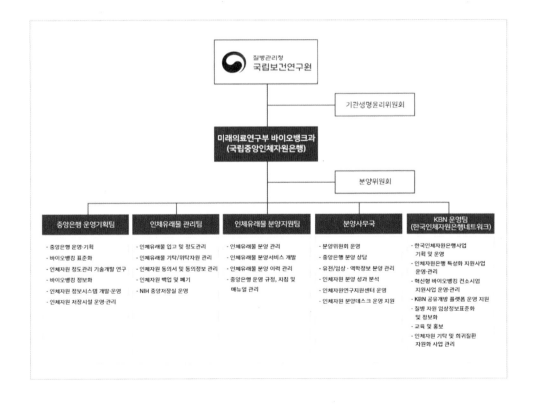

에 Genomics England와 NHS(National Health Service) England에서 100,000개의 전체 게놈에 대한 데이터를 수집하여 질병에 따른 유전 변이에 대한 데이터 인프라를 사용한 의료 시스템의 개혁에 활용되었다.

최근 NGS의 발전으로 유전체 데이터는 다양한 질병과 유전자 변이들에 대한 연구가 활발하게 진행되고 있으며, 세계 각국은 유전체 프로젝트를 진행하며 관련 데이터를 확보하고 활용하기 위해 끊임없이 경쟁중이며, 전체 유전체 관련 데이터의 80% 이상을 미국, 영국, 중국이 생성하고 있으며, 미국 NCBI의 GenBank · GEO, 유럽 EMBL-EBI의 Ensembl, 일본 DNA DataBank 등이 대표적이 유전체 데이터 공유 활용 플랫폼이다.

또한 전장유전체 연관성 분석(GWAS; 유전체 Wide Association Studies)을 통한 분석하고자 하는 Target 형질과 연관성 있는 유전자의 위치를 유전체 전반에 걸쳐 확인하고 탐지하며, 대용량의 유전체 정보와 질병에 대한 연관성을 제공해 임상/역학 변수를 분석하여 질병 또는 형질과 연관된 유전 변이를 발굴하고 검증할 수 있도록 공개 리소스에 풍부한 정보가 포함되어 있다.

하지만 아직 리소스의 정확성, 통계적 연관성의 한계 및 최신 연구 결과가 포함되어 있는지 확인해야 하고, 기하급수적으로 증가하는 유전체 데이터에서 유전적 변이의 영향에 대한 예측은 계속 연구되어야 한다. 유전체 빅데이터는 임상 정보, 유전체 정보, 라이프로그 등 다양한 개인 생성 건강 데이터간 연계 · 통합 활용을 지원할 수 있도록 데이터의 표준화 및 유전체 정보, 의학 정보의 공유를 위한 플랫폼 구축과 함께 관련제도 정비가 필요하다.

2) 개인 맞춤 정밀의료

바이오 빅데이터에 기반한 정밀의료는 개인의 유전체, 생활환경, 습관, 임상 진료 및 건강정보 등의 다양한 생체정보를 바탕으로 개인 및 환자를 분류하여 질환의 예방, 정확한 진단, 최적의 치료 등 맞춤의료를 제공하는 미래의료의 방향이다.

정밀의료가 실현된다면 질병의 예방 및 예측을 통한 선제적 진료가 가능하고, 정확한 진단 및 개인의 유전형에 따른 의약품을 처방받아 치료효과를 높이고 부작용을 줄일 수 있을 것이다. 또한 4차 산업혁명을 이끌 미래 신성장 동력으로 이러한 유전체 정보를 활용한 신약 개발과 특정한 유전자 변이에 맞는 표적 치료제 개발은 임상 치료에 긍정적인

유전정환과 검사_경우선

변화를 가져올 수 있다.

유전자 변이로 인해 생성된 단백질은 세포에 이상을 초래하여 더 많이 빠르게 분열하거나 세포 수명이 더 오래 지속되어 암세포로 성장하게 된다. 표적 항암제는 이러한 암세

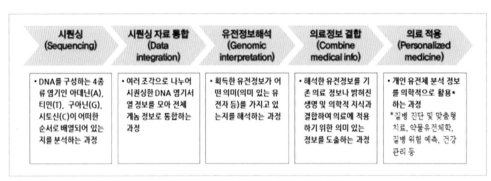

개인 유전체 분석을 통한 맞춤 의료 적용의 과정   [출처: STEPI(2015)]

항암제 제품명	성분명	적용중	특징
글리벡	이메티닙	만성골수성 백혈병 등 5가지 희귀암	최초의 표적 치료제
넥사바	소라페닙	간암·신장암	암세포와 혈관내피세포 동시 공격하는 다중 표적 항암제
얼비툭스	세톡시맙	대장암	두경부암에 방사선 치료와 병용 사용 승인
이레사	게피티닙	비소세포 폐암	다른 폐암 치료제보다 27%, 질병 진행 위험 낮춰
타세바	에르로티닙	비소세포 폐암	EGFR 유전자 활성변이가 있는 모든 비소세포폐암 환자의 1차 치료제
수텐트	수니티닙	신장암	말기신세포암에 사용하는 다중표적 항암제
허셉틴	트라스투주맙	유방암	최근 건강보험급여 허용

표적 항암제 및 대표적 용도

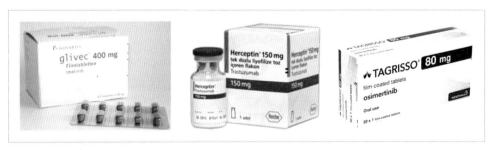

포의 성장이나 분열을 방해하거나 암세포의 사멸을 유도한다. 현재 대표적인 표적 치료 제로는 유방암 중 HER-2(human epidermal growth factor receptor) 유전자 양성일 경우 사용되는 허셉틴(Herceptin)을 표적 치료제로 사용할 수 있다. 그 외에도 만성 골수성 백혈병에서 처음으로 표적 항암제로 사용된 글리벡(Glivec)과 직장암과 폐암의 EGFR (epidermal growth factor receptor)을 표적으로 하는 치료제가 있다.

약물대사에 관여하는 유전자검사는 개인의 유전형에 따른 약물 반응성이 다르며, 약물 치료의 용량과 시간을 결정하는 핵심정보로 실제 임상에서 적용되고 있다. 대표적으로 혈전 치료제 와파린은 환자의 유전형에 따라 투여용량을 달리하여, 혈액 응고를 막지 못하거나 너무 많이 투약하면 출혈이 증가하여 환자를 위험에 빠뜨리는 부작용을 줄일 수 있다. 이러한 맞춤치료를 위한 약물 유전자검사는 약물에 대한 환자의 유전적 변이를 알고 약물에 대한 반응민감도를 예측할 수 있으므로 미국 FDA에서는 약물유전체 관련유전자를 일부 포함한 DTC 유전자검사를 할 수 있도록 최초 승인(2018.10.31)하였다.

국내의 경우 DTC 유전자검사는 웰니스 항목인 영양소, 운동, 피부·모발, 식습관, 개인 특성(알코올 대사, 니코틴 대사, 수면습관, 통증 민감도 등), 건강관리(퇴행성관절염, 멀미, 요산치, 체지방률 등), 혈통(조상 찾기) 등 질병진단 목적과는 무관한 유전자에 한해서 서비스가 허용된다. 질병의 진단이나 치료 등 의료적 목적을 위한 검사는 의료기관을 통해서 검사가 가능하며, 검사 전후 및 결과에 따른 유전 상담이 필요하다. 유전체 검사에서 발견된 많은 변이들 중 어느 것이 임상적으로 의의가 있는지 결정하는 것은 매우 어려운 일이며, 특히 아직 많은 유전자 변이와 질병 사이의 연관성이 입증되지 않았으며 유전체 데이터의 누적된 결과는 보다 정확한 결과해석을 위해 매우 중요하다.

2. 디지털 헬스케어 플랫폼

최근 10년간 글로벌 빅테크 기업인 애플(Apple), 알파벳(Alphabet), 마이크로소프트 (Microsoft), 아마존(Amazon), 메타(Meta-Facebook)는 헬스케어 관련 분야에 대한 투자와 관련 특허 출원이 늘어나고 있다. 특히 COVID-19로 인한 비대면 의료서비스 도입의 필요성으로 투자 및 성장이 크게 증가하였다.

국내 IT기업들도 기존에 가지고 있던 디지털 서비스, 빅데이터 등 강점을 활용하여 헬스케어 시장에 적극적으로 진출하고 있다. 현행 의료법과 개인 의료정보의 활용 등에 대한 규제로 의료행위와 연관된 서비스가 아닌 DTC유전체 검사를 통해 개인마다 다른 유전체 정보와 스마트워치나 피트니스밴드와 같은 웨어러블 기기를 활용해 맞춤 건강관리를 도와주는 스마트 플랫폼 서비스가 다양하게 개발되고 있다.

디지털 헬스케어 분야에 투자하는 기업들도 삼성전자, SKT, 네이버, 카카오 등 IT빅테크 기업과 유한양행, 녹십자, 동화약품, 한독, 한미약품, 종근당, 일동제약, 대웅제약, 삼진제약 등 제약사 및 보험사 등도 디지털 헬스케어 서비스에 적극적으로 투자 및 M&A에 나서고 있다. 이러한 개인 맞춤형 헬스케어 서비스는 개인의 유전자 특성 및 웰니스 분야에 대해 전세계적으로 의사의 처방 없이 검사할 수 있는 직접소비자검사(Direct to Customer; DTC)가 점차 확산되고 있으며, 개인 맞춤 의학의 기본 자원의 중요한 임상 적

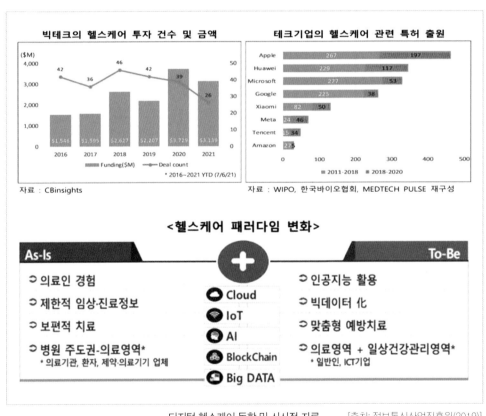

디지털 헬스케어 동향 및 시사점 자료　　[출처: 정보통신산업진흥원(2019)]

용 분야이다. 또한 고위험 유전자를 갖고 있더라도 환경적 요인에 따라 질병이 걸릴 수도, 걸리지 않을 수도 있으므로 주기적 건강검진으로 발병 위험을 낮추고 위험성을 예측해 건강관리 서비스를 받을 수 있다.

코로나19 이후 비대면 의료에 대한 수요가 확대되고, 4차 산업의 핵심인 빅데이터, 인공 지능, 모바일, 원격 스마트 기술로 의료분야에서도 개인의 유전자 정보와 생활 정보 기반으로 질병의 치료에서 질병의 예방·관리를 위한 개인 맞춤 디지털 헬스케어 플랫폼이 다양하게 만들어지고 있다.

이러한 플랫폼은 대부분 개인별 다이어트, 피부, 탈모, 체질량, 콜레스테롤, 중성지방, 혈압, 혈당, 카페인 대사 등은 맞춤 운동, 영양, 피부 특성 등을 들어 국내에서는 아직 규제들로 인해 비의료분야의 개인 맞춤 헬스케어에 중점을 두고 있다. 그러나 많은 시간과 데이터가 모 여야 하는 헬스케어 시장을 선점하기 위해 제약, 보험, 식음료, 스포츠, 화장품 등 관련업계에서는 광범위한 시장이 국내와 해외에서 투자와 연구개발에 힘쓰고 있다.

국내에서는 의료기관과 비의료기관에서 시행되는 유전자검사가 법적으로 규제되고, 유전자검사법의 발전과 새로운 유전자 변이에 대한 해석이 지속적으로 업데이트 되고 있는 상황이다. 따라서 새로운 디지털 의료 환경에 따른 의료 데이터 인프라 구축, 윤리적, 법적, 사회적인 이슈를 고려한 가이드라인 마련이 선행되어야 디지털 헬스케어 시장의 성장을 촉진할 수 있다. 유전자 분석검사는 계속 발전하고 있고, 분석과정을 단축하여 결과를 신속하게 알 수 있는 방법이 개발되고 있으며, 검사에 대한 이해와 결과에 따른 개인과 가족들의 영향에 대한 설명을 할 수 있는 의료상담서비스가 필요할 것이다.

4차 산업혁명의 주요한 디지털 헬스케어의 활성화를 위한 국가적 전략과 지원이 필요하며, 그 안에서 필요한 인력 양성을 위한 교육이 뒤따라야 할 것이다.

참고문헌

1. 진단검사의학 완전개정판 제4판. 대한진단검사의학회편
2. 유한욱, 「유전자검사의 현황과 오남용 문제점」, 『대한내과학회지』, 제74권, 부록 2호,

2008.

3. 「DTC 유전자검사 서비스 동향 및 시사점」, 『GBSA 산업기술동향』, 2019-13, 2019.

4. 개인 유전체 기반 맞춤 의료현황과 발전과제, 2015. 12. 1. 제179호

5. 서을주, Direct To Consumer(DTC) Genetic test

6. 소아 미토콘드리아 질환에서 Next Generation Sequencing을 이용한 유전자 분석과 돌연변이 정량

7. 유전상담-III. 유전상담의 기술. 대한의학유전학회

8. 소비자 직접의뢰 유전자검사(DTC) 서비스의 현황과 정책 방향 | 작성자 김경철의 미래 의학

9. 이유경, 「유전자검사의 ELSI」, 『대한내과학회지』, 제79권, 부록2호, 2010.

10. 디지털 헬스케어에 대한 국민 인식조사, KDI 경제정보센터 자료연구팀, 2021년 02호.

11. 보건복지부 고시(제2022-43호) 「의료기관이 아닌 유전자검사기관이 직접 실시할 수 있는 유전자검사 항목에 관한 규정」, [2022. 2. 22.]

12. 『DTC 유전자검사 가이드라인(1차) 배포』, 보건복지부, 2020.03.

13. 김인영, 「DTC 유전자를 활용한 개인 맞춤 서비스의 최신 동향」, 『BRIC View』 2021-T29.

14. 정책연구 2014-26 바이오경제시대 과학기술정책의제 연구사업(4년차)-개인 유전체 기반 맞춤 의료의 현황과 발전 과제-

15. 전장유전체 데이터 생산 및 변이분석 표준작업절차서, 2021.

16. 한지아·김은정, 「스마트 헬스케어」, 『KISTEP 기술동향브리프』, 13호, 2020.

17. 2021년도 정부연구개발 투자방향 및 기준 수정(안) 과학기술정보통신부장관 최기영

18. 스마트 헬스케어의 시대, 데이터 전쟁을 대비하라, ISSUE MONITOR, 제94호, November 2018, 삼정KPMG 경제연구원

19. 『디지털 헬스케어 동향 및 시사점』, 정보통신산업진흥원, 2019.

20. 테크 기업의 헬스케어 시장 진출 동향 KDB미래전략연구소 미래전략개발부 전인용 (jiy@kdb.co.kr)

21. 디지털 헬스케어에 대한 국민 인식조사 KDI 경제정보센터 자료연구팀, 2021년 02호

22. 디지털 헬스케어 생태계 구현을 위한 D.N.A 기술 및 플랫폼 확보 전략 연구 방송통신

정책연구 2019-0-0146

23. 헬스케어 데이터 공공 플랫폼의 활성화를 위한 통합적 전략 연구 정책연구 2021-16

24. https://www.thermofisher.com

25. Next Generation Sequencing(NGS), A Key Tool to open the Personalized Medicine Era; Korea J Clin Lab Sci, 2012, 44(4)

26. ACMG Standards and guidelines for the interpretation of sequence variants. 2015. (Genet Med. 2015 May;17(5):405-24.)

디지털 병리학

정유현

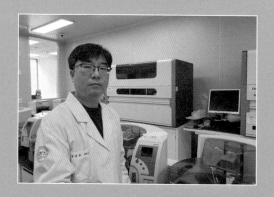

동남보건대학교 임상병리학과를 졸업하고, 아주대학교 보건대학원 석사, 단국대학교 의학레이저 협동과정에서 의학박사 학위를 취득하였다. 동수원병원 진단검사의학과와 해부병리과를 거쳐 현재 이원의료재단 대전센터에서 재직중이며, 단국대학교 임상병리학과에 출강하고 있다. 관심분야로는 조직 및 세포병리, 분자진단, 보건통계학 등이며, 저서로는 《기초보건통계와 실험실인증평가관리》(공)가 있다.

제4장

디지털 병리학

4-1. 디지털 병리학(Digital pathology)

　고해상도 슬라이드 이미징(Whole Slide Imaging) 기술을 이용한 디지털 병리학 (Digital pathology)은 최근의 발전과 관련 기술의 급속한 발전으로 병리학의 근본적인 대안이 되고 있다. 이 장에서는 이러한 디지털 병리학이란 무엇이며, 생겨난 배경과 원인 에 대하여 소개하고자 한다.

디지털 병리학이란?

　선진국을 중심으로 인구의 고령화, 경제성장을 통한 삶의 질(Quality of Life)의 추구, 신종 감염병 등의 다양한 질병 출현 등으로 의료 패러다임은 질병 치료 중심에서 질병 예 방 중심으로 변화하고 있다. 예방 중심의 패러다임 변화는 질병 진단기술에 대한 중요성 을 더욱 높이게 되었고, 생명공학 및 정보통신 등의 다양한 기술이 기존 진단기술과 융합 되는 차세대 진단시스템 개발이 가속화되고 있고, 여기에 유전공학 기술과 ICT가 융합되 어 정확도·정밀도 같은 성능이 향상되고 있는데, 이러한 변화는 조직, 세포 병리학 분야 도 예외가 아니다.

　조직, 세포 병리학은 현미경을 이용한 관찰과 면역조직화학염색, 분자유전학검사 등을 통해 검체 조직 및 세포를 관찰함으로써 병을 진단하는 의학의 전문분야이다. 최근 병리학 분야는 의학의 다른 분야와 마찬가지로 e-health의 범주에 속하는 '디지털 병리학 (digital pathology)'이라는 새로운 변화를 맞이하고 있다. 이런 흐름은 1999년 웨첼 (Wetzel)과 길버트슨(Gilbertson)이 최초로 자동화 고해상도 슬라이드 이미징(whole slide imaging; WSI) 시스템을 개발한 이후, 조직 병리학 분야에서 WSI를 이용한 다양한 응용이 시도되고 있고, 일부 기술은 상용화 되어 사용하고 있다.

최근 암 발병률 증가에 따라 정밀 의료의 중요성이 부각되면서 질병 분류와 병리진단 은 점차 다양해지고, 세분화되고 있고, 암을 포함한 많은 질병 관련 표지자인 바이오마커 (Biomarker)의 발견과 이를 기반으로 한 다양한 치료제 개발 등의 생명 과학기술 발전으 로 개인 맞춤형 정밀의학의 수요가 증가하였다. 하지만, 과거 대비 의료기술이 발전했음 에도, 코로나19 대유행으로 미국을 포함한 다수의 국가에서 의료 전문인력 부족과 지역 별 의료서비스 불균형 등의 문제가 대두되었다.

또한, 지금까지 대부분 수작업 방식으로 이루어지던 병리과 업무로는 한계가 도달하였 고, 그 만큼 병리과는 하나의 질병을 분석하기 위한 많은 시간과 노력이 요구되는 상황에 서 조직 병리학에서 디지털 영상기술의 도입은 진단, 데이터의 교환 및 저장, 전문인력 교육 등에서 효율성을 높이고, 장기적으로는 컴퓨터에 의한 보조적 진단을 구현하는 것 을 목표로 AI가 탑재된 디지털 병리학이 대안으로 지목되고 있다. 디지털 병리학의 장점 인 정확한 정량적 평가를 통한 진단 능력의 향상은 진단 오류 최소화는 물론 정밀진단과 업무 효율성을 높일 수 있을 것으로 기대되는데, 현재 시스템 구축비용이 적지 않아, 우 리나라는 일부 상급의료기관을 중심으로 디지털 병리 시스템을 도입, 디지털 영상 의료 자문과 공유를 위한 원격병리(Telepathology), 다학제 콘퍼런스(Multidisciplinary Conference) 등 주로 교육과 연구 등 진단 보조업무에 사 용하는 실정이다.

하지만, 디지털 병리 도입 은 선진화된 의료환경 및 인 공지능 플랫폼 구축의 시발점 이며, 이 같은 움직임은 향후 인공지능 및 빅데이터 등의

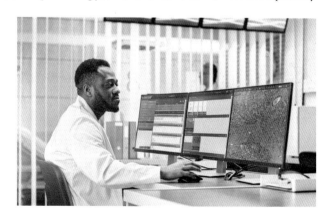

기술이 융합된 정밀 의료와 맞춤형 디지털 의료 서비스 구현의 토대를 마련할 수 있을 것이다. 따라서 이 절에서는 전반적인 디지털 병리학의 개념 및 활용분야, 그리고 영상분석(image analysis)에 관한 기술적인 내용을 다루었고, 특히, 디지털 병리학에 도입되는 영상분석에 관한 전문용어를 설명하여 이 분야에 입문하는 사람들에게 유용한 정보를 주고자 한다. 다시 한 번 디지털 병리학을 정의한다면 디지털 병리학은 디지털 기술을 활용하여 병리학 분야에서 진단, 예방, 치료, 연구 등을 지원하는 분야이다. 이를 통해 환자들의 진료와 치료 과정이 개선되고, 의료진들의 업무가 효율화 될 수 있다. 디지털 병리학에서는 영상분석, 조직학적 이미지 분석, 유전자 분석 등 다양한 분석 기술이 활용되며, 이를 통해 빠르고 정확한 진단과 예방이 가능해진다. 또한, 이 분야에서는 인공지능과 머신러닝 등의 기술을 활용하여 데이터를 분석하고, 질병 예측과 치료 효과 예측 등을 수행할 수 있다.

외과적 병리학(Surgical pathology)과 디지털 병리학(Digital pathology)

우리는 100년 가까이 암 및 기타 여러 중요한 임상적 진단을 위한 검사 방법은 유리 슬라이드에 조직 표본을 제작하여 이것을 광학 현미경으로 관찰하는 조직 병리학적 검사였고, 이러한 검사 프로세스를 외과적 병리학(Surgical pathology)이라 부르기도 한다. 외과 병리학 검사 프로세스는 수술(Surgery)이나 생검(Biopsy) 또는 부검한 환자 조직(Autopsy)을 해부(Dissection), 고정(Fixation), 절취(gross

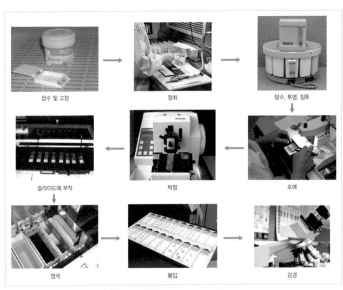

전통적인 조직표본 슬라이드 작업 흐름

접수 및 고정　　절취　　탈수, 투명, 침투

슬라이드에 부착　　박절　　포매

염색　　봉입　　검경

cutting), 조직처리(Tissue Processing), 포매(Embedding) 및 조직을 매우 얇은 조각으로 박절(Cutting)한 다음 염색(예: hematoxylin and eosin; H&E)하는 과정을 거쳐 봉입(Mounting)하여 유리 슬라이드에 영구적으로 제작된다. 이렇게 제작된 슬라이드는 광학현미경을 사용하여 동적인 초점 조정과 다양한 배율을 사용하여 병리학자가 관찰하게 되고, 환자 환부의 조직 샘플과 관련된 모든 슬라이드에서 현미경 관찰로 얻은 해석을 통합함으로써 병리학자는 증례의 진단을 하게 된다.

그럼 디지털 병리학이란 무엇인가? 기존의 유리 병리 슬라이드를 디지털 영상으로 변환하고 이것을 활용함으로써 지금까지 해왔던 조직 병리실의 작업흐름에 개선과 혁신을 가져올 수 있는 모든 기술을 말한다.

대표적으로 디지털 병리의 'whole slide imaging(WSI)' 기술은 유리 슬라이드로 제작된 조직 표본의 염색상과 전체 형태를 빠른 시간 안에 고해상도의 디지털 영상으로 변환하여, 진단용으로 제작된 유리 슬라이드를 현미경으로 분석하던 아날로그 방식에서 벗어나 디지털 영상분석을 통한 1차 병리진단(Primary Pathologic Diagnosis)이 가능한 시스템이다. WSI기술을 통해 제작된 디지털 슬라이드 이미지는 파일로 저장되어 병리 정보를 획득·관리하고, 현미경이 아닌 모니터와 같은 영상표시장치 화면을 통한 병리학적 판독이 가능해졌다.

이런 조직병리 분야의 디지털화는 H&E 염색 슬라이드 이외에도, 면역염색 등의 다양한 염색슬라이드로 확장되고 있으며, 자동화된 영상분석을 위한 다양한 컴퓨터 알고리즘이 개발되고 있다. 자동화된 영상분석은 디지털 이미지를 컴퓨터 애플리케이션을 활용하여 그 안의 정보인 세포나 핵, 세포막과 같은 세포학적 특징(cytologic feature), 구조

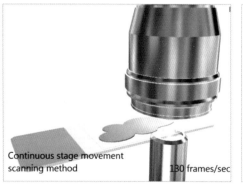

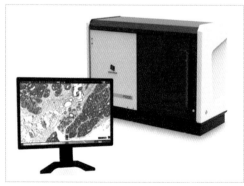

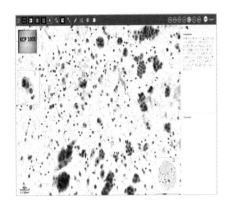
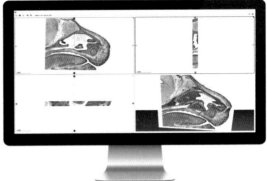

물 간 공간관계적 특징(spatial relationship feature)을 분석하게 된다. 위 그림에서 보여주는 바대로 디지털 슬라이드 이미지를 화면 분할이나 확대 등을 통해서 구조물 간 공간관계적 특징(spatial relationship feature)을 파악할 수 있다.

또한, 면역조직화학 염색(immunohistochemical stains; IHC)의 점수화(scoring)에도 사용할 수 있으며(예: ER, PR and HER-2) 유사분열지수(mitotic index)와 같은 정량화가 필요한 부분에서 컴퓨터 기반 영상분석은 사람에 비해 빠른 속도와 높은 정확도, 신뢰도를 확보할 수 있기 때문에 진단에 있어서 '컴퓨터 보조 진단(computer-assisted diagnosis)'을 가능하게 하여 사람이 육안으로 관찰하여 생길 수 있는 진단의 오차를 줄여 정확성을 높일 것으로 기대되고 있다.

면역조직화학염색은 인체의 조직 또는 세포에서 핵, 세포질 또는 세포막에 존재하는 단백질(종양세포가 가지고 있는 항원)의 유무를 광학현미경으로 관찰하기 위해 관심 있는 항체를 조직 위에 반응시켜 조직 특이 표지자를 염색하는 원리를 이용한다. 대부분의 종양세포가 같은 항원을 가지고 있어 하나의 항체에 균일하게 양성으로 발현되면 결과 해석이 어렵지 않다. 그러나 그렇지 않은 경우 염색된 세포의 수 또는 강도로

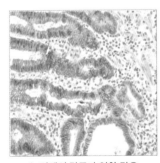
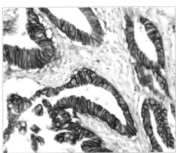

A. 염색의 강도가 약한 경우   B. 염색의 강도가 강한 경우

표시하는데, 항체의 양적 및 질적 평가를 모두 포함하는 점수를 산출*한다.

4-2. 디지털 병리(Digital pathology)의 장점

디지털 병리학(Digital pathology) 기술의 구현은 병리진단 시스템과 인적 오류를 개선할 수 있고, 병리 전문가간의 보다 쉽고 빠른 교류가 가능하여 과잉진료, 진단 오류로 인한 치료기회의 상실 등의 문제를 줄일 수 있다. 또한 디지털 이미지는 손실이나 변화 없이 영구 저장이 가능하여, 효율적 관리를 할 수 있으며, 의료기관간 디지털 이미지가 공유를 가능케 하여 중복검사나 이와 관련된 의료비용을 절감할 수 있다. 이 절에서는 이러한 디지털 병리학을 도입할 때 우리가 얻을 수 있는 장점에 대하여 소개하고자 한다.

1. 병리작업 및 자료의 효율적 관리

작업 흐름의 효율성 측면에서 WSI 시스템은 병리전문의가 광학 현미경 스테이지에서 슬라이드가 부딪힐 때(특히 고배율로 슬라이드를 볼 때)나 배율 전환시 발생할 수 있는 문제점(초점이 벗어나거나 흐려지는 것)을 방지할 수 있어 모든 배율에서 전체 슬라이드 탐색과 병소부위 탐색을 보다 끊김 없이 편하게 할 수 있다.

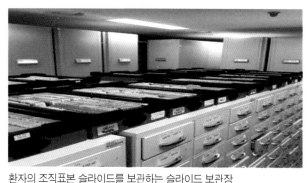

환자의 조직표본 슬라이드를 보관하는 슬라이드 보관장

[출처: 청년의사뉴스]

---

* Immunohistochemistry, Automated Silver-Enhanced In Situ. "위샘암종에서 HER2 유전자의 변이 빈도: 면역조직화학염색과자동화 은제자리부합법 및 형광제자리부합법과의 비교" The Korean Journal of Pathology 44(2010): 493-501.

또한, 컴퓨터 진단 지원 프로그램(computer-aided diagnosis; CAD)을 이용하게 되면 병리학자가 조직 세포의 유사분열 상태와 같은 조직학적 예후인자를 정량화 하는 데 좀 더 정확하며 효율적이며, 병리슬라이드의 퇴색, 파손과 분실의 문제에서 자유로울 수 있다.

2. 병리학적 소견의 자문(Consultation)

WSI를 이용한 병리학적 소견에 대한 자문은 여러 가지 상황에 적용될 수 있는데, 현재는 병리의사의 수가 적은 2차 의료기관(종합병원)의 경우 병리적 진단에 어려움이 있는 슬라이드를 직접 가지고 외부기관에 가서 자문을 구하거나 병리의사가 없는 1차 기관(중소병원)의 경우 수탁기관(Commercial Laboratory)에 슬라이드를 보내 판독을 의뢰하는 방식으로 이루어졌다. 하지만, WSI를 이용하면 슬라이드 운송에 필요한 비용과 시간을 절감할 수 있다. 또한, 암 수술 중 절제연(Margin)에 대한 동결절편 검사(frozen section)를 실시할 때 병리의사의 판독실에 동결절편 슬라이드를 WSI로 전환하여 전송하고 이를 판독 후 결과를 알려줄 수 있다. 마지막으로, 환자가 1차 병리적 진단(Primary Diagnosis)을 받은 이후 수술이나 치료를 위하여 다른 의료기관으로 전원(Interhospital Transfers)을 원할 경우 1차 진단을 받은 의료기관에서 진단에 사용된 슬라이드를 다시 제작을 해야 하는데, WSI를 이용하면 슬라이드를 새로 제작하는 번거로움 없이 동일한 샘플을 판독하는 것이 가능하다.

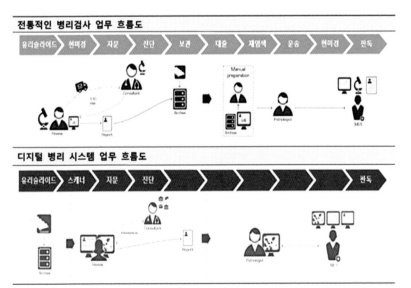

[출처: 보건복지부]

3. 조직병리 정도관리(Quality Control)

조직병리를 포함한 모든 진단검사 분야에서 검사의 질 향상을 위한 노력을 하는데 이를 정도 관리(Quality Control; QC)라고 부른다. 미국의 최근 자료에 의하면 72개 의료기관의 조직병리 진단의 정확도에 대한 조사를 하였는데, 2차 검토에서 1차 조직병리 진단과 6.7%가 다른 결과가 나타났다고 하며, 이런 진단의 오류를 줄이고 신뢰성을 유지하기 위한 목적으로 외부기관에 의한 정도관리인증이(예: The College of American Pathologists; CAP) 실시되고 있다. 정도관리의 개념은 분석 및 분석 전후의 과정과 그에 관여하는 인력, 장비, 환경 등의 요소들을 잘 관리하여 오류의 원인을 조기감지, 예방하며 오류가 검사결과에 미치는 영향을 최소화하여 신뢰성 있는 자료를 만들고자 하는 모든 노력이다.

현재 국내 모든 조직병리 검사실의 조직 및 세포병리의 정도관리는 대한병리학회, 대한세포병리학회의 질관리 프로그램에 가입하여 각 분야의 숙련도 평가를 받고 있으며, 일정 비율의 샘플을 대한병리학회에 의해 재검토하게 하는 방식과 현장 실사와 같은 방식으로 이루어지고 있다.

이런 외부기관에 의한 정도관리 프로그램을 수행하는 데 있어서 가장 큰 걸림돌은 기관간의 슬라이드 이동 및 관리비용의 어려움이 있다. 정도관리 인증기관이 진단의 질을 평가하기 위해 만드는 조직 및 세포병리 유리 슬라이드는 여러 의료기관에 보내기 위해 다량을 제작해야 하는데, 그 제작된 슬라이드는 조직, 세포병리 슬라이드 특성상 모두 동일할 수 없다. 따라서, 한 장으로 제작된 유리 슬라이드를 디지털 이미지화하여 WSI를 만들고 이 디지털 샘플은 외부 정도관리를 수행하는 각 기관에 전송하면 원격병리진단과 마찬가지로 운송비용과 그에 따른 파손의 위

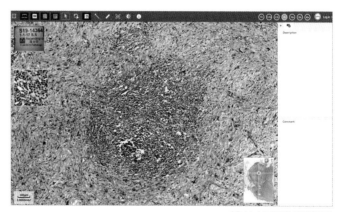

[출처: 성곤무역 홈페이지]

험을 막고, 시간을 절감하여, 기존에 유리 슬라이드를 배포하여 올 수 있는 차이를 최소화할 수 있다. 현재 외부정도관리는 인증기관에서 제작된 표본슬라이드를 우편으로 받아서 판독 결과를 인증기관 웹사이트에 입력하고 있는데, 인증용 표본 슬라이드를 디지털화 하면 효율적이다.

4. 교육, 평가, 다학제 진료(Clinical Education, Competency Assessment, Multidisciplinary Patient Conference)

WSI을 활용한 플랫폼은 공간의 한계에 자유로울 수 있다. 이는 동일한 슬라이드를 동시에 다른 공간에 있는 다수가 관찰할 수 있다는 점에서 교육, 평가, 다학제 진료를 위한 적절한 기술이 된다. WSI상에서는 관찰상 특이점이 되는 부위에 쉽게 표시 및 주석을 달수 있으며(현재는 커버글라스 위에 펜으로 표시함), 디지털 슬라이드 저장소를 만들어 학생 및 수련의들의 교육용으로 활용할 수 있고, 전공의의 판독 능력을 향상시키고 확인하는 데 효율적으로 쓰일 수 있다.

또한, 여러 분야의 전문의가 환자에게 최적의 치료법을 찾기 위한 방법인 다학제 진료(Multidisciplinary Patient Conference)에서 WSI를 이용할 경우, 병리 사진자료를 미리 찍을 필요가 없어 시간을 절약할 수 있고, 실시간으로 관심 영역을 살펴보면서 보다 개선된 품질의 정보를 동료의사들에게 전달할 수 있다. 하지만, 현재 다학제 진료의 경우 기술적으로는 상용화가 가능하나 컨퍼런스 의료수가의 인정 및 비대면 자료로 이어질 경우 원격진료의 규제에 대한 개선이 필요하여, 이에 대한 법률 및 제도개선이 선행되어야 하는 문제가 있다. 여러 분야

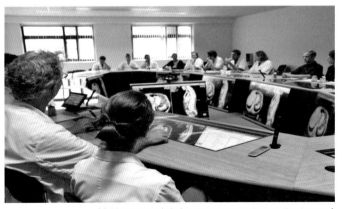

[출처: Google 이미지] Multidisciplinary Patient Conference]

의 의학전문가들이 모여서 한 명의 환자를 치료하는 다학제 진료에서 디지털 병리와 화상회의를 이용할 경우 공간과 시간의 제약에서 자유로울 수 있다.

5. 디지털 병리로 전환되기 위한 조건

현재 광학현미경을 이용한 조직 및 세포병리검사의 관찰이미지를 WSI가 대체하기 위해 다양한 기술적 접근 및 연구가 활발하다. WSI의 픽셀로 구성된 디지털 이미지는 아날로그 이미지를 1과 0(바이너리)을 이용하여 수치적 형태로 변환하여 컴퓨터에 저장하여 사용할 수 있도록 한 것이다. WSI를 만들기 위한 디지털 이미징 프로세스에는 (1) 이미지 획득(캡처), (2) 저장 및 관리(저장), (3) 조작 및 주석(편집), (4) 보기, 표시 또는 전송(공유)의 4가지 주요 단계가 있지만, 현재 이러한 단계 중 어느 것도 표준화되지 않은 문제가 있다. 의학적 진단에 쓰일 디지털 이미지가 일상적인 임상 작업에 널리 사용되기 위해서는 표준이 필요하고 디지털 병리를 위한 전체 이미징 프로세스가 검증되어야 한다.

예를 들어, 6명의 병리학자에게 동일한 디지털 카메라가 부착된 유사한 현미경으로 유리 슬라이드의 동일한 영역을 촬영하도록 했을 때 다음 그림과 같이 모두 다른 이미지를 제출하였다. 또한, 이미지 파일(예: JPEG)은 압축을 통해 파일의 저장공간의 여유를 위해 크기를 줄일 수 있는데, 이런 압축 과정에서 유사한 이미지 압축이나 조작의 실수로 인한 인공물(artifacts)의 삽입, 디지털 이미지의 일부 부분이 제거되는 등 WSI의 품질이나 디테일이 저하될 수 있다. 여기에 더해 정교하게 디지털 이미지를 편집할 수 있는 소프트웨어

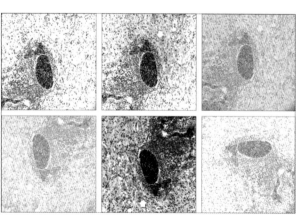

6명의 병리학자가 각각 동일한 현미경과 부착된 디지털 카메라를 사용하여 동일한 배율로 촬영한 동일한 유리 슬라이드의 동일한 영역을 촬영한 디지털 이미지이다. 하지만, 그림과 같이 방향과 색상 등이 서로 다르게 제작되었다.(HER-2/neu 면역조직화학염색)

[출처: Pantanowitz, Liron. "Digital images and the future of digital pathology." Journal of pathology informatics 1(2010).]

디지털 병리학 _ 정유현

의 보급으로 인해 WSI의 디지털 이미지를 픽셀이나 다른 이미지로 조작하는 것이 조직, 세포학적 진단에 유의한 영향을 미치는 것에 대한 문제가 제기되고 있다.

예를 들어 아래 그림과 같이 세포병리 슬라이드(Papanicolaou stain)의 디지털 이미지 조작(예: 색대비 red-green-blue levels)은 세포학적 진단을 내리는 데 상당한 영향을 미치는 것으로 나타났다.

따라서 정확한 진단을 얻기 위해서는 WSI를 만드는 디지털 병리 진단 스테이션은 충분한 성능과 그래픽 카드를 갖추어야 하며, 우수한 이미지 해상도와 색상 품질을 갖춘 디스플레이 장치가 필수적이고, 디지털 병리학에 사용되는 디스플레이는 정확한 색상 균형과 톤의 범위를 보장하기 위해 Macbeth 색상 검사기(색상 사각형 배열) 또는 이와 동등한 도구를 사용해야 한다. 또한, 이미지 전송과 저장과정에서 발생할 수 있는 변형 및 손실을 막기 위해 개별 기관에서 사용하고 있는 검사실 정보 시스템(LIS) 및 전자 의료 기록(EMR)과 같은 프로그램과의 호환 및 최적화가 필요하며, 고용량 이미지를 원활하게 전송할 수 있는 인터넷의 연결이 필수적 요소이다.

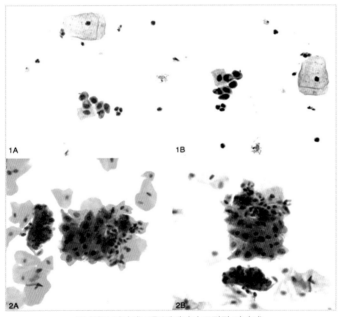

1A (원본 이미지), 1B (색대비가 조정된 이미지),
2A (색대비가 조정된 이미지), 2B (원본 이미지)

[출처: Pinco, Jeffery, et al. "Impact of digital image manipulation in cytology." Archives of Pathology & Laboratory Medicine 133.1 (2009): 57-615.]

다음 쪽 그림과 같은 조건을 충족하기 위해 많은 노력이 진행되었고, 최근 WSI와 광학현미경법 사이의 진단 일치율을 연구한 여러 연구에서 두 방법 사이의 진단 일치율은 92.4%~93.4%을 보였다. 조직학 및 세포진단에 WSI 방식을 사용하게 되면 현미경을 사용하는 것에 비해 모니터 형식의 디스플레이로 관찰하기 때문에 좀 더 인간공학

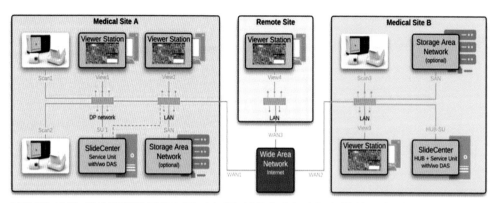

인터넷이나 의료기관의 전산망을 통해 디지털 이미지를 자유롭게 제작, 저장, 읽기를 할 수 있으며, 클라우드 서비스를 이용하여 내부 서버의 화재나 해킹의 위험에서 벗어나 안전하게 저장할 수 있다. [출처: 성곤무역 홈페이지]

(ergonomics)적일 수 있으며, 판독이 필요한 샘플을 병리전문의의 전문분야에 따라 적합하게 분배할 수 있다는 점에서 환자에게도 도움이 될 수 있다. 또한, 제도상으로 디지털 병리학 시스템의 임상적 유효성을 검증해야 하는데, 의료기기 법률상 AI 및 빅데이터 기술이 적용된 의료기기가 특정 사용 목적으로 쓰여지기 위해서는 의료기기의 성능 및 임상적 유효성을 검증 받아야 한다. 이는 임상시험을 거쳐 만들어진 자료가 제출되어야

항목	정의
민감도 (Sensitivity)	실제로 특정한 질병에 걸린 사람 중에서 그 질병이 있다고 분류해 내는 확률
특이도 (Specificity)	실제로 특정한 질병이 없는 사람 중에서 그 질병이 없다고 분류해 내는 확률
양성예측도 (Positive Predictive Value)	특정한 특성이 있는 것으로 분류된 사람들 가운데 실제로 그 특성이 있는 사람이 차지하는 분율
윤성예측도 (Negative Predictive Value)	특정한 특성을 갖지 않은 것으로 분류된 사람들 가운데 실제로 그 특성을 갖지 않은 사람이 차지하는 분율
ROC(Receiver Operating Characteristic Curve)	진단검사 결과를 근거로 민감도와 위양성률을 이용하여 그린 그래프로, 양성과 본성을 구분하는 진단의 성능을 평가할 수 있음
AUC	ROC의 아래 면적으로 진단 정확도를 의미하고 0.5~1.0 사이의 값에서 1에 근접할수록 이상적인 성공이라고 할 수 있음

AI 기반 의료기술(병리학 분야)의 급여 평가 가이드라인 마련 연구

디지털 병리학 _ 정우현

하며 기술의 유효성을 검증하기 위해서 위 표와 같은 검증지표에 대한 정보를 제공해야 한다.

4-3. 디지털 병리학에 관련된 산업 동향

디지털 병리학(Digital pathology) 기술을 이용한 신개발 의료산업의 잠재력을 인정받으면서 다양한 분야(특히, 신약 개발)에서 개발이 시도되고 있다. 이 절에서는 이러한 디지털 병리학과 관련된 기술을 이용한 산업들의 동향에 대하여 소개하고자 한다.

1. 미국의 디지털 병리학 시장 성장 가능성

미국은 인구의 고령화와 이로 인한 암 발생률 증가로 인한 의료비 지출이 지속해서 증가하였는데, 의약품을 포함하는 치료외적인 부수적 비용 증가도 의료비 증가의 원인으로 지목되었다. 한편, Robby 등의 연구(2019년)에 따르면 의료현장에서 질병을 진단하는 미국내 병리학자는 약 13,791명으로 필요한 병리학자의 예측 수요 대비 약 73% 수준으로 심각한 인력 부족현상이 예상되며, 우리나라 또한 다르지 않다. 디지털 병리학을 도입하게 되면 의료현장에서 병리학자의 업무 효율성을 약 10~15% 높임으로써 전문인력 부족현상을 해결할 수 있는 효과적인 해결책으로 지목되었다. 이러한 다수의 연구결과를 인식하여 FDA는 2015년부터 2019년 사이에 15개의 제품을 승인하였다. 미국 FDA의 디지털 병리학 품목 승인 현황(2015~2019년)에 의하면 단편적 면역

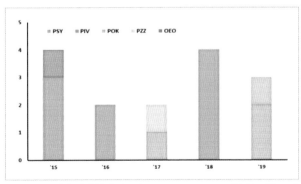

신개발 의료기기 전망 분석 보고서   [출처: 미국 FDA]

형광 슬라이드의 디지털 이미지의 획득, 분석, 저장하는 소프트웨어에서 조직절편 전체에 대한 디지털 이미지의 해석 및 분석을 위한 소프트웨어 중심으로 개발의 방향 변화가 이루어지고 있다.

2. 디지털 병리 데이터를 이용한 신약 개발 임상시험의 효율성 증가

디지털 병리기술의 도입으로 인해 병리학에 관련한 업무가 보다 효율적으로 발전되었고, 조직 및 세포병리 슬라이드 이미지가 소프트웨어 및 네트워킹 발전으로 전체 슬라이드 이미지 처리(Whole Slide Imaging; WSI)에 의해 디지털화됨에 따라, 대량의 이미지 데이터를 효율적으로 관리할 이미지 관리 시스템(Image Management Systems; IMS)이 개발되었고, 이와 동시에 진단 프로세스(Diagnostics Process; DxP)가 영상 분석, 자동진단 및 원격병리진단(Telepathology) 등을 하기 위해 디지털 병리 장비가 고도화되고 있다. 저장된 디지털 이미지 데이터들은 영상 분석 도구를 사용하여 조직 절편내의 병변부위에서 기존에 사람의 육안으로 찾지 못하는 바이오마커를 분석 및 정량화된 데이터로

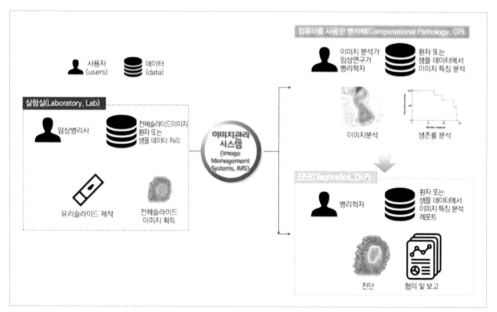

[출처: Corvo, Alberto, et al. "Visual Analytics in Digital Pathology: Challenges and Opportunities." VCBM. 2019.]

축적이 가능해졌다. 이렇게 모아진 디지털 병리의 빅데이터들은 전임상 및 임상시험에서 의약품 개발 프로세스의 효율성을 증대시킬 수 있어 많은 바이오제약 회사와 CRO의 관심을 받고 있다. 때문에 종양학 분야에서 새로운 바이오마커의 개발은 디지털 병리의 잠재적 가능성을 보여주고 있다. 앞쪽 그림에서는 디지털 병리학 기술이 지난 10년 동안 영향을 미친 세 가지 주요 영역에 대한 개요를 보여주는데, 조직학 실험실(Lab)은 디지털 이미지 기술을 사용하여 전체 슬라이드 이미징(WSI)을 작업에 적용하였다. 이미지 관리 시스템(IMS)과 진단 프로세스(Diagnostics Process; DxP)의 도입으로 방대한 양의 디지털 이미지를 사용할 수 있게 되면서 컴퓨터 병리학(CP) 분야가 발전되었다.

4-4. 디지털 병리학의 AI 영상분석을 위한 주요 기술

디지털 병리가 보여주는 가능성은 조직 및 세포병리의 진단에서 컴퓨터 분석을 통한

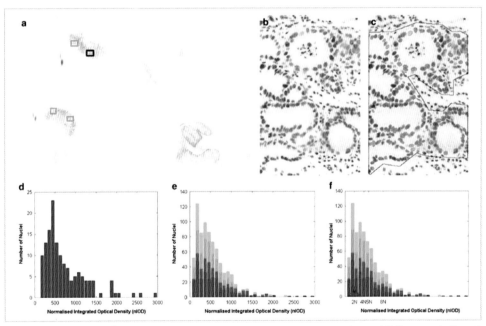

[출처: Wang, Yinhai, et al. "Whole slide image cytometry: a novel method to detect abnormal DNA content in Barrett's esophagus." Laboratory Investigation 95.11(2015): 1319-13308.]

보조적 진단이라고 할 수 있다. 이를 위해서는 디지털 영상처리 기술(digital image processing technique)을 바탕으로 WSI의 영상분석을 해야 하며, 이것을 WSI 세포측정법 (whole slide image cytometry)이라고도 부른다. 슬라이드 기반 조직세포측정법은 컴퓨터 프로그램의 학습 알고리즘에 의해 WSI의 서로 다른 배율의 이미지들 속 정보를 추출하여 판독 및 분류하기 위해 이미지 속 정보를 수치화하는 것을 의미한다. 대표적으로 수치화되는 영역은 세포와 핵이 있으며, 이것들에 대한 수치화 정보는 크기나 모양, 색상이나 질감에 기반한다.

1. 이미지 전처리(Image Pre-processing)

조직 병리학 슬라이드 이미지를 디지털 영상으로 처리하는 과정에서 실제 색상을 재현하기 위해 Color deconvolution(CD) framework 기술이 사용되고 있는데, 이는 실제 이미지에서 Red, Green, Blue(RGB) 색상을 3개 채널로 분리하여 디지털 공간에 할당된 픽셀로 표현하는데, 이는 디지털 변환 과정에서 생길 수 있는 색상의 뒤틀림을 줄이고 핵과 세포질의 염색상 특징을 향상시키기 위한 처리이다.

조직 및 세포병리 영상의 경우, 원본(source image)의 염색상이 약하거나 진할 경우 최적의 염색상으로 재현(reconstruction)하는 것이 가능하며, 조직의 염색 상태나 스캐닝 조건에 따른 편차를 줄이기 위해 '염색 정규화 알고리즘(Stain normalization algorithm)'을 통한 작업이 필요하다.

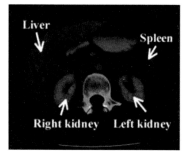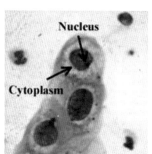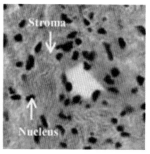

CT이미지(좌측), 세포병리 슬라이드 이미지(중간), 조직병리 슬라이드 이미지(우측) 이미지

[출처: He, Lei, et al. "Histology image analysis for carcinoma detection and grading." Computer methods and programs in biomedicine 107.3(2012): 538-556.]

디지털 병리학 _ 정유현

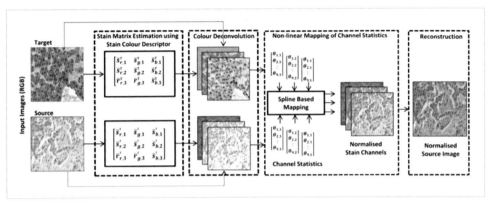

2. 이미지 자동 검출 및 영역 분할(automated detection and segmentation)

조직 병리학 이미지에서 질병의 등급을 결정하거나 진단하기 위한 전제 조건 중 하나는 림프구, 암세포의 핵, 선 세포(glandular cell)와 같은 특정 조직학적 구조를 형태나 염색상 등으로 식별하는 것이다. 이러한 조직학적 구조의 존재, 범위, 크기, 모양 및 기타 형태학적 외관은 질병의 존재 또는 중증도에 대한 중요한 지표가 된다.

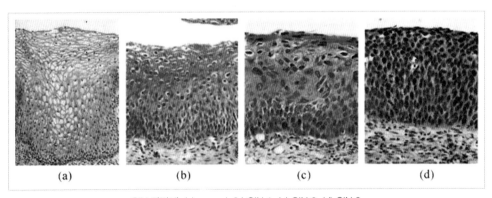

CIN 진단예: (a) normal; (b) CIN 1; (c) CIN 2; (d) CIN 3

그렇기 때문에 조직 및 세포병리학의 이미지를 분석하기 위해서는 세포의 핵과 세포질의 정확한 감지 및 분할이 기초가 되어야 한다. 이러한 감지 및 분할은 조직과 세포의 이미지를 다양한 영역으로 구분 짓는 것으로 WSI안의 정보(핵과 세포의 크기, 모양, 수, 분화도, 질감, 형태 등)의 인식이나 분류(classification)에 필수적이다. 그러나 조직 및 세포병리의 현미경적 이미지는 고정 및 염색과정에서 발생되는 여러 노이즈, 인공물들(artifacts), 전경(foreground)과 배경(background)간의 빈약한 대비, 세포들이 덩어리질 경우 서로 겹쳐지는 부위 등 때문에 핵과 세포의 검출 및 분할에 어려운 점이 있다.

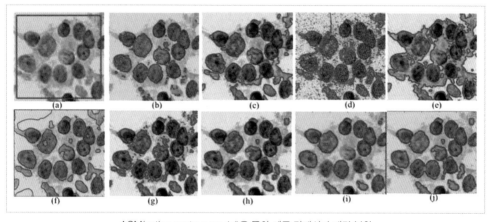

ACM(active contour model)을 통한 세포 경계선과 배경 분할

[출처: Fang, Jiangxiong, et al. "Active contour driven by weighted hybrid signed pressure force for image segmentation." IEEE Access 7(2019): 97492-97504.]

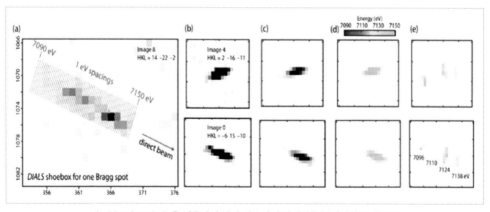

pixel-level analysis을 이용하면 핵과 세포질의 이미지를 분리하기 용이하다.

[출처: Sauter, Nicholas K., et al. "Towards the spatial resolution of metalloprotein charge states by detailed modeling of XFEL crystallographic diffraction." Acta Crystallographica Section D: Structural Biology 76.2(2020): 176-192.]

이러한 어려움을 극복하기 위해 여러 이미지 분할 모델링이 제안되고 있는데, 분할하는 기법에는 크게 개별 화소(pixel)의 속성만을 이용하는 비문맥적 방식인 '임계화(thresholding)'와 영상 특징들 사이의 관계를 이용하는 문맥적 방식인 '에지 기반(edge-based)'과 '영역 기반(region-based)'의 알고리즘으로 분류할 수 있다. 에지 기반 분할은 세포들과 핵의 영역 사이의 경계를 구분하여 내부(세포)와 외부(background)를 결정하며, 영역 기반 분할은 가까이에 위치하면서 유사한 색상(예: H&E stain의 경우 hematoxylin에 염색되는 핵의 색상과 핵 이외의 구조물에 염색되는 eosin의 색상)의 화소들을 묶는 방법이다.

그 중에 널리 사용되는 방법이 ACM(Active Contour Model), EMLDA(Expectation Maximization Linear Discriminant Analysis), pixel-level analysis 등이 있으며, 이들 기술의 약점을 보완하고 개선한 여러 기술과 알고리즘이 계속해서 제시되고 있다.

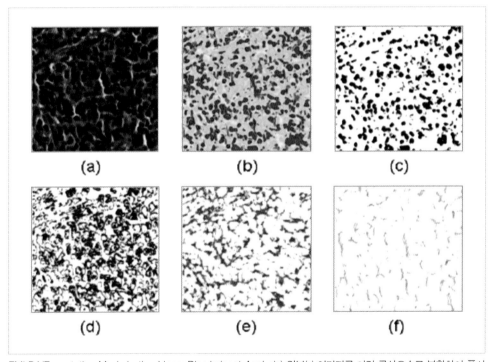

EMLDA(Expectation Maximization Linear Discriminant Analysis) 원본(a) 이미지를 여러 구성요소로 분할하여 표시된 이미지 (b) 컬러별로 분할된 이미지 (c) Nuclei (d) Cytoplasm (e) Neuropil (f) Background
[출처: Gurcan, Metin N., et al. "Computerized pathological image analysis for neuroblastoma prognosis." AMIA Annual Symposium Proceedings. Vol. 2007. American Medical Informatics Association, 2007.]

3. 특징 추출(Feature Extraction)

조직 및 세포병리 이미지에서 질병의 유무를 진단하기 위해 숙련된 병리 전문의가 핵이나 세포의 염색상, 형태, 전체적인 조직의 기질(stromal), 관(tubular)과 선 구조(glandular structures)의 경계와 형태 등의 개체를 기준으로 분석하여 진단하게 된다. 이와 달리 컴퓨터를 이용한 이미지 분석법은 이미지 데이터로부터 먼저 조직 구조나 핵, 세포의 특징(feature)을 측정해야 한다. 특징은 먼저 언급한 영역 분할로 분리된 객체와 밀접한 관계를 가지며, 이와 관련된 기술로는 객체 수준의 특징(object-level features), 공간 관련 특징(Spatially Related Features), 다중 스케일 특징 추출(Multi-scale feature extraction), 특징 선택(Feature Selection), 차원 축소(Dimensionality Reduction)와 매니폴드 러닝(Manifold Learning) 등이 있다.

Gurcan 등이 정리한 '객체 수준의 특징(object-level features)' 의 네 가지 범주. 1. 크기와 모양(Size and Shape), 2. 방사법 및 밀도 측정(Radiometric and Densitometric), 3. 질감(Texture), 4. 염색질(Chromatin-specific) 공간관계적 특징(Spatial relationship features)의 추출은 염색된 병리조직의 구조적, 공간적 정보는 2D 또는 3D 그래프 이론을 적용함으로써 위상학적 구조(topological structure)를 구분 지을 수 있으며, 다양한 그래프 이론을 적용하여 다양한 유형의 세포들의 공간관계를 구별 짓는 수학적 모델링을 얻을 수 있다. 예를 들어 뼈조직 샘플에는 일반적으로 혈액세포, 정상세포, 때로는 골절세포(예: 연골세포 및 조골세포) 및 암세포를 비롯한 여러 세포 유형이 있는데, 이들 세포

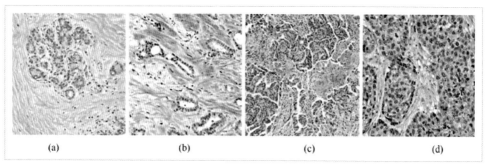

Breast carcinoma histology examples: (a) normal; (b) grade 1; (c) grade 2; (d) grade 3.

[출처: Illustration courtesy of Meenakshi Singh, MD, Department of Pathology, Stony Brook University Medical Center.]

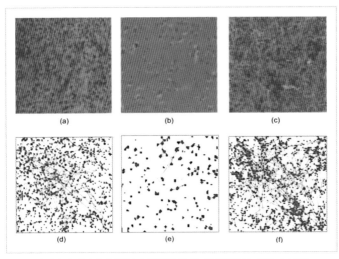

정상뇌와 염증이 발생한 뇌조직의 구조의 차이점을 보여주는 그래프
(a) 신경교종 (b) 정상 (c) 염증이 발생한 뇌조직.

[출처: Gunduz C, Yener B, Gultekin S. The cell graphs of cancer. Bioinformatics. 2004;20]

는 기능적으로 서로 다르기 때문에 동일한 조직에서 서로 다른 공간적 조직과 구조적 관계를 나타낼 것이라는 가설에 기반한 세포 인식 그래프를 만들 수 있다. 이러한 공간관계적 특징을 이용하여 조직 슬라이드 안의 모든 세포핵을 선으로 연결하여 이를 그래프화 하고, 이것을 계측하여 세포간의 공간관계를 정량화할 수 있다. 다중 스케일 특징 추출(Multi-scale feature extraction) 방식은 기존에 사람이 관찰하여 진단을 내리는 것을 모방한 방법으로 낮은 배율에서 병리 슬라이드 전체의 이미지를 분석하여 진단적 가치가 있는 영역을 분류하고 그 부위를 더 높은 해상도로 표현하는 방식이다. 이를 위해서 가우스 피라미드 접근 방식(The Gaussian pyramid approach)을 이용하여 다중 해상도로 표현하였다.

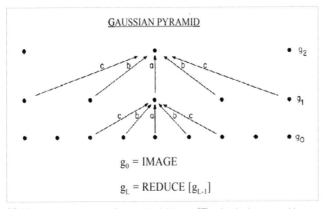

GAUSSIAN PYRAMID

$$g_0 = IMAGE$$

$$g_L = REDUCE\ [g_{L-1}]$$

[출처: Burt, Peter J., and Edward H. Adelson. "The Laplacian pyramid as a compact image code." Readings in computer vision. Morgan Kaufmann, 1987. 671-679.]

가우스 피라미드접근 방식(The Gaussian pyramid approach)은 제로 레벨단계(저배율 이미지)에서 단계적으로 필터링을 거쳐 고레벨(고배율 이미지)로 가는 표현 방식 각 단계별 거리는 두 배로 증가하며 상위 단계는 하위 단계의 가중평균을 적용한다.

4. 특징 선택(Feature Selection)

조직세포 병리학적 이미지 분석에서 특징 선택(Feature Selection)은 분석의 정확도 향상뿐만 아니라 분류하는 알고리즘의 성능 향상에도 이점을 제공한다. 앞선 단계에서 측정된 특징들을 모두 수집하여 판독할 경우 진단을 위한 중요한 특징 외에도 불필요하거나 아무 상관없는 특징들이 포함될 수 있고, 또한 이미지를 분류하는 과정에서 너무 많은 특징들을 선택할 경우 분류 알고리즘의 성능을 저해시키므로 이미지 판독을 위한 적절한 특징을 선택하는 것이 바람직하다. 이에 분류 정확도를 높이기 위해 최적의 특징선택을 위한 여러 발견적 알고리즘(heuristic algorithms)이 개발되고 있으며, 대표적인 방법으로는 순차적 탐색 방법에 속하는 순차 부동 순방향 검색(sequential floating forward search; SFFS)과 순차 부동 역방향 검색(sequential floating backward search; SFBS)이

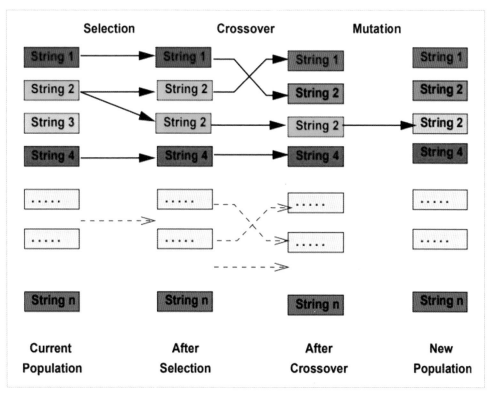

일반적인 유전 알고리즘(genetic algorithm) 연산작업의 도식. 한 세대를 선택과 재조합단계로 나누어 연산함.
[출처: Mathew, Tom V. "Genetic algorithm." Report submitted at IIT Bombay(2012).]

있으며, 유전자에서 발생하는 진화현상을 모방하여 만들어진 유전 알고리즘(genetic algorithm)이 있다. SFFS 방식은 기본적으로 국소부위 탐색 연산(local search operation)을 이용하여 새로운 특징들을 포함하는 상향식 탐색방법이고, SFBS 방식은 반대로 기준에 제외시킬 특징들을 제거해 나가면서 포함 가능한 특징들만 포함시키는 하향식 탐색방법이다. 그러나 이러한 방식들은 방대한 탐색 공간을 효율적으로 탐색하지만, 하위 단위의 국소부위 최적 이미지(local optimum)를 찾을 순 있으나, 전체 슬라이드 이미지의 최적 이미지를 찾는 데 한계가 있다. 이를 보완하는 방식이 유전 알고리즘(genetic algorithm)이며, 여러 개의 검색된 적합한 특징을 유지하면서 교배와 돌연변이 연산을 활용함으로써 최적의 특징을 찾을 수 있게 한다.

5. 차원 축소(Dimensionality Reduction)

특징 선택(Feature Selection)이 데이터의 분류 성능과 관련된 일부 기준을 가장 최적화하여 진단을 하기 위한 이미지를 찾는 것을 목표로 하는데, 이미지 분석시 선택된 특징이 n개라고 가정할 때 이 선택된 각각의 특징은 하나의 차원으로 생각할 수 있으며, 최적화된 특징 선택을 위한 알고리즘에 의해 차원의 축소가 발생될 수 있다. 차원 축소 기술은 특징 선택과는 다른 기준에 따라 차원을 줄이는 것을 목표로 하며, 기존 특징들의 변환이나 결합을 통해 새로운 특징을 추출함으로써 보다 적은 수의 특징 집합을 만들 수 있다. 선형 차원 축소의 잘 알려져 있고 일반적으로 사용되는 세 가지 방법은 주성분 분석(Principal Component Analysis; PCA), 독립 구성 요소 분석(Independent Component Analysis; ICA) 및 선형 판별 분석(Linear Discriminant Analysis; LDA) 등이다. 이러한 방법들은 여러

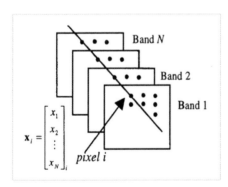

주성분 분석의 픽셀 벡터(Pixel vector in principal component analysis): 주성분 분석은 높은 상관성이 있는 인접대역(band)의 이미지 정보는 거의 동일한 정보를 가지고 있다는 사실에 기반한 분석이다.
[출처: Rodarmel, Craig, and Jie Shan. "Principal component analysis for hyperspectral image classification." Surveying and Land Information Science 62.2(2002): 115-122.]

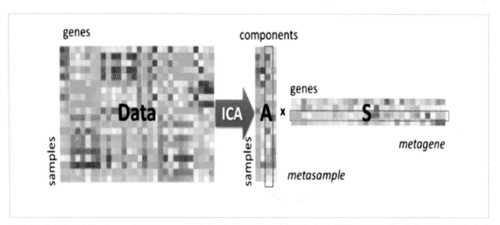

독립 구성 요소 분석(Independent Component Analysis; ICA)는 복잡한 데이터집합을 단순화 시키는 도구로 많이 사용된다.

[출처: Sompairac, Nicolas, et al. "Independent component analysis for unraveling the complexity of cancer omics datasets." International Journal of molecular sciences 20.18(2019): 4414.]

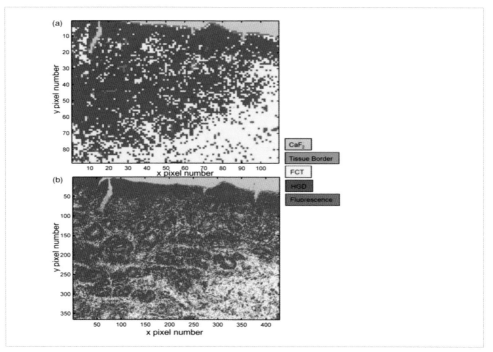

선형 판별 분석(Linear Discriminant Analysis; LDA)을 이용한 모델의 조직 분류 이미지 (a) 8.4-μm pixel size 국소부위가 확대된 이미지 (b) 2.1-μm pixel size. (a)와 같은 확대된 이미지들을 결합된 것. calcium fluoride(CaF2), fibrous connective tissue(FCT), high-grade dysplasia(HGD).

[출처: Hutchings, Joanne C., et al. "Evaluation of linear discriminant analysis for automated Raman histological mapping of esophageal high-grade dysplasia." Journal of biomedical optics 15.6(2010): 066015.]

차원으로 나누어져 있는 이미지 데이터들의 유사한 특징들을 맵핑이나 결합을 통해 보다 적은 수의 특징 집합으로 구분하여 이미지 분석에 효율을 높이기 위한 방식이다.

특징 추출과 차원 감소를 통해 선별된 조직 병리학적 이미지들은 '분류기(classifier)'라 불리는 응용 프로그램에 의해 추출된 이미지가 해당하는 클래스(조직학적 소견, 암의 등급 등)가 결정된다. 조직병리 이미지를 분류하는 프로그램의 주요 선택사항은 크고 밀도가 높은 데이터들을 처리할 수 있는 능력이며, 단일 분류기보다는 여러 개의 분류기 조합을 이용하여 각 분류기가 예측한 데이터를 집계하여 분류의 정확도를 개선하고 단일 분류 방식에서 발생되는 편향을 줄이는 방법으로 '다중 분류기 조합(multiple classifier ensemble)'을 활용하는 것이 추천되고 있다. 이미지 분류를 위한 머신러닝(machine learning) 및 패턴 인식 방법으로는 서포트 벡터 머신(support vector machine; SVM), 에

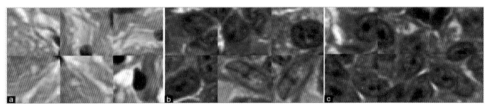

세포 핵 이미지분류 훈련을 하기 위해 패치된 이미지이다. (a) 음성 이미지의 예로 쓰인 6가지 이미지 (b) 양성 핵 이미지와 확연히 다르기 때문에 쉽게 분류될 수 있는 이미지 (c) 양성과 악성 핵의 경계를 보완하기 위해 패치된 이미지.
[출처: Janowczyk, Andrew, and Anant Madabhushi. "Deep learning for digital pathology image analysis: A comprehensive tutorial with selected use cases." Journal of pathology informatics 7(2016).]

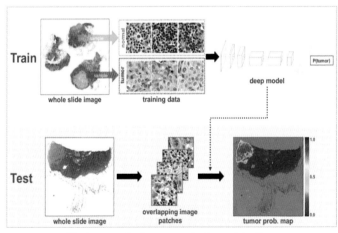

The framework of cancer metastases detection.
[출처: Wang, Dayong, et al. "Deep learning for identifying metastatic breast cancer." arXiv preprint arXiv:1606.05718(2016).]

이다부스트(Adaboost) 등이 있다. 이러한 머신 러닝은 기존에 인간이 이미지를 인식하는 방식과 유사한(세포나 핵의 형태 등과 같이 조직학적 객체를 인식하여 진단을 위한 클래스 분류) 방식으로 훈련이 되는데, 이미지 속의 각 세포의 특징들(세포, 세

포핵의 면적, 직경, 유사분열의 여부, 방향, 장축, 단축의 길이, 염색상 등)처럼 형태학적 특징을 대상으로 분할된 이미지가 수집되어 딥러닝 때문에 통계적 특징을 분석하는 것보다 좋은 성능을 보인다.

4-5. 디지털 병리학의 미래

기술의 발전으로 인해 디지털 병리학(Digital pathology)은 예측하기 힘들지만, 다양한 분야의 기술들이 접목되고 있고, 이렇게 융합된 기술들은 인류의 건강을 위해 쓰일 것이 확실하다. 앞서 살펴본 머신러닝에 의한 이미지 분석은 많은 암진단과 관련된 조직병리학적 정보를 만들 수 있는데 이렇게 정량화된 종양학적 미세구조의 이미지 정보들은 '오믹스'(omics)라 불리는 분자 규모의 조직 미세환경과 종양간의 프로파일링이 연구되고 있다. 이러한 방식은 다양한 암의 아형을 분류하거나 암의 분화도나 진행상태를 구분 지어 생존 예후를 예측하는 바이오마커로 활용될 수 있다.

이와 같이 디지털 병리학의 영상 처리기술과 머신러닝 기술은 계속해서 발전하고 있지만, 의료현장에서 보편적으로 사용되기 위해서는 하드웨어적 측면(슬라이드 이미지 스캐너, 고해상도 모니터, 데이터 저장 공간 등)과 소프트웨어적 측면(디지털 병리에 맞는 작업흐름, 자동이미지 분석 프로그램, 기존의 단점을 보완하는 알고리즘 연구 등)에서 혁신이 이루어져야 한다. 디지털 병리 시스템의 도입은 기존 방식의 병리과 업무를 보다 효율적이게 할 수 있고, 신속하고 정확한 질병의 진단과 관리를 제공할 수 있다.

디지털 병리학은 단순히 기존 병리학에 디지털 기술을 접목한 것이 아니며, 병리학 전 과정에서 획기적인 변화와 발전을 가져올 새로운 접근법이다. 질병의 진단을 위한 조직세포 슬라이드 이미지를 대량으로 신속하게 처리가 가능하며, 이를 정량화하여 보다 정확하고 재현성이 높은 결과를 제공하고, 인간의 눈으로 확인할 수 없는 정보까지도 추출할 수 있다. 또한 디지털화된 데이터는 의료 빅데이터로써 새로운 지식과 기술 창출을 위한 자료로 쓰일 수 있다.

정리하면 디지털 병리는 전통적인 조직세포병리에서의 유리 슬라이드를 바이너리 파일(Binary file)로 디지털화(Digitalization)하고 이를 고해상도 모니터를 통하여 관찰하며 분석·진단 후 보관·관리하는 시스템 또는 작업환경으로 설명된다. 이는 세포, 조직, 장기의 표본을 광학현미경을 이용한 육안관찰을 통해 질병의 원인을 규명하고 진단하는 전통적인 병리학에 광학·ICT를 융합하여 디지털화한 융·복합 진단시스템의 한 종류이다. 디지털 병리기술 발전으로 데이터베이스 구축, 알고리즘 기반의 AI 이미지 분석 및 클라우드를 기반으로 한 전문가 집단간의 정보공유가 가능하게 될 것으로 예상된다.

이를 통해 전통적인 병리학 진단의 한계를 극복하고 보조적으로 질병을 진단·예측이 가능한 차세대 의료진단시스템으로 발전하고 있다. 하지만 현장에서 디지털 병리기술을 활용하기 위해서는 제도의 개선(의료수가, 원격진료, 수기 판독 소견서 비치)과 병리전문의들의 인식 개선(AI 보조진단, 전문의의 상근 여부)이 필요하며, 앞으로 디지털 병리학에 대한 인식의 전환과 함께 활발한 연구와 기술개발을 통한 발전을 기대한다.

참고문헌

1. Ghaznavi, F., et al., Digital imaging in pathology: whole-slide imaging and beyond. Annu Rev Pathol, 2013. 8.

2. Griffin, J. and D. Treanor, Digital pathology in clinical use: where are we now and what is holding us back? Histopathology, 2017. 70(1).

3. Pantanowitz, L., Digital images and the future of digital pathology. J Pathol Inform, 2010. 1.

4. Ho, Jonhan, et al. "Use of whole slide imaging in surgical pathology quality assurance: design and pilot validation studies." Human pathology 37.3(2006).

디지털 헬스케어와 미래의 병원

이광우

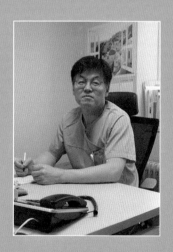

신한대학교 임상병리학과를 졸업하고 분당서울대학교병원 진단검사의학과에서 팀장으로 재직중이다. 경기도의료기사단체연합회(7개 소속) 회장을 맡고 있으며, 보건의료간담회를 통해 양질의 국민건강관리 서비스를 제공하는 정책을 개발 추진하고 있다. 또한 임상검사의 질적 관리를 위한 대한임상검사정도관리협회 이사와 대한임상병리사협회 경기도회장을 맡고 있고, 전국임상병리사 시도협의회 의장을 역임하면서 임상병리사들의 보다 좋은 처우와 부당함이 개선될 수 있도록 노력해 왔다. 그러한 노력을 인정받아 보건복지부장관상, 서울특별시장 표창, 경기도지사 표창 등을 수상했다.

제5장

디지털 헬스케어와 미래의 병원

 미래의 병원의 성패는 4차 산업혁명의 핵심기술을 병원의 사업에 어떻게 접목시키고 활용하는가에 달려 있다는 것이 주요 관심사로 크게 부상하고 있다.

 4차 산업혁명의 핵심기술은 ICBMA(사물인터넷, 클라우드 컴퓨팅, 빅데이터, 모바일 및 인공지능)로 요약할 수 있다. 디지털 헬스케어는 이러한 4차 산업혁명의 핵심 기술인 사물인터넷, 클라우드 컴퓨팅, 빅데이터, 모바일 및 인공지능을 헬스케어와 접목한 분야이다. 디지털 헬스가 부상하게 된 배경은 헬스케어의 패러다임의 변화와 관계되어 있다. 과거의 의료는 경험에 기반한 치료체계이었고, 현재의 의료는 근거에 기반한 의료체계이다. 그리고 앞으로 다가올 미래의 의료는 데이터에 기반한 의료체계가 될 것이다.

 현재의 의료는 정보의 비대칭성으로 의료인을 주축으로 전문의료기관 등 공급자 위주의 치료체계라면, 앞으로 다가올 미래의 의료는 수요자, 환자 중심으로 정보의 주도권이 이동하고, 수요자가 참여하는 의료체계로 치료보다는 예방과 건강증진이 강조하는 헬스케어 체계로 패러다임이 바뀔 것이다. 또한 공급자 측면에서 의료서비스 현장의 ICT 수용도가 향상될 것이다.

디지털 헬스케어 의료기기의 종류와 특성

 기존의 의료기기는 의료기관내에서 환자에 대한 체온이나 혈압, 혈당의 생체정보를 의료기기를 사용하여 병원 의료기관내에서 데이터베이스로 저장하고 사용해 왔다. 하지만 현재 모바일이나 IoT, 인공지능 등의 신기술들이 개발되고 사용되어짐에 따라서 이러한 환자의 생체정보를 시간과 장소에 구애 받지 않고 인터넷을 통하여 의료기관의 네트워크에 저장을 하고, 의료기관내 의료진과 환자가 정보를 공유하고, 또한 의료진이 이러한 정보를 바탕으로 환자에 대한 진단, 치료가 가능한 시스템으로 의료 패러다임이 변화되고 있다. 이러한 의료 패러다임의 변화에 맞추어서 디지털 헬스케어 의료기기는 기존에 이러한 일반 의료기기에 인공지능이나 IoT, 클라우드, 빅데이터, 모바일이 융합된 의료기기로 정의할 수가 있다. 디지털 헬스케어 의료기기는 의료기기의 특성에 따라서 IoT 중심형 의료기기와 AI 중심형 의료기기로 분류할 수 있다. IoT 중심형 의료기기는 U-헬스케어 의료기기로 다시 분류할 수 있고, AI 중심형 의료기기는 빅데이터 인공지능 의료기기로 나눌 수 있다.

원격진료나 만성질환 관리 서비스와 같이 치료 중심의 영역으로 U-메디컬 영역의 디지털 헬스케어 의료기기가 있는데 의료법의 적용 대상이 된다. 그리고 65세 이상의 노인을 대상으로 장기요양 서비스를 담당하는 U-실버 영역의 의료기기는 의료법과 장기 노인보장 보험법의 적용 대상이다. 또한 정상인을 대상으로 하는 건강관리 서비스를 담당하는 U-웰니스 영역의 의료기기가 있다. 현재 이런 U-웰니스 영역의 의료기기는 의료기기법상 의료기기로 분류되지는 않는다. U-메디컬 영역의 의료기기의 경우는 원격진료, 원격응급진료 그리고 만성질환 관리, 방문 간호의 세 분야로 다시 나눌 수 있고, 65세 이상의 장기요양 서비스를 담당하는 U-실버 영역의 의료기기의 경우는 안심케어, 홈케어, 생활지원 분야로 나눌 수 있다.

AI 중심형 의료기기는 빅데이터 인공지능 의료기기로 분류할 수 있고, 이런 빅데이터 인공지능 의료기기는 기존의 일반 의료기기의 빅데이터 인공지능 모듈이 결합된 하드웨어 중심의 빅데이터 인공지능 의료기기와 빅데이터 인공지능 소프트웨어를 담당하는 빅데이터 인공지능 소프트웨어 인공지능 의료기기가 있다.

소프트웨어 중심의 의료기기의 경우는 질병의 진단이나 치료, 예방을 담당하는 빅데이터를 이용해서 예방을 담당하는 여러 가지 제품들이 의료기관내에서 활발히 사용되고 있다. 마지막으로 디지털 헬스케어 의료기기의 특성을 살펴보면 현재 사회적으로 진단 중심의 의료 패러다임에서 예방 중심의 패러다임으로 변하고 있고, 초고령사회가 진행됨에 따라서 의료비의 감소 그리고 만성질환 대응이라는 여러 가지 사회적 문제가 대두되고 있다. 이러한 디지털 헬스케어 의료기기가 보건 사회적 문제를 해결하는 데 도움이 되기 때문에 국내외적으로 디지털 헬스케어 의료기기는 고속 성장을 하고 있는 상태이다. 디지털 헬스케어 의료기기의 핵심기술을 살펴보면 크게 4가지로 분류할 수 있다.

첫 번째로 비침습, 무구속, 무자각 건강정보 측정기술이 있고, 두 번째로 맞춤형 진단이나 현장 진단기술이다. 세 번째로 개방형 건강관리 플랫폼 기술이 있고, 네 번째로 맞춤형 원격 건강관리와 서비스기술을 들 수 있다.

이러한 디지털 헬스케어의 핵심기술에 대해서 국내외적으로 ISO, IEC, IEE 등과 같은 기구에서 표준화 작업을 진행하고 있는데 이러한 표준화 작업은 3가지 분야로 나누어서 진행이 된다.

첫 번째, 생체 처리기술이나 혹은 의료영상 처리기술과 같은 생체정보 모니터링 기술과 두 번째로 생활센서 처리기술, 생활 패턴 가시화와 같은 일상생활 모니터링 기술에 대한 표준화 작업이 진행되고 있는 중이다. 세 번째로 임상결정 지원기술이나 혹은 임상시험이나 인증 관련된 디지털 헬스 응용 서비스기술에 대한 표준화 작업이 진행이 되고 있다. 현재 국내외적으로는 이 디지털 헬스케어 의료기기가 휴대용 생체신호 계측부분과 의료용 정보 저장 및 전송 표준화 그리고 제품화 사례 3가지 분야의 의료기기로서 제품 개발이 진행되고 있다. 하지만 국내의 산업현실이 첨단기술의 부족과 원천기술의 부족으로 단순한 의료기기 위주의 생산으로 국한되고 있는 실정이다. 앞으로 이러한 휴대용 생체신호 계측부분과 의료용 정보 저장, 그리고 전송 표준화 제품 사례 등에 대한 첨단기술과 원천기술 확보가 앞으로 풀어나가야 할 중요한 과제이다.

디지털 헬스케어 플랫폼

전 세계적으로 디지털 헬스케어는 스마트폰 및 IoT 기반 웨어러블 기기 등과 함께 성장기에 접어들었다고 말할 수 있다. 의료기기 전문업체뿐만 아니라 글로벌 ICT기업부터 스타트업에 이르기까지 다양한 아이디어를 지닌 기업들이 빠른 속도로 디지털 헬스케어에 진출하고 있다.

디지털 헬스케어 부상은 다양한 이종 산업의 플레이어를 불러들여 헬스케어 생태계를 변화시키고 있다. 이에 기존 헬스케어 산업의 전통사업자라 할 수 있는 의료기기업체, 제약회사, 의료기관과 신규사업자로 볼 수 있는 웨어러블 디바이스 업체, 모바일 OS 업체, 통신사가 주축이 되어 코피티션(Copetition, 경쟁과 협력)을 하고 있다.

디지털 헬스케어는 전통적 의료산업 영역에 ICT기반 기술이 접목되는 융합산업으로, 특히 전통적 헬스케어 기업이 아닌 구글, 애플, 마이크로소프트, IBM과 같은 기업들이 시장 주도권을 확보하기 위해 적극적인 투자와 인수합병 등을 진행하고 있다. 특히 IBM은 2015년 왓슨 헬스부서를 독립시킨 후 애플, 존슨앤존슨, 메드트로닉(Medtronic), 에픽시스템즈 등과 협력 및 인수를 하면서 의료 생태계를 확장시켜 나가고 있다.

애플 또한 2016년 초 헬스케어 스타트업 글림스(Gliimpse)를 인수한 데 이어 2017년에는 개인맞춤형 의료 및 건강관리 서비스를 제공하는 크로스오버헬스(Crossover Health) 인수를 추진하면서 병원 사업에 도전하고 있다.

이외에도 주요 ICT 기업들이 발 빠르게 파트너십을 구축해 나가고 있는 새로운 협력체계의 구축은 이제 디지털 헬스케어의 생태계에 가장 중요한 요소로서 자리를 잡았다.

디지털 헬스케어의 플랫폼 기술은 환자의 행동양식과 변화 상태를 모니터링하고 관리하는 상호작용형 서비스의 기반이 되는 기술을 말하는데 기존 PHR(Personal Healthcare Record) 서비스 과정에서의 얻을 수 없었던 환자의 행동과 반응에 대한 정보를 담아 낼 수 있는 기술로 보다 정교하고 효과적인 서비스 구현이 가능하다.

디지털 헬스케어 플랫폼 기술은 의료정보시스템(EMR, PACS, OCS 등)을 근간으로 서비스 분야로 확장해 나가고 있는 기술로 전통적 의료정보 플랫폼에서 디지털 헬스케어 플랫폼으로 상호 경쟁과 보완적인 발전을 이루어가고 있다.

애플은 HealthKit, CareKit, ResearchKit 등을 기반으로 플랫폼 사업을 본격화하면서 헬스케어 산업혁신의 선두주자라 할 수 있다. 2014년 모바일 운영체제 iOS8를 발표하고 디지털 헬스케어 플랫폼 Healthkit과 어플리케이션 Health를 탑재함으로써 디지털 헬스케어 분야 진출을 본격화 하였고 외부의 다양한 디바이스, 어플리케이션을 통해 개인건강정보를 수집하고, 이를 Healthkit을 통해 통합 저장 관리하고 있다. 구글의 헬스케어 플랫폼 Google Fit은 개인의 건강정보들을 받아 공유할 수 있는 중앙 저장소의 역할을 하며 개방된 플랫폼의 형태를 유지하고 있다. 삼성과 IBM 등도 웨어러블 기기 인공지능 클라우드 기술 등과 함께 본격적으로 디지털 헬스케어 플랫폼을 운영하고 있는 중이다.

웰닥의 블루스타 당뇨병 관리 서비스는 환자가 스스로 당뇨병을 잘 관리할 수 있도록 돕고 환자의 관리 정보를 담당의사에게 제공해 더욱 좋은 진료가 가능하게 하는 플랫폼이다. 헬스케어 분야에서 클라우드는 빅데이터나 인공지능에 비해 상대적으로 관심이 적은 분야이지만 디지털 헬스케어의 미래를 가속화시킬 핵심기술이다.

클라우드 플랫폼은 대용량의 저장시스템과 모든 지역에서도 접근이 가능하다는 점을 들 수 있으며, 이는 의료진이 어떤 장소에서도 스마트 기기를 이용하여 환자의 의료기록을 확인할 수가 있다. 그리고 병원에서는 촬영하는 많은 의료 영상을 저장 및 공유하고 사용 가능하기에 선호도가 높아지고 있다. 또한 임상 유전자 생활습관 정보 등의 의료정보 데이터 분석과 환자 동선, 입원, 수술 현황, 내원 환자 패턴 등 의료기관의 비용절감 전산 자원의 효율적인 분배 사용을 할 수 있다는 장점으로 의료기관을 중심으로 도입사례가 증가하고 있다.

정밀의료

정밀의료는 개인의 유전체 및 임상정보와 생활환경과 생활습관에 해당하는 Life-log 정보 등을 수집 분석하여 환자에게 최적의 맞춤형 예측 의료를 제공하는 행위로 정의할 수 있다. 다시 말해 다양한 오믹스와 빅데이터를 통합 분석하여 집단이 아닌 각 개인을 질병 민감도에 따라 세부 그룹으로 분류하여 질병을 예방하고, 조기 진단 및 치료하기 위한 최적의 처방을 실시하는 것을 의미하고 있다.

여기에서 각 개인마다 다른 유전체 등 오믹스 분석기법과 디지털 헬스케어를 활용한 운동량, 수면, 심박수 등 라이프프로그 자료를 한 단계 업그레이드된 버전으로 자료를 연동하여 빅데이터 분석을 통해 최적의 예방 및 치료기법을 제시하는 것이다.

현대의 보건의료 패러다임은 과거 경험적, 직관적 의료에서 근거기반(Evidence-based) 의료를 거쳐 점차 데이터기반(Data-based) 정밀 의료로 전환하고 있다.

과거에는 증상과 직관에 기반하여 환자를 치료하는 방법이 주를 이루었으나 현대에 들어 여러 환자들의 축적된 임상정보에 기반한 보편적 표준치료를 제공하는 근거기반의 의료로 전환되었고, 최근에는 기술발전과 정보축적에 힘입어 임상정보뿐 아니라 개인의 유전정보, 건강정보를 아우르는 빅데이터 기반의 정밀의료로 전환되고 있는 중이다.

정밀의료 패러다임에 따라 보건의료분야에서는 임상시험 전략이 변화하고, 지식기반 임상의사 결정지원체계(CDSS)가 발전하며, 개인맞춤형 유전자 분석, 진단 산업이 성장하고, 전통적 IT 기업들이 보건의료/헬스케어 산업에 적극적으로 진출하는 등 다양한 변화가 일어나고 있다.

맞춤의학이라는 용어는 이미 2003년 Collins가 유전체 의학이 새로운 의학의 시대를 열 것이라고 이야기하면서 맞춤의학을 예견하였다.

맞춤의학은 환자의 개인적인 특성을 고려하여 치료방법을 제시하는 의학적 접근방법이다. 기존의 일반적인 치료방법으로는 효과가 떨어지는 경우, 개인의 유전자, 생활습관, 환경 등을 종합적으로 분석하여 맞춤형 치료방법을 제시하고 적용함으로써 더욱 효과적인 치료를 위해 유전체 분석, 생체 정보 측정, 인공지능 등 다양한 기술을 활용하여 환자의 만족도와 치료효과를 높일 수 있을 것으로 기대하고 있다.

WHO에서도 유전체의학이 발전하게 되면 의학연구와 환자치료의 혁명적 변화를 이끌 것이라고 하였으며, 미국 오바마 정부는 개인 유전자, 환경 및 생활양식 등의 개인차가 질병 예방 및 치료에 중요함을 인식하고 맞춤치료 확대를 지원하기 위해 정밀의료 계획을 발표하였다.

이에 미국보건연구원(NIH)은 미국 국민을 대상으로 100만 명 정밀의료 코호트 구축을 통해 유전체, 생체시료, 환경정보 및 의무기록 등을 수집 추진하고 있다.

세계의 정밀의료 이니셔티브는 개인 맞춤형 의료의 실현을 위한 국제적인 연구 프로젝트로서 이니셔티브의 목표는 유전체, 생체 정보, 환경 정보 등 다양한 정보를 종합해 개인에게 최적화된 치료방법을 제공하는 것이다. 이니셔티브는 2015년에 시작되었으며, 국제적인 연구 그룹들이 함께 연구를 진행하고 있다. 세계의 정밀의료 이니셔티브는 현재 다양한 분야에서 연구가 진행되고 있으며 유전체 분석, 생체 정보 측정, 인공지능 등의 기술을 활용하여 개인의 건강상태를 파악하고 맞춤형 치료를 제공하는 기술개발이 가속화되고 있다. 또한, 이니셔티브에 참여하는 연구 그룹들은 연구 결과를 국제적으로 공유하고 있으며, 이를 통해 정밀의료 기술의 발전을 촉진하고 있다.

임상시험 과정에 있어서도 비효율적인 사후분석의 한계를 극복하고, 환자들간의 차이를 설명하여 효율적이며 효과적인 신약을 개발하기 위해 임상시험의 다양한 전략적 접근이 시작되고 있다. 특히 여러 암종의 단일 유전자 변이를 대상으로 효과를 시험하는 '바구니형 시험(Basket Trial)'과 단일 암종의 여러 유전자 변이를 대상으로 효과를 시험하는 '우산형 시험(Umbrella Trial)' 등의 다양한 임상시험 전략이 시도되고 있다. 그리고 의료지식 기반 임상의사결정 지원체계(CDSS)도 급속도로 발전되고 있다. 무엇보다 인공지능 및 딥러닝기술의 발전으로 인해 지식을 기반으로 한 임상적 의사결정 지원체계인 CDSS(Clinical Decision Support System)에 대한 연구가 활발히 이루어지고 있다.

CDSS는 의사나 간호사 등 의료진이 환자의 진단과 치료에 필요한 정보를 제공받고, 이를 토대로 보다 정확한 진단과 치료 계획을 수립할 수 있도록 지원하는 시스템을 말한다. CDSS는 다양한 정보 기술을 활용하여 구축되며, 환자의 의료 기록, 검사 결과, 의학 지식 데이터베이스, 최신 연구 결과 등의 정보를 종합하여 의료진에게 제공함으로써 의료진은 환자의 상태를 더욱 정확하게 파악하고, 이를 기반으로 최적의 치료를 제공할 수 있다. CDSS는 의료분야에서 많이 활용되고 있으며, 예방 진료, 질병 관리, 약물 처방, 수술 계획 등 다양하게 사용되고 있다. 따라서 환자의 건강을 보다 효율적으로 관리하고, 치료의 효과를 극대화할 수 있고, IBM Watson이 방대한 정보와 인공지능을 활용하여 의료적 솔루션을 제공하는 것이 대표적인 예라고 할 수 있다.

약물 부작용 등 의료 과오로 인한 사고가 미국내에서 매년 10만 건 이상 발생함에 따라 데이터와 인공지능 기술 기반으로 의료적 의사결정을 지원하기 위한 CDSS 관련 연구가 활발하게 이루어지기 시작했으며, CDSS 활용분야는 건강관리를 위한 정보제공과 임상 현장에서 환자의 진단, 치료를 두 분야로 구분할 수 있다.

약물 부작용 감시 정보시스템, 병원 감염 감지시스템, 임상검사 경고시스템, 신기능 약물 조절시스템, 항생제 처방 지원시스템, 유해사건 감지시스템 등이 포함되며, CDSS는 단독, 단일 목적으로도 활용 가능하나 연구, 약물치료, 중재 등을 위해 전자의료기록(EMR) 시스템이나 전산화된 처방입력 시스템(OCS) 등과 연계될 경우 활용성을 극대화할 수 있다.

이밖에도 정밀의료의 중요한 부분을 차지하고 있는 것으로 개인맞춤형 유전자 분석이 있다. 차세대염기서열분석(NGS) 기술의 발전에 따라 유전자 분석 비용이 지속적으로 감소하였고, 개인 유전정보를 분석하여 질환 위험도 등을 제공하는 개인맞춤형 유전자 분석, 진단부분이 빠르게 성장하고 있다. 유전자분석장비 제조업체 일루미나(Illumina)는

2014년 1월 개인의 유전정보 전체를 해독하는 데에 1,000달러 밖에 들지 않는 장비(Hiseq X)를 발매하여 유전자 분석, 진단비용의 부담을 줄이는 데 획기적인 계기를 만들었다. 또한 23andMe, Pathway Genomics, Human Longevity 등에서 개인의 유전자를 분석하여 특정 질환에 대한 위험도, 약물 반응도 등을 알려주는 개인맞춤형 유전자 분석, 진단 비즈니스를 수행하는 기관들이 등장하였다.

현재의 보편적, 표준적 치료법은 일부 환자에게 효과가 없거나 부작용을 일으키는 등의 한계가 존재하여 낮은 약물반응성 및 치료효율 개선이 필요하다. 질환별 치료제의 평균 약물반응성은 알츠하이머의 경우 30%, 암은 25% 수준밖에 되지 않아, 환자 특성을 고려한 맞춤형 치료의 필요성이 지속적으로 제기되어 왔다. 낮은 약물반응성은 치료 효율을 감소시킬 뿐 아니라 불필요한 처방으로 인한 의료비 낭비의 원인이 되어 국가적 차원의 의료비 부담 문제를 야기하기에 정밀의학 기반 맞춤형 치료체계가 매우 절실한 이유이다. 정밀의료의 실현을 위해 요구되는 대규모 유전, 임상, 건강정보의 측정, 축적, 분석을 가능케 하는 여러 기술들이 발전하고, 이로 인해 대규모 정보가 의료기관, 공공기관, 민간기업 등을 통해 축적 및 활용되기 시작함으로써 정밀의료의 실현을 위한 사회적 기반이 조성되었다.

디지털 헬스케어와 빅데이터

지금 현재 우리는 빅데이터 시대에 살고 있다. 빅데이터는 기존 데이터 처리방법으로는 다루기 어려운 대량의 데이터 집합을 의미한다.

일반적으로 이 데이터는 기업, 정부, 학계 등에서 수집되며, 이를 분석해 유용한 정보와 인사이트를 도출하여 비즈니스 의사결정에 활용된다. 예를 들어, 고객의 구매 패턴을 분석하여 마케팅 전략을 세우는 등 다양한 분야에서 빅데이터가 활용되고, 또 빅데이터는 인공지능, 기계학습 등 다양한 기술과 함께 연결되어 다양한 분야에서 혁신적인 서비스와 비즈니스 모델을 만들어내는 데 기여하고 있다. 현재 상상할 수 없는 규모와 속도로 보건의료 데이터를 얻을 수 있게 되었고, 이를 잘 분석하면 과거에 알지 못했던 것을 알게 된다는 것은 분명하다. 빅데이터를 가트너(2012)는 규모(Volume), 다양성(Variety),

속도(Velocity) 등 3V로 설명하고 있다.

규모(volume)는 데이터의 크기가 크다는 것이고, 다양성(variety)은 로그기록, 위치정보 등 데이터의 종류가 증가하였고, 텍스트 이외의 멀티미디어 등 비정형화된 데이터의 유형이 다양하다는 것이다. 속도(velocity)는 센서나 모니터링 등 사물정보, 스트리밍 정보 등 실시간 정보가 증가하고 있고, 데이터의 생성, 이동, 유통의 속도가 증가함으로써 대규모 데이터의 처리 및 분석속도가 매우 중요하게 되었음을 의미한다. 여기에 새로운 가치를 창출한다는 Value를 추가하여 4V로 정의하다가 최근에는 정확성(Veracity)을 추가하여 5V로 정의하기도 한다.

디지털 헬스케어 분야에서 병원내의 환자데이터를 수집하고 있는데 80%의 헬스케어 데이터는 텍스트나 이미지, 영상과 같은 비구조화 데이터이다. 사람은 생활하면서 크게 세 가지 종류의 데이터를 만들어 내는데 즉, 의료데이터, 유전체데이터, 그 외의 Life-log(개인활동, 사회활동, 환경데이터 등)이다.

스마트폰 및 다양한 센서 등의 발전에 따라 이제는 개인의 다양한 보건의료 데이터가 실시간으로 측정되기 시작했으며, 이러한 헬스 빅데이터는 헬스케어 클라우드 플랫폼에 통합·축적되어 관리된다. 헬스 빅데이터는 머신러닝·딥러닝과 결합되면서 개인화·지능화되어 스마트폰을 비롯한 다양한 모바일·웨어러블디바이스를 통해서, 환자 개인별로 특화된 질병진단 및 치료서비스, 만성질환 관리서비스 및 질병 예방서비스 등의 혁신적인 의료서비스를 제공하게 될 것이다. 헬스케어 분야에서 빅데이터 분석과 인공지능(머신러닝·딥러닝)은 이제 선택이 아니라 필수요소가 되어가고 있다.

보건의료 빅데이터에 있어서 인공지능과 빅데이터가 핵심이기에 다른 데이터하고 연계 결합이 가능해야만 빅데이터가 되는 것이고, 이런 데이터를 확보하기 위해서 시간과 비용을 투자해야 하고 장기적인 데이터에 대한 추적이 필요하다. Multi-Omics에 대한 생산이 절대적으로 필요하다. 그러나 빅데이터가 가치를 발휘하기 위해서는 제대로 된 분석과정이 있어야 한다. 이러한 분석과정을 예로 들면 국민건강보험공단이 해당한다.

국민건강보험공단은 전세계에서 유일하게 전국민 단일 사회보험을 관리 운영하고 있다. 소득 및 재산수준에 따라 국민으로부터 보험료를 걷고 질병발생시 진료비를 의료기관에 지급하는 일을 하고 있다.

또한 전국민건강검진제도를 운영하고 있어 질환발생 단계에서부터 예방도 가능하게

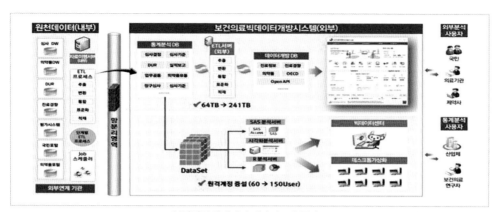
보건의료 빅데이터 개방시스템 구성도　　　　　　[출처: 보건복지부]

하는 일도 한다. 이러한 업무처리 과정에서 발생한 방대한 자료를 2014년부터 건강보험 공단 빅데이터로 구축하였다.

　이 자료는 전국민의 사회경제적 수준, 생활습관, 질병발생내역 등 다양한 내용을 포함하고 있어 전세계적으로도 가치가 높은 빅데이터라고 할 수 있는데 이렇게 수집, 축적된 자료를 건강인이라는 사이트를 통해 자신의 검진내역, 진료내역을 조회하고 질환발생 위험들을 예측할 수 있는 마이헬스뱅크서비스를 하고 있으며, 여기에 기상, 환경, SNS자료와 진료내역을 결합하여 그날의 질병발생위험도를 예고하는 국민건강 알람서비스도 제공하고 있다. 이런 부분들은 국민이 체감하는 실제적 건강과 빅데이터가 연결되는 지점이고 이것이 디지털 헬스케어로 이어질 수 있다. 디지털 헬스케어에 빅데이터가 어떻게 기여할 수 있을지를 생각하면 크게 개인수준과 지역수준으로 나눌 수 있다.

　개인수준에서는 환자의 정보에 자기결정권 그러니까 환자 스스로 자신의 정보를 파악하고 자신의 건강을 관리할 수 있게 한다는 것이 핵심이다. 예전에는 의사가 일방적으로 관리방안을 제시하고 환자가 따르던 때가 있었지만 최근에는 환자들도 의학적 정보에 대한 수준이 높아졌고, 자신의 음주, 흡연, 운동, 혈압, 혈당 이러한 신체정보에 맞춰서 자신의 생활습관을 관리하는 것이 중요해졌다. 최근에 고혈압, 당뇨병과 같이 꾸준한 관리를 필요로 하는 만성질환이 증가하기 때문에 이런 디지털 헬스케어의 중요성이 크다. 의사가 약만 단순히 처방한다고 낫는 것이 아니기 때문에 디지털 헬스케어를 환자들도 필요로 할 수밖에 없는 것이다.

　또한 지역수준에서의 접근도 가능한데 해당지역의 질환 발생 수준이 높은지, 높다면

디지털 헬스케어와 미래의 병원 _ 이광수

그 지역의 의료에 대한 접근성, 또 생활운동시설에 대한 접근성은 어떤지 이런 여러 가지를 접목해서 지역이라는 틀 안에서 생활하고 있는 개인, 그 개인에 대한 맞춤형 접근이 이루어질 수 있도록 하는 것이다.

최근에는 빅데이터와 인공지능이 결합하는 사례도 늘어나고 있는데 인공지능은 질환 예측 또 운동과 같은 생활습관관리 비서 또 맞춤형상담 이렇게 환자 스스로 판단하고 관리하기 어려웠던 부분들에 대해서 보조적인 역할을 수행할 수 있을 것이기에 그런 부분이 디지털 헬스케어와 연결되리라 기대해 본다. 따라서 건강보험공단이 이런 디지털 헬스케어와 빅데이터의 연결고리가 될 수 있도록 관리하여야 한다.

디지털 헬스케어와 빅데이터 인공지능을 결합한 활용사례

헬스케어 분야에서 많은 정보가 쌓이면서, 예컨대 IBM은 왓슨과 같은 인공지능을 비롯한 알고리즘을 통해서 빅데이터를 분석하게 되면 기존에 알지 못했던 새로운 의학지식을 알게 되고, 사용자에게 즉각적인 피드백을 제공할 수 있게 되었다.

그렇다면 건강관련 빅데이터가 의료에서 어떤 차이를 만들어 낼 수 있을까?

수집된 데이터를 해석하는 수준에 따라 크게 1,2,3차 해석의 3단계로 분류할 수 있다.

1차 해석은 가장 일반적인 경우로서 데이터 자체와 그 패턴에 의미를 부여하는 것이다. 웨어러블 디바이스로 측정한 걸음걸이수를 보고 하루에 얼마나 운동했는지를 알 수 있고, 얼마나 지속적으로 어느 시간대에 주로 운동했는지를 측정하고자 하는 지표 그 자체로 의미가 있다.

2차 해석은 얻은 데이터의 의미를 확대하여 재해석하는 것을 말하는데, 다양한 사람에 대한 데이터가 쌓이게 되면 이를 종합하여 새로운 가치를 만들어 낼 수 있는 것이다. 현재 고령화 사회에서 노인들의 건강문제에 관심을 가지면서 걸음걸이를 분석하여 노쇠를 진단하거나 노인 우울증을 확인하려는 시도가 좋은 예다. 특정 지역, 특정 시점에서 심박수가 크게 증가하고, 심장질환이 크게 증가한다면 그 원인을 파악하고 대책을 세우는 일이 가능해지고, 기후변화로 인한 고온이 지속되는 상황이 동반되었는지, 미세먼지가 높은 상태로 영향을 주었는지를 확인하여 심장질환 예방방안을 제시할 수 있는 보건의료

정책을 수립할 수 있게 되었다.

3차 해석은 데이터를 종합하거나 상관관계를 파악해 유의미한 정보를 찾아낼 수 있다. 이것이 미래의 의료에 있어서 디지털 헬스케어와 관련해 가장 주목받는 분야이다. 디지털 헬스케어 의료기기를 중심으로 기존에 측정하기 어려운 정보를 얻을 수 있게 되었기 때문에 질병이 발생하기 전에 데이터를 수집할 수 있게 되었다는 점에서 의료의 패러다임을 바꿀 수 있다. 그래서 3차 해석이 가능하게 되었고 그것을 통해 다양한 데이터를 활용한 정밀의료 맞춤형 진단과 질병이 발생하기 전 데이터 확보를 통한 질병발생 예측이 가능해진 것이다.

디지털 헬스케어와 스마트병원

우리나라 의료시스템은 독특한 국가 단일 의료 보험체제와 민간 의료기관간에 살아남기 경쟁의 결과가 급속한 ICT 융합의 보급을 촉발하게 되었고 급속도록 성장하였다.

병원 영상정보관리시스템(PACS; Picture Archiving Communication System) 보급률 세계 1위, 개인병원 전자의무기록(EMR; Electronic Medical Record) 보급률 세계 1위인데 이러한 성과는 우리나라의 ICT 경쟁력과 민간의료기관간 경쟁의 결과이다. 영상정보관리시스템(PACS)은 병원의 모든 의료장비를 통합하였고, 전자의무기록(EMR)은 환자정보를 통합하였으며, 물류관리시스템(SCM; Supply Chain Management)은 소모품 공급을 통합하였다. 이러한 병원내 ICT(Information and Communications Technologies) 경쟁력은 분명 세계를 선도하는 수준에 도달했다고 말할 수 있다.

미래의 병원시스템이 스마트병원으로 갈 수밖에 없는 필요한 이유와 트렌드를 살펴보면 첫 번째는 의료정보 교환이다. 현대의료에서 양방향 정보교환은 매우 중요하기에 의료정보를 디지털화시켜 환자들에게 각 개인 의료정보들을 안전하게 공유하고 전송하는 것은 매우 중요하다. 두 번째는 치료의 연속성이다. 의료서비스를 병원 방문에만 국한하지 않고, 모바일 등 정보통신기기를 통해 시간과 장소를 구애받지 않고 서비스를 제공받을 수 있다. 세 번째는 서비스 통합이다. 의료 서비스 제공에 원활한 네트워크를 필요로하는 환자들의 요구도가 높아졌다. 네 번째로 환자의 편리성과 선호도 측면이다. 스마트병원의 성장요인은 대기시간 단축, 효율적인 치료 개선 등 더 나은 서비스 개선에 대한 환자의 요구가 증대하고 있고, 또한 의료 전달모델, 기술 플랫폼 및 정보통신, 마이크로 공학, 센서기술 등 핵심기술 혁신은 미래병원 현실화를 가속화시키는 요인이기도 하다.

그러나 스마트병원의 장애요인도 존재하여 구축하는 데 많은 자본이 들어가고 신기술을 적용하다 보니 초기에 try-error 문제가 발생한다. 그리고 의료데이터 보안, 사생활 보호권리 및 규제기준 이행은 다양한 이해관계자들의 문제와 환자의 비용 부담이 증가할 수 있다는 것이다.

어쨌든 스마트병원이 등장하게 된 가장 큰 배경은 의료 서비스에 대한 패러다임의 변화에 있다. 기존의 의료 서비스는 공급자 중심으로 이루어져 왔기에 환자는 전문가인 의료진의 치료를 수동적으로 받기만 하는 존재였다. 하지만 최근 들어 정보의 불균형이 상당 부분 해소되면서 소비자들이 적극적으로 서비스를 요구하기 시작하였다.

의료 서비스 수요자인 환자들은 병원과 의료진에 대한 정보를 사전에 검색해서 선택하고 심지어는 치료 방법과 비용까지 사전에 확인하여 치료 방법을 자신이 선택하려는 환자까지 생겨났다. 이러한 변화의 원인은 기존에 수동적으로 의료 서비스를 받으면서 느꼈던 서비스 불만족이 가장 크다. 자신의 건강한 삶과 직결된 문제인 의료 서비스의 중요도는 매우 높게 생각하고 있지만 정보가 부족하여 본인이 받고 있는 의료 서비스에 대한 의구심을 항상 가질 수밖에 없는 상황이었다.

의료 서비스 불만족 이유를 좀 더 구체적으로 살펴보면, 첫 번째로는 의료 서비스에 대한 경제적 부담이 꼽힌다. 많은 비용이 드는 데 비해 만족도가 매우 낮다는 게 그 이유이다. 또한 흔히 의료기관 등에서 보이는 의료사고 피해 문제가 있다. 의료사고가 발생했을 때 입증책임이 환자에게 있기 때문에 제대로 된 보상을 받기 어렵다는 불안감이 크게 작용하고 있다. 마지막으로는 의료 소비자인 환자의 권리보장 문제이다. 분명 병원에서 환자의 의무에 따른 권리가 있다는 것을 알고 있지만 거의 사문화된 경향이 있고, 자신이 충분한 설명과 케어를 받고 있지 못하다고 느끼는 환자가 많이 있기에 대부분의 의료 소비자들은 의료서비스가 불만족하다고 느낀다.

기존의 의료는 전문가인 의료진이 치료 방법을 결정하고 환자 의견은 크게 중요하지가 않았다. 하지만 이러한 의료 서비스의 문제를 해결하기 위해 도입된 개념이 바로 스마트병원이다. 병원의 모든 것들을 디지털화하여 네트워크로 연결함으로써 병원 운영의 효율성을 높이면서도 환자에게 더 나은 서비스를 제공하겠다는 것이 스마트병원의 구축 이유이다. 이를 위해 치료 과정과 병원 운영 그리고 병원 인프라를 모두 새롭게 디자인하고 최적화함으로써 가치 있는 서비스를 구현하기 위한 방안으로써 각종 ICT 기술들을 활용하고 있다.

여기서 한 번 깊이 생각해 볼 부분이 있는데, 디지털화 된 병원이 스마트병원인가에 대한 문제이다. 확실히 말한다면 디지털병원은 스마트병원이 아니다. 디지털화 된 요소들은 스마트병원을 구현하기 위해 반드시 필요한 요소일 뿐이다. 하지만 기반기술이 거의 동일하기 때문에 종종 혼동되기도 한다. 스마트병원은 스마트 헬스케어라는 더욱 큰 생태계내에서 건강정보와 사회적 관리시스템의 핵심 부분으로 정의되는 개념이라고 보면 된다. 스마트병원은 크게 세 가지 목적을 구현하기 위해 기술이나 시스템을 구성한다.

첫째는 운영의 효율성이고, 두 번째는 치료의 우수성, 마지막으로는 인간중심주의이다. 이들 세 가지 목표를 ICT 기술을 도입해 달성함으로써 병원의 운영비용을 줄여 수익성을 높이고, 환자의 빠른 회복을 도우면서 의료진의 업무를 줄여주고 환자의 만족도를 향상시킬 수 있다. 최근 스마트병원 관련 트렌드를 살펴보면 의료 정보의 교환과 치료의 연속성 확보 그리고 서비스의 통합을 통해 환자의 편의성과 선호도를 높이는 방향으로 진행되고 있는 것을 알 수 있다.

이처럼 병원들이 스마트병원으로 변화하고 있는 이유는 병원을 둘러싼 환경의 변화 때문이기도 하다. 의료서비스 전달체계의 변화와 의료비용 지급 방식의 진화 그로 인한 병원의 변화 압력이 작용하여 병원의 치료방식, 서플라이 체인, 의료서비스 지원방식, 통합적인 구조조정 등을 만들어내고 있다.

디지털 헬스케어와 스마트병원의 사례

국내 사례중에 2020년 뉴스위크 선정 세계 30위와 국내 1위의 삼성서울병원은 스마트병원으로의 변화를 위해 가장 많은 투자를 단행하고 있는 병원이다.

4차 산업혁명시대의 도래에 따라 인공지능, 빅데이터, 웨어러블, 5G 등 첨단 ICT 기술과 의료와의 융합으로 새롭고 혁신적인 서비스를 창출하고, 나아가 의료 현장 적용을 위하여 다양한 시도와 노력이 이루어지고 있다. 삼성서울병원은 2019년 정밀의료 및 4P의학 구현이라는 의료 패러다임의 변화 속에서 혁신적인 스마트 헬스케어 연구를 선도하고, 신의료서비스 창출 및 임상 활용을 목표로 삼성서울병원 스마트헬스케어연구소를 설립하여 빅데이터, 인공지능, 첨단의공학 등 헬스케어 융복합 연구 플랫폼을 구축하였다. 그리고 의료 현장 수요 기반의 새로운 정밀진단·맞춤치료·예측 및 예방 기술을 개발하고, 임상현장의 적극적인 적용 및 활용을 위하여 병원 중심의 테스트베드 역할을 확대하기 위해 질환의 예측과 예방 관리, 그리고 사후 관리를 중심으로 하는 의료 서비스 체계 변화를 위해 다원 프로젝트를 진행중에 있다.

스마트병원은 향후 스마트시티의 주요 구성요소 중 하나로서 자리매김할 것으로 예상되며 이러한 스마트시티는 향후 전세계적인 메가 트렌드로 주목받고 있는 새로운 개념이다.

스마트시티란 IoT(사물인터넷), 빅데이터, 인공지능 등 첨단 정보기술을 활용하여 도시의 생활 편의성과 안전, 환경, 보건의료 등을 개선하는 도시를 말하는데 스마트시티는 도시의 다양한 시스템을 연결하여, 예를 들어 교통체증을 줄이거나 에너지 효율을 높이는 등의 기능을 수행할 수 있다. 스마트시티는 전세계적으로 다양한 나라와 도시에서 시도되고 있으며, 앞으로 더욱 발전할 것으로 예상되고 있다.

따라서 스마트시티에서 의료기관은 기존의 의료시설과는 다른 형태로 나타날 수 있다. 예를 들면, 의료 로봇이 환자를 진료하거나 의료데이터를 실시간으로 수집하고 분석하여 진단을 지원하는 시스템 등이 있을 수 있다. 또한, 스마트시티에서는 건강한 도시를 만들기 위해 다양한 예방 프로그램과 건강 캠페인 등이 이루어질 수 있고, 이를 위해 스마트시티에서는 다양한 센서를 통해 환경 정보를 수집하고, 이를 분석하여 건강한 환경을 조성하는 데에 활용할 수 있다. 이에 따라 스마트병원은 지역사회와 깊은 연관을 맺으면서 발전할 수밖에 없는 구조가 될 것이다. 지역의 1차, 2차 의료기관, 지역사회 커뮤니티 그리고 스마트 홈서비스 등과 유기적 연결을 통해 지역사회 전체의 건강관리를 총괄하여 담당하는 기관으로서의 역할을 할 것으로 전망된다.

이처럼 스마트병원은 기존의 최상급 대형병원으로서 찾아오는 환자들에게 최고의 의료 서비스를 제공한다는 개념의 병원이 아니라 지역사회 전체의 건강을 책임지는 병원이 될 것이다.

디지털 헬스케어 시대의 스마트병원의 개념과 미래의 병원

스마트병원이라고 하는 건 스마트병원, 병원의 효율성을 높이기 위한 특수한 디지털 헬스케어들이 들어가 있고 그것들이 효율적으로 배치돼서 병원의 효율성을 높인 병원을 말한다. 다시 말하면 스마트병원은 의료기술과 정보기술을 융합하여, 환자 중심의 치료와 쾌유를 위한 고객 맞춤형 의료서비스를 제공하는 병원이다.

스마트병원은 다양한 정보기술을 활용하여 전산화된 의료 서비스를 제공하며, 환자의 건강 데이터를 실시간으로 수집하고 분석하여 의료진이 진단과 치료에 활용할 수 있다. 이를 위해 스마트병원에서는 다양한 센서와 IoT 기술을 활용하여 환자의 건강상태를 모니터링하고, 스마트폰 앱을 통해 환자와 의료진이 소통할 수 있는 시스템을 구축하고 있다. 또한, 스마트병원에서는 로봇 의료기기, 3D 프린터를 활용한 맞춤형 의료장비 등 첨단기술도 활용하고 있다.

이 스마트병원이라는 것은 굉장히 특이한데 이전에 스마트공장이라는 어원에서 시작됐다. 최근 들어 트렌드처럼 스마트병원이라고 하는 의료기관을 많이 볼 수 있는데, 스마트병원하면 대부분은 스마트폰을 이용해서 병원 진료를 보고, 또 스마트한 디바이스를 이용해서 종이 없이 진료를 본 뒤 스마트폰을 이용해서 결제를 하는 등, 스마트폰이나 스마트 디바이스라는 것을 가져와서 활용하는 병원을 말하지만, 사실 처음에 생긴 스마트병원이라는 어원은 그렇게 단순한 것은 아니었다.

스마트병원이라는 것이 그렇게 단순한 개념이 아니라는 것을 알려면 스마트 팩토리에 대해서도 알아볼 필요가 있다. 스마트 팩토리는 IoT(사물인터넷) 기술과 빅데이터 분석 등의 첨단기술을 활용하여 생산 공정을 자동화하고 효율적으로 관리하는 공장을 말한다. 스마트 팩토리는 다양한 센서를 통해 생산라인에서 발생하는 데이터를 수집하고, 이를 분석하여 생산 과정의 효율성과 품질을 개선할 수 있다. 예를 들어, 제품 생산에 필요한 부품을 미리 예측하여 재고를 관리하거나 제품 불량률을 줄이기 위한 자동 검사 시스템 등이 있다. 또한, 스마트 팩토리에서는 로봇과 인공지능 기술을 활용하여 생산라인을 자동화하고, 생산 공정을 실시간으로 모니터링할 수 있는 시스템이 구축되어서 이를 통해 생산성을 높이고 비용을 절감하며, 제품 품질을 개선하는 등 다양한 장점이 있다.

이 스마트 팩토리를 잘 보면 스마트병원이라는 게 앞으로 어떻게 진화되어갈지 알 수 있기 때문에 스마트 팩토리에 대해서 좀 더 자세히 들여다볼 필요가 있다. 일단 앞의 스마트공장이라는 건 공정자체가 대단히 주목되는 일괄공정이었다. 3차 산업혁명 시대의 공장을 생각해 보면 되는데 설비들이 다 고정돼 있었다. 고정 설비였고 그 다음에 중앙에서 집중적으로 제어를 하고 있었다. 또한 그런 통신들은 전화나 유선 통신으로 조절했는데, 기기공정이나 물품관리 등이 전체적으로 제어가 불가능했다. 우리는 그것들을 자동화 시스템이라고 불렀다.

스마트 팩토리 4차 산업혁명으로 오면서 공정들이 모듈 공정으로 바뀌었다. 그 다음에 설비들이 가변할 수 있는 유연 설비가 됐고, 그것들을 모두 무선으로 통신할 수 있게 되었다. 또 실시간 위치 추적을 하면서 전체적인 시스템을 제어할 수 있게 되었으며, 그래서 이런 것들을 자동화 대신에 지능화란 말로 설명하고 있다. 이런 자동화 대신 지능화란 말을 쓰면서 스마트 팩토리는 크게 5가지 목적을 이루게 된다.

5가지 목적은 능동성과 신뢰성과 안정성, 연계성, 지능성 등을 말하는데, 이런 5가지 유기적인 목표를 통해서 전체적인 공장의 효율성을 높이는 걸 목표로 하는 게 스마트 팩토리라고 정의한다.

여기서 스마트병원이라는 것이 스마트 팩토리와 같은 유형을 가지고 작동하지만 스마트병원은 무엇이 다른가를 살펴보아야 한다. 다시 말하면 각각의 기계들이 스마트 팩토리처럼 각각의 최신 기계들이 놓여진 것이 아니고, 그것들이 유기적으로 시스템을 이뤄서 병원의 효율성을 높여야 되는 것이 스마트 팩토리와 다른 점이다. 스마트 팩토리는 각각의 물품을 다루는 것이고, 또 스마트병원이라는 건 각각의 물품들을 생산하는 것이 아니고 개인인 인간을 치료하는 곳으로 생명의 존엄성을 다룬다.

각각의 물품들을 일률적으로 생산하는 것과 각각의 다른 사람들을 똑같이 치료하는 건 전혀 다른 부분이다. 그래서 smart hospital과 smart factory는 크게 차이가 있는 것은 둘 다 효율성에 기반을 두고 있지만 효율성을 위해서 인간의 가치를 떨어뜨려서는 안 된다는 것이다. 그렇기 때문에 인간의 가치를 더 우위에 두고 인간의 만족도, 환자의 만족도를 최우선으로 해야 한다. 그 과정에서 try and error처럼 경험을 통해서 계속 보완을 해야 되는 것이다. 따라서 세계적으로 변화해 가는 스마트병원의 주요 트렌드를 살펴보면, 첫 번째로 의사간의 의료정보 교환이 가능해야 될 뿐만 아니라 의사와 환자간의 의료정보 교환이 가능한 스마트병원이 되어야 한다.

그 다음에 병원에서 치료했던 것들이 집에 가서도 연속적으로 치료가 가능할 수 있게 디바이스 커넥티드를 통해서 이루어져야 한다. 또한 이런 치료들이나 진료, 수납 등에 대한 서비스 통합이 이루어

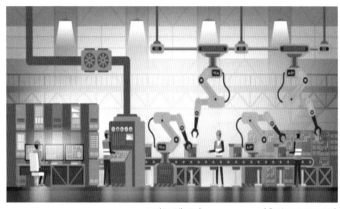

스마트 팩토리　　　　　　[출처: KTL TRUST]

져야 되는 것은 당연한 일이다. 또한 환자의 주관적인 만족도로 환자 편리성과 선호도도 높아야 한다.

　그렇다면 우리나라는 어느 정도 와 있을까? 질문을 할 수 있다. 스마트병원하면 미국이 가장 발전한 나라로 꼽히고 있지만 2위가 우리나라로 이어지고 있다.

　우리나라는 디지털 헬스케어의 특허 부분에서 보면 세계 2위를 차지할 정도로 굉장히 앞서 나가고 있고, 그 다음에 일본이나 유럽이 자리할 정도로 우리나라는 스마트병원과

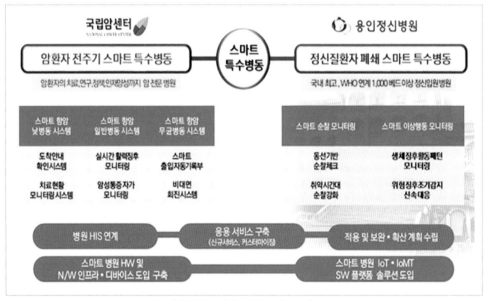

국립암센터, 용인정신병원 스마트 특수병동　　　　　　[출처: 보건복지부]

디지털 헬스케어 부분에서 단연 선도적인 위치에 있다.

작금에 우리나라는 초고령화사회에 접어들면서 만성질환이 두드러지게 증가되는 추세에 있다. 만성질환은 대부분의 노인들이 걸리는 질환으로 주로 고혈압, 당뇨병, 고지혈증, 관절염 등이 있다. 이러한 만성질환은 건강한 삶을 유지하는 데에 큰 영향을 미치며, 의료비 부담도 크다. 따라서, 초고령사회에서는 이러한 만성질환을 예방하고 치료하는데 많은 노력이 필요하다. 만성질환하면 고혈압, 당뇨 이런 것들이 있겠지만 이런 것들이 많이 있으면서 치료보다 관리라는 측면이 대두되고 있다. 이러한 만성질환의 관리는 스마트병원에서 해결책을 찾을 수 있다.

첫 번째는 건강정보 시스템인데 우리나라는 다행히 국민들의 데이터들이 거의 다 전산화되어 있는 편이다. 국가적인 시스템에 따라 각각의 병원에 의해서 모든 자료들이 전산화가 되어있기 때문에 우리나라에서는 스마트병원이 다른 나라보다 유리하게 작동할 수 있는 입장을 갖고 있다.

두 번째는 현장진단이라고 하는 POCT이다. point of care인데 응급실이라든가 여러 가지 응급 상황에서 쓰이는 응급 진단키트, 응급 이미징 시스템, 그 다음에 활력징후를 모니터링할 수 있는 시스템들이 많이 개발돼 있고, 현재도 가장 많이 활성화되고 있는 부분이다. 이런 것들은 원격진료에서도 가능하기 때문에 나중에 스마트병원이 국내에 잘 정착될 수 있게 할 수 있는 기반요소가 될 것이다.

마지막으로 원격진료인데 2023년 6월 1일부터 비대면진료 시범사업이 진행되고 있고, 앞으로 원격진료가 일반화된다면 스마트병원이 우리나라에 제대로 정착되어 다른 나라보다 훨씬 더 강한 경쟁력을 가질 수 있다는 것이 큰 장점이 될 것이다.

디지털 헬스케어와 스마트병원 구성 기술

스마트병원을 구성하는 플로우를 보면 다음과 같다.

가장 맨 밑으로는 데이터들을 수집 관리하는 부분이 있다. 여기서는 병원시스템, 의료기기, 기타 센서 및 기기들에서 수집되는 데이터들이 축적되고 관리된다. 여기에 더해 데이터들을 가공해 사용하는 상위층위가 구성되어 있다. 빅데이터나 AI 등의 분석기술들이 적용되는 단계로서 이러한 분석 결과는 PC, 태블릿, 스마트폰을 통해 제공되는 형태를 가지게 된다. 스마트병원과 관련된 기술들은 매우 다양하다. 다양한 기기와 소프트웨어 그리고 서비스들이 병원에 통합, 접목되는 과정을 통해 구현된다. 과정의 이해를 위해 스마트병원에서 이루어지는 의료서비스의 흐름을 살펴보아야 한다.

병원에는 의료진과 환자 그리고 각종 기자재들이 존재한다. 의료진들이 착용하는 배지와 환자가 착용하는 밴드 그리고 기자재에 부착하는 태그를 통해 네트워크와 연결되고 관리가 이루어진다. 이를 통해 실시간으로 데이터가 수집되고 분석되어 서비스의 제공과 운영이 이루어짐으로써 환자의 대기시간 감소, 만족도 증대, 생산성 향상과 리스크 축소를 통해 비용을 낮추고 효율성을 높이게 된다. 환자를 직접적으로 케어하는 간호사의 경우를 살펴보면 자동으로 간호사별 스케줄이 짜이고 알람을 제공하여 케어를 하도록 한다. 환자의 침대 옆에는 각종 환자관리 지원 시스템들이 갖춰져 있고 투약관리가 이루어진다. 환자의 상태는 스마트베드의 센서를 통해 수집관리가 이루어지게 되므로 간호사의 업무부담을 경감하고 환자케어의 효율성과 효과성을 높일 수 있다.

진료의 중심인 의사의 경우를 보면 구글 글래스 같은 스마트 디스플레이를 통해 환자에 대한 정보가 보여지고 환자를 보면서 이야기를 나누고 있는 동안 환자의 진료와 치료에 필요한 모든 정보가 동시에 보여지면서 여기에 빅데이터와 인공지능이 적용되고 환자의 진료와 치료를 보조하게 되며 환자를 케어하기 위한 코디네이팅이 마지막으로 자동으로 이루어지게 된다. 이를 통해 업무 감소와 서비스의 질적 향상, 리스크 감소가 이루어지는 것이다. 다시 말해 스마트병원에서 환자 관리는 어떻게 이루어질 것인지 살펴보면, 먼저 원격으로 환자의 관리가 이루어지고 병원 내방이 필요한 때는 먼저 통보가 되고 환자가 동의를 하면 예약이 자동으로 이루어지게 된다. 이 모든 과정은 통합된 데이터를 기반으로 환자의 스마트 기기를 통해 이루어지는 방식이다

퇴원환자의 관리는 주기적으로 전화를 걸어 관리하는 방식이지만 향후에는 전문관리자가 지속적으로 데이터를 모니터링하면서 관리스케줄에 따라 연속적으로 관리하게 된다. 따라서 환자는 스마트폰에 설치된 앱을 통해 퇴원 후에도 지속적인 관리를 받을 수 있다. 스마트병원은 병실의 모습도 변화시킬 것이다.

각종 IoT 센서들이 적용되어 환자가 최대한 안정될 수 있도록 병실 환경이 자동으로 관리되고 병실에 있는 TV를 통해 환자에 대한 교육 등이 가능해지고 스마트 베드를 통해

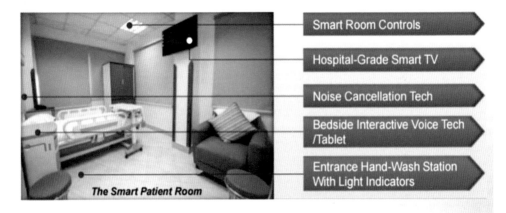

The Smart Patient Room

Smart Room Controls

Hospital-Grade Smart TV

Noise Cancellation Tech

Bedside Interactive Voice Tech /Tablet

Entrance Hand-Wash Station With Light Indicators

스마트 환자 룸 관리 시스템

맞춤형 케어가 가능해지게 된다.

지금은 의료 서비스를 제공하여 육체적 건강을 회복하는 데 중점을 두고 있다면 향후에는 심리적, 정서적 회복까지 중요하게 다룰 것으로 전망된다. 이를 위해 음악과 예술 요법이 적용되고 환자에게 충분한 정보를 제공하고 건강관리를 위한 다양한 교육도 함께 이루어질 것이다. 앞으로는 로봇이 병원에서 환자를 맞이하고 관리하는 광경도 보게 될 것이다. 이를 위해 무선 인프라 확충을 통해 환자에 대한 각종 피드백 수단들이 사용되고 정보가 교환될 것이다. 또한 환자가 병원내에서 이동의 어려움이 없도록 실내 내비게이션 기술이 도입될 것이고, 최종적으로는 보다 나은 의료 서비스 제공을 위한 각종 혁신이 이루어지는 리빙 랩으로서의 기능을 하게 될 것이다.

디지털 헬스케어-스마트병원의 구현기술 사례

앞에서 우리는 스마트병원의 필요성에 대해서 알아보았다. 그럼 정말 모든 사람에게 과연 스마트병원이 필요한가? 또는 병원이 과연 스마트해야 하는가? 이렇게 여러가지 디지털 헬스케어들이 개발되고 있는데 꼭 병원들이 그것들을 따라가야 하는가? 하는 질문을 해 볼 수 있다.

초고령화시대에 노인들이 많은 병원인데 군이 스마트한 기기들을 갖고 와서 노인들에게 더 힘들게 하는 것이 아닌가 하는 생각도 든다. 하지만 스마트병원은 의사의 입장에서는 의사들이 많은 일들을 하고 있는데 그것들의 수고를 덜어주면서 환자의 치료에 집중할 수 있게 하여 환자의 치료 효율성을 더 높일 수 있는 조건을 갖출 수 있다는 것이다. 환자의 입장에서는 노인이든 유아든 더 핸디캡이 있는 환자들에게 더욱 유용한 기술들이 적용돼서 환자의 만족도를 높일 수 있다.

경영자 입장에서 보면 병원에서는 많은 인력들이 소모가 되고 있고 많은 비용을 쓰고 있는데 병원의 수익면에서 보면 효율성을 높여서 병원의 수입은 증대하고, 지출은 줄일 수 있는 시스템을 마련할 수 있다. 국가적으로 보면 아직도 의료 소외지역이 많은데 그런 곳에는 의료진들이 갈 수가 없기 때문에 이런 스마트병원들의 기술이 보급되면서 부족한 의료인력을 대체할 수 있을 것이다. 의사뿐만 아니고 여러 보건의료지원 인력들까지도 보완을 하면서 국가적으로 의료비 낭비를 줄이면서 손해를 보지 않고 국가의 발전을 위해 사용될 수 있는 스마트병원은 시대의 흐름과 함께 꼭 있어야 된다고 본다. 스마트병원에 구현되는 기술은 IoT와 클라우드, 빅데이터, 모바일, AI, 로봇이라는 6개의 테마를 통해서 기술들을 분리해 볼 수 있는데 아직 국내에 스마트병원이 어떤 전체 시스템, 여러 가지 시스템이 완성된 스마트병원은 아니기 때문이다.

한 가지의 기술이 계속 적용되고 시범화 되고 그것들이 다시 상용화 될 수 있는지 의문을 제기하고 검증 과정을 거치기 때문에 아직은 각 병원마다 각각의 프로그램을 하나 또는 두 개 이상을 사용하고 있기 때문에 적용된 사례에 따라 IoT 중심 스마트병원을 먼저 보면 부산대학교에서는 KT와 연계를 맺어서 치매, 취약층, 노령자 대상 안전 서비스를 하고 있다. 이 분들이 병원에 왔다가 귀가했을 때 안전사고가 굉장히 많이 일어난다. 취약층이고 노령의 환자이기 때문에 훨씬 더 안전사고가 발생하기에 현재 위치나 실시간 이동 경로를 추적해서 어느 구역을 벗어나게 되면 긴급 호출을 해서 보호자에게 즉시 알리고 다시 병원에 올 수 있도록 하는 것이다.

외국의 예를 보면 오그메딕스라는 데서는 구글 글래스를 이용해서 의사의 진료내용을 컴퓨터에 입력하는 시간을 줄이고 대화만 하면 알아서 환자와의 대화 내용들이 녹음되고 그 다음에 전산화가 돼서 나중에 다시 볼 수 있도록 하는 서비스를 하고 있다. 이런 것들은 의사들의 업무 시간을 실제로 주당 15시간이나 감소하게 했다고 한다.

얼리센서에서는 환자 침대 밑에 센서를 설치해서 환자의 실시간 심박수와 호흡수, 환자가 어떻게 움직였고, 언제 나갔다가 언제 들어왔는지, 또 환자가 자리에 없기 때문에 알람을 이용해서 환자를 찾아야 되는데 이런 것들을 자동으로 알려주는 시스템을 개발해서 실제적으로 임상에 적용함으로써 욕창이 60%나 감소했고, 또 코드 블루라는 응급 상황이 80%나 감소할 정도로 사전에 환자의 징후를 탐지해서 이런 사고들을 예방한 사례가 보고되었다.

IoT 중심 스마트병원과 다르게 클라우드 중심 스마트병원을 보면 클라우드라는 것은 인터넷을 통해 서비스를 제공하는 컴퓨팅 기술이다. 이는 기존의 개인용 PC 등 로컬 디바이스에서 파일이나 소프트웨어를 저장하고 처리하는 방식과는 달리 네트워크상의 서버를 이용하여 데이터나 소프트웨어를 관리하고 처리하는 방식이다. 이를 통해 사용자는 클라우드를 통해 파일이나 소프트웨어를 언제 어디서든지 원격으로 접근하여 사용할 수 있다. 클라우드는 대규모 데이터 처리나 다양한 서비스 제공, 비용절감 등의 이점을 제공하며, 요즘에는 다양한 기업들이 클라우드 서비스를 활용하여 업무를 하고 있다.

그리고 빅데이터나 디지털자료들을 크게 저장할 수 있는 클라우드 플랫폼을 이용한 스마트병원들이 있는데 G헬스케어에서는 닥터스 박스를 개발했다. 닥터스 박스는 실제로 심장에 문제가 있는 사람들의 심전도를 촬영해서 그런 심전도를 국내 25개 주요 병원에서 4,000명의 환자의 심전도정보를 공동으로 저장을 해서 이것들을 분석하고 그 다음에 빅데이터를 활용할 수 있도록 심전도 클라우드 플랫폼을 개발했다. 외국의 경우는 일본 기업 후지츠라는 데서 왕진 선생이라는 플랫폼을 개발하였다. 그래서 실제로 의사가 직접 가지 않아도 환자들의 집에 방문해서 데이터들을 다 받아 플랫폼을 공유하면서 의료진한테 정보를 주고 다시 환자 보호자나 이런 사람들한테 환자 상태를 알리는 서비스를 지원하는 클라우드를 이용하는 경우이다. 클라우드와 다르게 빅데이터 중심 스마트병원 구축기술을 소개하면 스탠다임이라는 국내기업인데 여기서는 신약개발 과정을 단축할 수 있는 기술을 개발했다. 데이터 기반 머신 러닝을 이용하는 것인데 신약개발하는 데는 굉장히 오랜 시간이 걸리고 많은 비용이 든다. 임상부터 시작해서 임상 1단계, 2, 3, 4단계 등 여러 가지 단계를 거쳐야 되고 개발 과정에서도 여러 가지 유효성을 검증해야 하는데 이런 것들을 데이터 기반 머신 러닝을 통해서 그 과정을 단축하는 기술이다. 이 기술은 아스트라제네카가 주최한 드림 챌린지에서 약물 효능 예측도 1위를 차지할 정도로 매우 우수한 기술력을 보였다.

국외에서는 23andMe 기업이 있는데 유전자검사 서비스를 제공하는 미국의 회사다. 이 회사는 소비자들이 자신의 유전체 정보를 분석하고, 그 결과를 통해 건강 정보를 알아볼 수 있는 서비스를 제공하고 있다.

23andMe에서는 구매자가 유전적 성향, 유전적 건강 위험성 등 다양한 유전자 정보를 확인할 수 있다. 이를 통해 구매자는 자신의 건강상태를 파악하고, 예방적인 조치를 취할 수 있고 유전적인 연결성을 조사하는 서비스도 제공하며, 이를 통해 구매자는 가족 구성원들과의 유전적인 관계를 확인할 수 있다. 23andMe는 유전체 정보를 분석하는 과정에서 일부 개인정보가 노출될 수 있으므로, 개인정보 보호와 관련하여 문제가 제기되기도 하였는데 이 회사는 이러한 문제에 대해 적극적으로 대처하며, 사용자의 개인정보를 안전하게 보호하기 위해 노력하고 있다. 빅데이터 외에 모바일 중심 스마트병원이 가장 많이 사용되고 있고 국내에서도 가장 활발하게 이루어지고 있다. 모바일중에 국내에서는 삼성전자가 메드트로닉과 연계해서 당뇨병 관리 솔루션을 개발하고 있고 그 다음에 헬스케어 기업들과 적극적으로 제휴를 해서 현재는 미국에서도 우리나라에서 출시될 카디안이라는 24시간 심전도 모니터링 디바이스를 출시할 예정이라고 한다. 그럴 정도로 삼성전자에서도 모바일 중심의 헬스케어를 스마트병원에 도입하려고 노력하고 있다.

유비케어라는 곳에서는 스마트검진과 모바일 에버헬스를 함께 이용할 수 있는 서비스를 제공하고 있다. 스마트검진은 종양 마커검사나 혈액검사 등을 통해 건강상태를 평가하는 검진 서비스이다. 또한 모바일 에버헬스는 스마트폰 어플리케이션을 통해 건강정보를 모니터링하는 서비스로서 이 어플리케이션은 일상생활에서 수집된 다양한 건강 정보를 분석하여 사용자의 건강상태에 대한 정보를 제공하고 있다.

또한 국외에서는 파티카라라는 데는 간질이라는 질병을 모니터링하는 웨어러블 밴드를 개발해서 실제로 임상에 적용하고 있다. 간질이라는 건 언제 발생할지 모르고 한 번 발생하면 바로 치료를 해야 되기 때문에 피드백이 필요한데 웨어러블 밴드를 통해서 환자의 이상 징후를 빨리 탐지하고 빨리 의료진이 개입할 수 있도록 하는 서비스를 하고 있어서 호응이 매우 좋다. 해외에서는 애플 기업이 뛰어들고 있는데 애플 워치에서 심전도 기능이 탑재돼 있다고 소개될 정도로 현재 애플은 헬스케어에 굉장히 많은 관심을 갖고 투자하고 있다.

엔픽이나 센너나 아트나 헬스와 같은 대형 전자 건강기록 기업들과 연동해서 미국의 대형병원의 거의 대부분에 애플 헬스키트가 들어갈 정도로 현재 많은 투자와 많은 발전을 보이고 있다. 다음에 예를 드는 것은 AI 중심 스마트병원인데 IBM 왓슨이다.

IBM 왓슨이라고, 다른 이름으로는 왓슨 온콜로지라고 해서 암을 진단하는 데서도 인공지능이 활발하게 이루어지고 있는데 반면에 국내에서도 이런 시스템이 굉장히 큰 성과를 보이고 있다. 뷰노 코리아와 로닛이라는 기업에서는 폐영상 진단 알고리즘을 실제로 개발해서 임상진단을 하는 영상의학과 전문의들이 진단하는 확진율과 거의 동등하게 할 수 있는 프로그램들의 알고리즘을 실제로 개발하고 있다. 이런 폐영상 진단 말고도 골연령 자동 판독 소프트웨어는 식약청 허가를 받을 정도로 굉장히 많이 발전되고 있다.

루닛 또한 흉부 단순 촬영 등으로 외국 기업들과 견줄 정도로 결핵이라든가 유방암을 검출하는 눈부신 기술들을 개발하고 있다. 또한 로봇도 스마트병원의 가장 중심적인 디지털 헬스케어의 기기인데 다빈치 수술 로봇은 국내에서도 수술분야에서 널리 활용되고 있다. 이 로봇은 소화기, 신경, 산부인과, 비뇨기과, 흉부 등 다양한 분야에서 수술에 활용되고 있으며, 수술의 정확도와 안전성을 높일 수 있다.

다빈치 수술 로봇이 국내에서 처음 도입된 이후로 국내의 다양한 대학병원과 종합병원에서 활용되고 있으며, 이를 통해 수술분야에서 기술적인 발전을 이루고 있다.

국내에서는 특히 전립선 수술분야에서 다빈치 수술 로봇이 널리 활용되고 있고 이는 수술의 정확도와 안전성을 높일 뿐 아니라, 수술 후 회복기간을 단축시키는 효과를 가져오기 때문이다. 또한, 국내에서는 다빈치 수술 로봇을 활용한 수술의 보험급여도 이루어지고 있기에 이를 통해 보다 많은 환자들이 다빈치 수술 로봇의 혜택을 받을 수 있게 되었다. 우리나라에서도 역시 수술용 로봇을 개발하고 있는데 큐렉소라든가 현대중공업에서는 모닝 워크 재활 로봇을 개발해서 수술용 로봇뿐만 아니라 재활 로봇도 가능할 수 있게 많은 투자와 많은 기술을 보유하고 있다.

스마트 구축기술 6가지

이런 6개의 세부적인 사항들로 분류를 해 봤지만 병원별로 스마트병원 구축기술을 살펴보면 서울대학교병원과 분당서울대학교병원은 같은 계열이지만 다른 시스템을 쓰고

있다. 살펴보면 서울대학교에
서는 마이 케어라는 모바일이
있다. 진료 정보를 조회할 수
있고 검사결과를 조회하고 건
강 수첩을 쓸 수 있으며, 투약
시간을 알람할 수 있는 마이 케
어 서비스를 제공하고 있다. 암
병동에서는 스마트 암병원이라

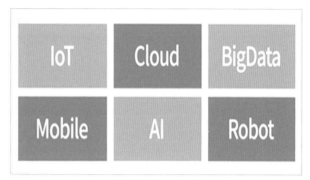

스마트 구축기술 6가지

는 스마트 가이드를 제시하고 있다.

환자들이 기다리는 동안 전자 문진을 태블릿 PC로 할 수 있고 이런 정보들을 의료진들
이 바로 볼 수 있고, 그 다음에 자기의 위치 정보라든가 암이 있으면 암정보를 제공받을
수 있도록 태블릿 PC가 베이스된 정보를 스마트 기기들로 제공하고 있다.

같은 계열의 분당서울대학교병원은 스마트병원 솔루션을 같이 제공하고 있다. 그 외에
스마트 베드라는 헬스 커넥터에서 개발된 기기들을 같이 쓰고 있는데 이는 침상 옆에 설
치된 개인 맞춤형 의료 서비스 플랫폼이다. 입원기간 동안에 받을 검사종류라든가 방법
이라든가 복용 약물의 종류라든가 복용법에 대한 정보를 제공받을 수 있다. 담당 의사한
테 궁금한 점이 있으면 바로 글을 남겨 담당 의사한테 물어볼 수 있고 피드백을 받을 수
있다. 거기에 더해 개인 인터넷을 할 수 있도록 시설들이 제공되고 있기에 분당서울대학
교병원은 스마트병원에 가장 가까운 병원이라고 소개되고 있다. 그 외에도 대형 병원인

삼성서울병원과 연세대
학교세브란스병원, 서
울성모병원도 이런 서
비스를 제공하고 있는
데 삼성서울병원에서는
스마트검진을 하고 있
다. 스마트검진은 종이
를 아예 없애고 종이 없
이 모든 기록들이 태블

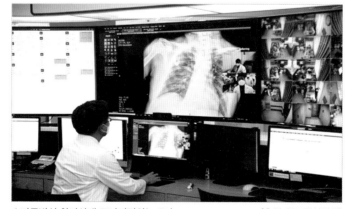

스마트병실 환자상태 모니터링하는 모습　　　　　　[출처: 건보일산병원]

릿 PC와 전산으로 이루어질 수 있도록 한 시스템이다.

그 다음에 닥터스마트라는 모바일병원 전자자료 의료시스템 등을 서비스 제공하고 있다. 그래서 의사들이 회진을 할 때 환자 리스트와 검사 결과들을 종이라든가 구두를 통해서 하지 않고 태블릿 PC를 통해서 조회를 바로 할 수 있고 환자한테 그 정보를 영상으로 보여주면서 같이 설명을 할 수 있게 시스템을 제공하고 있다.

연세대학교세브란스병원은 스마트카드라는 걸 개발했고, 그 카드 한 장에는 모든 환자의 정보가 들어가 있어 의료진들이 바로 그 환자의 정보를 볼 수 있다. 그 다음에 또 수납까지 가능한 스마트카드를 개발해서 현재 사용하고 있는 상태이다.

서울성모병원은 치료받고 나서의 에프터 케어에 중심을 두어서 이런 만성질환 관리 프로그램을 개발하여 암환자들에게는 무선 심박기와 모바일을 통해서 생활 관리 서비스도 제공하고 있다. 이렇게 병원들이 많은 시도를 하고 있지만 처음부터 완벽한 시스템이 아니다. 따라서 여러 가지 기술들이 시도되고 있고, 그것들의 유효성이 검증되고 있는 상황이다.

디지털 헬스케어와 스마트병원에서의 의료서비스 디자인

의료서비스 디자인은 의료서비스의 질과 효과성을 높이기 위해 디자인적인 요소를 적용하는 것을 말한다. 이는 환자의 입장에서 의료서비스를 경험하는 과정을 개선하고, 의료서비스 제공자의 입장에서도 보다 효율적으로 서비스를 제공할 수 있도록 돕는 것을 목적으로 한다. 의료서비스 디자인은 다양한 요소를 포괄하는 개념으로, 의료 환경 및 시설, 의료기기 및 장비, 의료서비스 제공 과정 등을 디자인적인 측면에서 개선하는 것을 포함하는데 이를 통해 환자들은 더욱 편리하고 쾌적한 환경에서 의료서비스를 이용할 수 있으며, 의료서비스 제공자들은 더욱 효율적으로 서비스를 제공할 수 있다.

또한, 의료서비스 디자인은 의료서비스의 품질 향상과 효율성뿐만 아니라, 의료서비스의 안전성과 환자만족도 향상에도 기여한다. 이는 의료분야에서 디자인적인 요소를 더욱 중요시하며, 의료서비스의 디자인 분야 역시 더욱 발전하고 있기 때문이다.

서비스 디자인이라는 건 어떤 인테리어라든가 물품들을 디자인하는 게 아니고 서비스들을 잘 배치하고 능동적으로 배치해서 어떤 목적을 이루는 것을 이야기한다.

　의료서비스 디자인은 크게 병원 환경이라든가 서비스 분야에 의료서비스 디자인을 적용해서 효율성을 높이는 것이다. 예를 들어서 환자의 동선을 생각해 보면 이 동선을 위해서 여러 가지 디지털 헬스케어 기기가 들어갈 수 있다.

　포용성이란 일반적으로 '모두 같이'라는 배려를 중시하는 사회적 공동체의 의미를 담고 있다. 많은 경제적 산업적 발전이 있었고 합리성이 지배하는 공동체를 향한 움직임이 커지고 있음에도 아직 한국 사회를 포용적 사회라고 부르기에는 충분하지 않다. 사회적 책임감과 주변에 대한 배려가 아직도 많이 부족하기 때문이다.

　심신에 장애가 있는 경우 최근 더욱 복잡해지고 효율을 중시하는 환경에서 생활하기는 더욱 쉽지 않기 때문에 기본적으로 타자에 대한 포용성이 필요하다고 할 수 있다.

　한편 빈발하는 대형 사고는 작은 실수로도 큰 문제가 야기될 수 있는 위험사회에 우리가 살고 있다는 것을 상기시킨다. 사회시스템의 복잡성이 증가하고 효율성이 강조되면서 개인의 대처는 더욱 어려워지고 있다. 사실 어느 누구도 건강 유지에 대한 걱정이 없는 사람은 없을 것이다. 사실상 건강문제라면 모두가 잠재적 약자인 셈이다. 하지만 무엇보다 우리 사회의 근본적인 헬스케어 문제는 고령화가 가장 큰 원인일 수 있다.

　한국사회의 고령화는 매우 빠른 속도로 전개되고 있다. UN은 65세 이상 인구 비율이 7% 이상이면 고령화사회(aging), 14% 이상이면 고령사회(aged)로 정의했는데 한국은 2017년 14.2%로 이미 고령사회로 접어들었다. 사회적 풍요와 의술의 획기적 발전으로 가능해진 수명 연장이 한편 축복이면서도 건강 걱정을 안고 살아가는 재앙의 시기일 수도 있다.

　노인의 신체적, 인지적 기능저하는 개인의 문제이면서 동시에 가족의 문제이고, 사회적인 위험과 비용을 증가시키는 공동체의 문제이기도 하다. 그래서 건강한 삶을 유지시켜 주는 디지털 헬스케어의 중요성은 매우 크다. 헬스케어는 치료중심의 보건의료와 건강관리라는 두 가지 개념으로 나누어진다.

　영어 단어 CURE와 CARE는 유사하면서도 다른 두 가지 개념의 관계를 글자로도 느낄 수 있게 해 준다. CURE는 치료, CARE는 보살핌을 의미한다. 인간은 건강한 상태로부터 질병을 거쳐 죽음에 이르기까지 다양한 단계를 거치게 되는데 헬스케어의 관심을 바탕으로 최근에는 그 범위가 균형 잡힌 삶 자체를 강조하는 웰니스, 건강성의 표현인 미용까지 포괄한다. 그래서 헬스케어의 문제를 다루는 디자인도 차츰 폭을 넓혀, 큐어와 케어 즉, 보다 전문적인 병원 공간에 속한 제품과 서비스, 일상생활에서 헬스케어를 위해 사용되는 제품과 서비스를 계획하는 것으로 확대되고 있다.

병원에서 사용되는 의료기기는 크게 보아 질병의 종류와 그 정도를 측정하는 진단기기, 치료에 사용되는 치료기기로 나눠 볼 수 있다. 치료기기는 질환별로, 치료방법별로 심장질환용 기기, 호흡질환용 기기, 신장질환용 기기, 방사선치료기, 충격파치료기, 광선치료기, 보육기, 수술 장비, 의료용 로봇 등이 있다.

이중 대부분은 환자의 신체를 대상으로 정보를 수집하거나 치료 행위를 하는 것으로 신체와 의료진 사이의 매개 역할을 한다. 하지만 체외진단기는 신체로부터 확보된 혈액, 소변, 조직 등 검체 등을 바탕으로 추가적인 분석을 시행하는 것으로 의료진이나 임상병리사가 사용한다는 차원에서 앞의 제품과 다르다고 할 수 있다. 또한 붕대나 시약과 같은 의료소모품이나 의료용 침대, 의료용 카트, 인공관절이나 임플란트류의 체내 삽입 제품 등 다양한 도구, 장비들이 사용되고 있다.

환자중심주의로 변화되고 전문적인 의료서비스를 의료소비자라는 관점에서 살펴보면 병원을 찾고 의료서비스를 받는 과정은 사실 쉽지 않다. 진료나 검사를 받는 시간은 몇 분에 불과할 정도로 짧지만 그것을 위해 앞뒤로 들여야 하는 시간과 단계가 많다. 특히

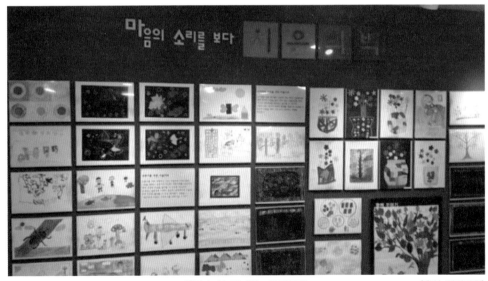

의료서비스 디자인 – 치유의 벽 [출처: 명지병원]

우두커니 앉아있게 되는 대기시간은 이동 못지않게 많은 시간을 잡아먹고 불만의 요소가 되기 때문에 이 부분을 해결하기 위한 다양한 디자인적 해결책들이 논의되고 있다. 진료가 병원의 핵심적인 효용이지만, 병원은 환자들이 진료를 받기 위한 절차를 비롯해서 다양한 행위와 과정이 복합된 서비스가 제공되는 곳이기도 하다.

입원은 치료와 더불어 숙식 서비스를 제공하는 것이라고도 볼 수 있다. 환자, 보호자 같은 내원자들은 이런 치료에 병행된 모든 서비스를 경험함으로써 헬스케어에 대한 만족감을 느끼게 되어야 이런 모든 행위와 과정이 합쳐져 근본적인 치료에 도움이 된다.

그래서 최근 병원은 전반적인 환자 경험을 만족스럽게 하기 위한 다양한 서비스를 고민하고 있다. 진찰을 받기 위해 내원하면서 회복하여 퇴원하기까지 다양한 과정을 통해 서비스가 환자의 상태에 맞게 적절하게 제공되고 유지될 수 있는 디자인 방법 즉, 공간과 물건의 배치 과정을 포함한 다양한 도구들이 종합적으로 검토되는 것이다.

디지털 헬스케어 – 미래의 병원 모델 '네이버케어'

2022년 상반기에 문을 연 네이버 제2사옥 1784는 경기도 성남시 분당구 판교에 위치한 네이버의 본사중 하나이다. 이 건물은 2019년 완공되었으며, 전체 14층중 지상 8층과 지하 6층으로 구성되어 있다. 이 건물은 기존 네이버 본사에 이어, 창의적인 업무활동을 위한 공간을 제공하고자 지어졌는데 디지털 기술과 자연 환경을 접목시킨 건축 디자인을 적용하여 건물 내부와 외부 모두에서 창의적인 업무 활동이 이루어질 수 있도록 구성되어 있다.

이 건물 내부는 다양한 업무활동을 지원하기 위해 다양한 공간이 제공되어 있다. 대표적으로는 네이버의 창의성과 혁신성을 지원하는 창의실, 엔지니어링 업무를 수행하는 엔지니어링 랩, 그리고 다양한 문화 행사 및 휴식을 즐길 수 있는 문화공간 등이 있다.

또한, 이 건물은 친환경 건물인 '그린빌딩'으로 분류된다. 지붕에는 태양광 발전 시스템이 설치되어 있으며, 건물 외부에는 식물이 심어진 정원이 조성되어 있다. 이를 통해 건물의 친환경성과 에너지 절약 효과를 극대화하고 있다.

우리는 네이버 제2사옥 '1784'에서 디지털 헬스케어의 미래를 엿볼 수 있다. 네이버 임

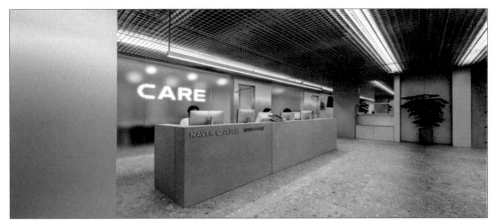

네이버 부속의원 '네이버 케어'　　　　　[출처: NAVER Care]

직원은 물론 카이스트-네이버 초창의적 AI 센터(KAIST-NAVER Hypercreative AI Center) 연구원들과 네이버 D2SF가 투자한 스타트업 직원 등 5,000명 이상을 수용할 수 있는 1784에는 네이버 부속의원 '네이버 케어'가 있다.

네이버에 따르면 네이버 케어와 클로바 헬스케어 솔루션은 스마트서베이, 페이션트 섬머리, 스마트 코칭, 클로바 페이스 사인 등 총 4가지다.

스마트서베이(Smart Survey)는 환자에 대한 병력 청취를 온라인으로 수행한다. 인공지능(AI) 기술로 그에 따른 진찰사항이 의료용어로 자동변환, 전자의무기록(EMR)에 저장된다. 즉 병원 내방에 소요되는 시간을 절감하고 의료진 리소스도 효율화할 수 있다는 게 네이버 설명이다.

페이션트 섬머리(Patient Summary)는 네이버 광학문자인식(CLOVA OCR)과 AI 요약 기술을 통해 서로 다른 형태, 과거 검진 결과도 한눈에 볼 수 있다. 이때 각 항목을 분류, 정리, 분석하여 이력관리 및 적절한 검진추천을 해 주는 솔루션이다.

스마트 코칭(Smart Coaching)은 근골격계 질환치료를 위해 정확한 운동동작을 가이드 해 주는 솔루션이다. 이와 함께 임직원이 근무하며 체계적으로 건강관리를 할 수 있게 도와주는 각종 솔루션들이 개발되고 있다.

한편 1784는 포스트 코로나 시대를 대비해 설계 단계부터 방역 관점이 고려됐다. 감염내과 전문의와 산업공학 전문가로 구성된 '방역자문단'이 1784 시스템에 대해 병원 수준 방역체계를 갖췄다고 평가한 이유도 같은 맥락이다.

1784는 층별 공기가 분리되어 있는 독립 외조기 방식과 천장 복사 패널시스템을 혼합 적용한 냉난방 시스템을 이용해 중대형 병원 수준 방역 안전성을 확보하고 있다. 여러 층이 하나의 외조기를 공유하게 되면 오염된 공기가 재순환되기 쉬운데 층별 공기를 분리해 신선한 공기가 최대한 많이 유입될 수 있도록 하고 감염원이 확산될 확률을 현저히 낮췄다.

또 개인 업무 공간 역시 일정한 거리두기가 가능하도록 설계됐다. 1800㎜에 이르는 가로 폭의 책상을 도입해 1인당 사용면적을 넓혔고, 파티션도 1800㎜로 높였다. 이외에도 얼굴인식, 스마트주문, 로봇 딜리버리, 비접촉식 센서 도어, 스마트제어, 1인 회의실 확충 등을 활용해 사옥 생활에 있어 접촉 자체를 최소화할 수 있도록 마련했다. 로봇기술도 방역에 활용된다. 1784에서는 연내 100여 대 이상 로봇이 딜리버리 서비스를 제공할 계획이며, 이 '루키'들을 로봇팔 '앰비덱스(AMBIDEX)'가 소독해 준다.

1784를 한 마디로 정의하면 방역과 업무효율을 고려한 미래형 사무공간이라고 할 수 있으며 스마트시티를 이루는 스마트빌딩이 기반으로 지역의료기반이 되는 스마트병원의 모델케이스라 할 수 있다. 따라서 현재 네이버케어는 병원규모는 아니지만 네이버병원이란 생각이 들 정도로 구체적인 디지털 헬스케어의 시스템을 갖춘 스마트병원이다.

참고문헌

1. Bestsennyy, O. et al.(2020. May 29), "Telehealth: A Quarter₿;trillion-dollar Post-COVID-19 Reality?", McKinsey & Company.

2. Michaud, A. and X. Cousens(2020. Sep 5), "COVID-19's Lasting Effects on Health Care," Wall Street Journal.

3. 메가트랜드랩 저, '바이오헬스케어 트랜드: 융합의 시대'

4. GRAND VIEW RESEARCH(2020. Jun), https://www.grandview research.com/industry-analysis/wearable-technology-market (2020.11.06.)

5. 이상규(2017), 「병원산업의 가치기반 의료공급체계로의 전환과 공공병원의 정체성 정립」, 『건정연 issue paper』.

6. Schwab K. The fourth industrial revolution. New York: Currency; 2017.

7. 최윤섭 저, '디지털 헬스케어'

8. 김경철 저, '인류의 미래를 바꿀 유전자 이야기'

9. 최윤섭 저, '헬스케어 이노베이션= Heathcare Innovation. 이미 시작된 미래'

10. 강단비(외) 저, '4차 산업혁명과 병원의 미래 = The forth industrial revolution & the future df hostitals.

11. 5G 특화망 구축 완료 국내 최초 '5G기반 융합서비스' 시동.
   https://www.etoday.co.kr/news/view/2263519

12. 한국보건사회연구원, 의료서비스 산업의 경쟁구조 및 경영효율성에 관한 연구, 2013.

인공지능과 의료혁신

김기유

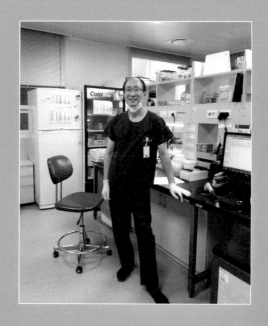

을지대학교 임상병리학과를 졸업하고 인제대학교 대학원 병원경영관리자과정을 수료했다. 가톨릭대학교 성빈
센트병원 진단검사의학과와 체외진단업체 학술이사를 거쳐 현재 신성대학교 임상병리학과에서 강의하고 있다.

제6장

인공지능과 의료혁신

　인공지능에 대한 사회적 관심이 대단하다. 특히 우리 사회에서는 2016년 알파고와 이세돌의 바둑시합 이후에 그 관심이 증대되었다. 알파고와 이세돌의 바둑대결은 2016년 3월 9일부터 15일까지 진행된 인공지능과 인간의 대결로, 이전까지는 인간이 절대적으로 우세했던 바둑에서 인공지능이 최고 수준의 인간을 이긴 사례로 큰 화제를 모았다. 알파고는 구글 딥마인드에서 개발한 인공지능으로, 딥러닝 기술을 이용하여 바둑을 학습하고, 인간 수준 이상의 바둑 능력을 보여주었다. 이세돌은 세계 9단의 기록을 가진 바둑 선수로 이전까지는 인간 수준 이상의 바둑 능력을 가진 인공지능이 없었기 때문에, 이 대결은 매우 큰 관심을 불러일으켰다. 이 대결은 5선으로 진행되었으며, 최종적으로 알파고가 4승 1패로 이세돌을 이겼다.

　이 대결은 기존의 수학문제나 체스 등에서 인공지능이 이기는 것과는 달리, 바둑처럼 착수와 수의 조합이 매우 다양하고 복잡한 게임에서도 인공지능이 인간을 이길 수 있다는 것을 입증하는 의미가 있었다. 또한 이 대결은 인공지능이 인간의 지각, 판단, 추론 등을 모방하고 이를 개선하는 방향으로 발전해 나갈 수 있는 가능성을 제시하며, 인공지능이 인간의 직업을 대체할 수 있다는 등의 논란을 불러일으켰다. 하지만 인간처럼 사고하고 행동하는 기기라고 표현되는 인공지능은 컴퓨터의 출발과 함께 시작된 수십 년 된 개념이고 계속해서 연구, 발전되어 온 개념이다.

　특히, 최근에 딥러닝이라는 인간의 뇌와 신경세포시스템의 모방에서 출발한 기술이 소개되면서 우리는 이미 자율자동차, 안면인식기술, 음성인식 및 챗봇 등 다양한 인공지능 기술을 일상생활에서 경험하고 있는 중이다. 이러한 인공지능이 현대의료에서는 어떻게

진행되고 있는지 알아볼 필
요가 있다.

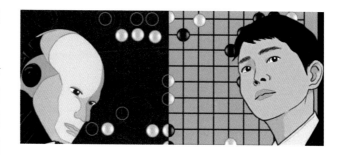

　현대의료는 기존의 질환
치료를 목적으로 병원에서
일반적으로 규격화되어 제
공되던 의료 전방위 단계의
예방으로 확장되고 환자와의 협력으로 양방향의 의료가 개개인의 특성에 맞도록 제공되
는 정밀 의료의 단계로 진화하고 있다. 그러나 이러한 현대의료의 발전은 동시에 의료시
스템의 과부화와 부담을 발생시키고 있다. 예를 들어 병원내 뿐만 아니라 환자의 일상생
활에서 발생하는 수많은 정보들을 통합하고 정밀한 분석을 통해서 개인화된 솔루션을 제
공하려면 필수적으로 정보의 통합시스템을 만들어야 하는데, 이는 정밀한 분석 기법이
필요하기 때문에 의료진의 업무 부담의 가속화 및 사회적 비용의 증가를 초래하게 된다.
　따라서 작금의 의료 시스템에 있어서 인공지능 기술의 도입은 매우 필수적인 것이라고
할 수 있다. 이를 통해서 의료진의 부담과 사회 경제적인 부담을 감소시키고 동시에 국민
의 질병 예방과 개인화된 최적의 치료를 제공할 수 있게 되기 때문이다.

인공지능과 빅데이터를 이용한 정밀의료의 실현

　눈부신 디지털 헬스케어 기술의 발전과 디지털 혁신에 따라 보건의료 정보는 폭발적으
로 증가하고 있다. 예를 들어, 디지털 기술의 발전으로 개개인의 건강관련 정보가 병원뿐
아니라 일상생활에서 발생하고 있는 Life-log 정보를 휴대폰을 이용하여 심박동, 운동량,
식사량, 수면시간 등 다양한 정보가 일상에서 기록되고 있다.
　또한 유전체 분석기술의 발전으로 쉽게 유전 정보를 얻을 수 있게 되었고, 이에 따른
각종 질병발생의 위험도를 예측하게 되었다. 진단, 치료기술의 발전으로 환자의 생존기
간이 증가하면서 병원내 정보 역시 증가하고 있다. 거기에 더해서 수많은 새로운 질병정
보가 약과 치료법과 관련된 연구가 쏟아지고 있다. 이러한 상태에서 개별환자의 정보를
효과적으로 분석하여 정확한 질병의 예측, 진단, 최적의 치료방법을 결정하는 것은 갈수

록 어려운 일이 되고 있다. 이러한 어려움은 다수의 환자의 정보를 모두 취합하여 빅데이터를 수립하고 이 데이터를 정형화하고 분석하여 대상 환자와의 비교가 필요한데, 이는 인공지능 기술을 통해서 가능해졌다.

이러한 대표적인 예를 들 수 있는 것이 IBM사의 닥터 왓슨이다. 대표적인 제품인 왓슨 온콜로지는 암환자의 정보를 분석하여 진단과 치료 결정을 보조하는 인공지능 기기로서 국내에서도 몇몇 병원에서 도입된 바 있다. 이러한 기술을 임상결정 보조시스템이라고 하는데 왓슨의 경우에는 의료의 지역적 특수성을 무시하여 일부 암에서 정확도가 문제가 되고, 잘못된 사업 전략으로 인하여 의료 현장의 도입이 잘 안 되었던 점도 있었다.

왓슨이 지향하는 임상결정 보조시스템은 정밀의료의 미래를 보여주는 것으로 현재 전 세계에서 활발히 연구가 진행되고 있다. 또한, 빅데이터 분석을 활용하면 질환의 발생이나 심각한 부작용의 발생 등을 미리 예상하는 예측시스템을 개발할 수 있다. 세계적으로 중환자실의 다양한 정보를 분석하여 폐혈증, 심정지, 사망 등의 심각한 부작용을 미리 예측하고 선제적으로 치료하는 인공지능 기술이 활발히 연구 개발되고 있다. 이처럼 다양한 질환에 대한 임상결정 보조시스템과 예측시스템이 개발되면 개인 맞춤형 질병예방과 진단 치료를 제공하는 정밀의료를 구현하게 될 것이다.

정밀의료는 환자의 개인적인 유전자 정보, 생체 신호 등 다양한 정보를 수집하여 분석한 후, 개인 맞춤형 진단과 치료를 제공하는 의료 서비스를 말한다고 위에서 설명했는데, 이를 위해 다양한 기술을 활용하며, 대표적인 기술로는 유전체 분석, 인공지능, 빅데이터 등이 있다. 정밀의료의 장점은 개인 맞춤형 진단과 치료가 가능해지기 때문에 치료 효과가 향상되고 환자의 개인적인 특성을 반영한 치료 계획을 수립할 수 있으므로, 부작용이나 합병증 발생 가능성을 줄일 수 있고 질병의 초기 진단과 예방에 효과적이면서 의료 혁신과 산업 발전을 촉진할 수 있는 장점을 가지고 있는 반면에 상당한 비용이 들어가고 개인 정

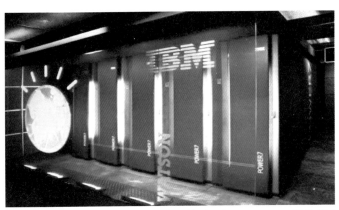

IBM 본사에 있는 왓슨의 모습   [출처: IBM]

보 보호와 관련한 문제가 발생할 수 있으며, 기술적 한계로 인해 모든 환자에게 적용하기 어려울 수 있다. 따라서, 현재는 정밀의료 기술의 발전과 함께, 비용문제와 개인정보 보호 문제 등에 대한 해결책이 모색되고 있다.

디지털 헬스케어시대의 질병관리시스템의 혁신

현재 대부분의 의료시스템은 질병의 발생 후 의료기간을 중심으로 운영되고 있다. 따라서 질병 전단계의 건강과 관련된 정보의 취득이나 관리는 상대적으로 경시되어 왔다. 또한 환자의 관리는 입원 상태에서는 집중적으로 수행되지만 퇴원후에는 주로 환자의 자발성에 의존하고 있었다. 따라서 퇴원후 처방약의 투약이나 재활 치료 등이 잘 관리되지 않고 이에 따라 질병의 재발이나 부작용이 발생하게 된다. 하지만 의료 지식으로 훈련된 인공지능 기술을 활용하면 이러한 건강 및 환자 관리의 혁신을 만들어낼 수 있다. 예를 들어 퇴원시에 개별 환자의 정보 및 처방이 훈련된 인공지능 간호사 챗봇 프로그램을 휴대폰에 설치한다면 시간마다 알람 기능을 활용하여 환자의 투약 및 치료를 독려하고 챗봇 기능을 활용하여 간단한 건강과 질환 관련 질문을 대답해 주고, 이런 대화를 통하여 만일 질병의 재발이나 부작용 등이 감지되면 바로 주치의와 연결해 줄 수 있다.

또한 휴대폰 및 스마트센서를 통해서 측정 가능한 혈압, 심박동수, 혈당 등의 정보를 자동으로 분석하여 이상 수치 발생시, 바로 의료진과 연결할 수도 있게 된다. 작금의 디지털 헬스케어 시대에서의 질병관리시스템의 혁신 사례로는 다음과 같은 것들이 있다.

첫 번째로는 전자 건강기록(EHR) 시스템이다. 전자 건강기록 시스템은 환자의 건강 정보를 전산화하여, 의료진이 빠르고 정확하게 환자 정보를 확인하고 관리할 수 있도록 하며, 이를 통해 환자의 건강상태를 더욱 정확하게 파악하고, 개별 맞춤형 치료 계획을 수립할 수 있게 한다.

두 번째로는 진단지원시스템이다. 인공지능 기술을 활용한 진단지원시스템은 의료진이 환자의 검사 결과를 빠르게 분석하여, 질병을 빠르고 정확하게 진단할 수 있도록 한다. 이를 통해 환자의 치료효과를 높일 수 있다.

세 번째로는 모바일 헬스케어 앱이다. 모바일 헬스케어 앱은 환자가 스마트폰이나 태

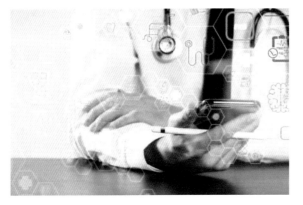

블릿 등을 이용하여 건강 정보를 기록하고 관리할 수 있도록 함으로써 이를 통해 환자는 건강상태를 더욱 쉽게 관리할 수 있으며, 의료진은 환자의 건강상태를 원격으로 모니터링할 수 있다.

네 번째는 실시간 건강 모니터링시스템이다. 실시간 건강 모니터링시스템은 환자의 건강상태를 실시간으로 모니터링하고, 의료진이 빠르게 대응할 수 있도록 한다. 이를 통해 응급 상황이 발생했을 때 의료진은 빠르게 대응하여 환자의 생명을 구할 수 있다.

그리고 마지막으로 양자 컴퓨팅이다. 양자 컴퓨팅은 기존 컴퓨팅보다 훨씬 빠르고 정확한 계산이 가능하다. 따라서, 양자 컴퓨팅 기술을 활용하여 더욱 정확하고 효과적인 진단 및 치료 방법을 개발할 수 있다. 이러한 혁신적인 디지털 헬스케어시스템은 보다 정확하고 효과적인 질병 관리를 가능케 하며, 의료 분야의 효율성을 높이는 데 기여할 것이다.

인공지능을 통한 의료행위의 효율성 증대와 임상시험의 혁신

의료행위 중에는 매우 전문적이어서 의료진만이 수행할 수 있으나 매우 반복적인 행위들이 있다. 예를 들어 의료영상에서 질환을 조기에 찾아내는 것은 일반인들에게 가르칠 수 없는 전문적인 행위이지만 의료진들에게는 매우 반복적인 업무이다.

이러한 아주 구체적인 의료행위를 인공지능에게 가르치면 의료진의 업무 부담을 줄이고, 또한 의료진의 컨디션이나 피로 등에 의해서 발생할 수 있는 실수를 줄이는 등 효율을 증가시킬 수 있고, 궁극적으로는 의료비용의 감소에도 기여할 수 있다. 의료진은 반복적인 업무 부담을 줄여서 환자와 공감하고 치료에 더 집중하게 될 것이다.

새로운 약의 개발은 후보 약물의 탐색, 동물 실험을 통한 기본 검증, 1, 2, 3차 임상시험 등, 매우 복잡하고 많은 시간과 투자를 필요로 한다. 하지만 인공지능 기술을 이용하면 기존의 데이터를 활용하여 특정한 목적의 약물의 분자구조를 예측하거나 발견된 약물의 치료효과를 예측하는 등 약물 탐색 및 동물 실험 기간을 획기적으로 줄이고 비용을 절감할 수 있다. 또한 임상

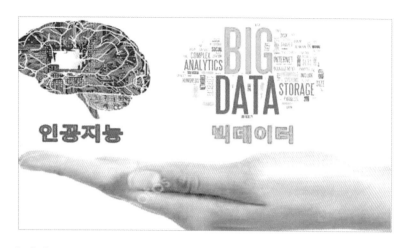

시험에서도 개발된 약물이 가장 효과적일 것으로 예측되는 환자군을 선정, 모집하는 과정에서도 인공지능 기술을 활용할 수 있다. 그리고 사용되는 약물의 새로운 적응증을 발견하는 데도 매우 유용하며, 인공지능 기술을 이용하여 다양한 의료서비스의 개선을 이끌어낼 수 있다.

예를 들어 환자의 예약관리, 수술장 일정 조정, 응급환자의 진료과정의 개선 등의 인공지능 분석 기술을 활용할 수 있고 감염병 위기에서는 감염자의 동선 분석, 환자 및 의료진의 위생 감시에도 매우 유용하게 쓰일 수 있다. 인공지능 분석 기술에는 다양한 종류가 있는데 가장 기본적인 분석 기술로는 데이터 마이닝, 머신러닝, 딥러닝 등이 있다.

이 외에도 인공지능 분석 기술은 계속해서 발전하고 있으며, 새로운 분야에서의 활용 가능성도 무궁무진하다.

인공지능 관련개념

인공지능(Artificial Intelligence; AI)은 컴퓨터 프로그램이 인간의 지적 능력을 모방하여 문제를 해결하거나 의사 결정을 수행하는 기술이다. 인공지능은 크게 규칙 기반 인공지능과 머신러닝 기반 인공지능으로 나누어 볼 수 있는데 규칙 기반 인공지능이란 인간이 미리 정해 놓은 규칙을 기반으로 문제를 해결하는 방식이다. 이 방식은 일반적으로 명확하고 구체적인 문제를 해결하는 데 적합하다. 예를 들어, 체스나 바둑에서 컴퓨터가 수

를 둘 때 미리 정해 놓은 수마다 최선의 수를 계산하여 수를 두는 것이다. 머신러닝 기반 인공지능은 기계가 데이터를 분석하고 패턴을 인식하며, 스스로 학습하여 문제를 해결하는 방식이다. 이 방식은 데이터가 많은 복잡한 문제를 해결하는 데 적합하다.

　머신러닝 기반 인공지능의 작동 방식은 다음과 같다. 첫 번째로는 인공지능이 학습할 데이터를 수집하고 수집한 데이터를 분석하기 쉽도록 가공한다. 이 단계에서는 데이터를 정제하고 변환하며, 불필요한 정보를 제거한다. 다음 단계는 인공지능이 학습할 모델을 선택하고서 이 모델은 데이터를 입력받아 결과를 출력하는 함수를 말하는데 다음단계는 선택한 모델을 학습시키고 인공지능이 입력 데이터와 출력 데이터간의 패턴을 학습하며, 모델의 파라미터를 조정하여 최적의 성능을 얻게 된다. 다음 단계는 학습된 모델의 성능을 평가하는데 이 단계에서는 테스트 데이터를 사용하여 모델의 정확도를 측정한다. 그 다음은 학습된 모델을 사용하여 새로운 데이터에 대한 예측을 수행하는 방식이다. 이러한 방식으로 머신러닝 기반 인공지능은 다양한 문제를 해결한다. 예를 들어, 스팸 필터링, 얼굴 인식, 음성 인식, 추천시스템 등이 머신러닝 기반 인공지능의 대표적인 예이다. 따라서 데이터를 기반으로 학습하여 문제를 해결하는 방식인데 데이터에서 패턴이나 규칙 등을 스스로 학습하여 새로운 문제를 해결할 수 있다.

　세계는 인공지능의 급속한 발전으로 인해 산업과 사회 전반에 걸친 거대한 문명사적 변화를 맞이하고 있다. 과거 산업화 과정에서는 기계가 인간의 육체노동을 대체했고, 이제는 인공지능이 인간의 지적 능력을 수행하는 수준까지 발전했다. 인공지능은 막대한 부가가치를 창출하는 산업인 동시에 일자리 변동과 같은 사회 변화를 가져오는 핵심 요소이기도 하다. 대한민국 정부 또한 2019년 12월, 경제 사회 전반에 혁신 프로젝트로서 인공지능 국가 전략을 발표하였다. 이에 따라, 인공지능 분야의 연구개발에 대한 지원을 강화하고, 국가 차원에서 인공지능 산업을 육성하는 데 주력하고 있다. 대한민국 정부의 인공지능 국가전략은 다양한 목표를 가지고 있다.

　예를 들어, 공공 데이터 개방, 인공지능 연구개발 지원, 인공지능 교육과 인력 양성, 인공지능 윤리와 법적 문제 해결 등이 그 예이다. 인공지능 국가전략은 총 3개 분야, 세부 9개 추진 전략으로 구성되어 있으며, 3개 분야는 인공지능 생태계 구축, 인공지능의 활용도 향상, 사람 중심의 인공지능 구현이다. 이후 정부에서는 2020년 12월, 인공지능 윤리 기준을 마련하는 동시에 인공지능 시대를 준비해 나가기 위한 법적 기반을 마련하기 위한 인공지능법, 제도, 규제정비 로드맵을 발표하였다.

의료현장에서의 인공지능의 정의

인공지능이란 문제해결 및 인지적 반응을 나타내는 개체의 총체적인 능력을 의미한다. 여기에서의 개체는 기존의 우리가 아는 동물들부터 사람까지 주로 살아있는 것들을 말한다. 인공지능은 그 개체가 살아있는 것은 아니지만 이 지능에 가까운 무언가를 컴퓨터 프로그램으로 구현하는 기술 혹은 그 형태 자체를 의미하고 있다.

그러면 우리는 일반적인 지능과 인공지능을 어떻게 구분할 수 있을까? 영국의 유명한 수학자이자 컴퓨터 과학자인 앨런 튜링은 본인의 이름을 딴 튜링 테스트라는 것을 1950년에 처음 제안했다. 참고로 앨런 튜링은 20세기 초반에 활동한 영국의 수학자, 컴퓨터 과학자, 철학자이며, 현대 컴퓨터 과학의 아버지로 불리는 인물중 한 명이다. 튜링은 제2차 세계대전 기간 중 독일의 암호화된 통신을 해독하는 작업을 수행한 경험을 바탕으로, 컴퓨터의 개념과 이론을 발전시켰다. 그의 가장 유명한 공헌중 하나는 '튜링 기계'이다. 이는 모든 수학적 계산 문제를 해결할 수 있는 이론상의 기계로 현대 컴퓨터의 원형이라고 할 수 있다.

튜링은 또한 '튜링 테스트'라는 인공지능을 평가하기 위한 테스트를 개발하여 인공지능 연구의 발전에 큰 역할을 했다. 그의 업적은 그의 생애 중에는 충분히 인정받지 못했지만 그의 존재와 업적은 현대 컴퓨터 과학의 발전에 큰 영향을 미쳤다. 또한 튜링은 현대 전산학의 아버지라고 불리며, 매년 컴퓨터 과학계에서는 큰 업적을 남긴 사람에게 튜링 어워드라는 상을 수여하고 있다. 이 튜링 테스트는 여

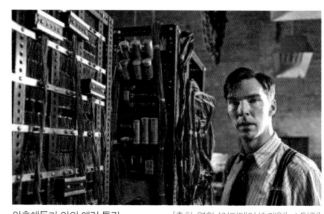

암호해독기 앞의 앨런 튜링　　　　[출처: 영화 '이미테이션 게임' 스틸컷]

러 가지 형태가 있는데 가장 단순한 형태는 다음과 같다.

두 개의 독립된 공간을 두고 그 중 하나에 질문자를 배치한 나머지 두 공간에는 질문에 대답할 수 있는 사람과 인공지능이 탑재된 컴퓨터를 배치한다. 질문자는 하나의 질문을 만들고 이를 두 공간에 전달하면 나머지 공간에 배치된 사람과 컴퓨터가 그 질문에 대한 대답을 질문자에게 전달하고 질문자는 두 대답을 살펴보고 비교하여서 질문자가 인간과 컴퓨터의 대답이 둘 중 어느 것인가를 구분할 수 없다면 그 인공지능은 매우 우수한 성능을 갖고 있다고 평가할 수 있다. 이처럼 튜링 테스트는 인공지능의 개념과 함께 인공지능의 발전 목표를 동시에 보여주고 있는 것이다.

인공지능의 초기에는 어떻게 구현되어 왔는지 알아보면 이것을 전문가 시스템과 사례 기반 추론이라고 하는데, 초기의 인공지능은 소위, 전문가 시스템이라는 형태로 발전되어 왔다. 전문가 시스템이란 특정 분야의 전문적인 지식을 정리 및 표현하여 컴퓨터에 기억시키고 일반인도 전문가의 지식을 이용할 수 있게 만드는 시스템을 의미한다.

다시 자세하게 설명하면 전문지식을 컴퓨터에 모델링하여 전문가의 의사결정을 컴퓨터가 모방하게 만드는 인공지능시스템을 말한다. 전문지식은 주로 만약 이러이러한 것이 관찰되면 저러저러한 결과가 나온다. 즉 영어로는 If-then 규칙으로 구성이 되어 있다. 어떤 특정 분야의 모든 현상과 원인, 결과를 이 빈틈없는 If-then 규칙으로 생성할 수 있다면 전문가가 없는 상황에서도 이 지식체계를 활용할 수 있을 것이라는 가정하에 이루어진다.

그러나 If-then 등의 규칙을 잘 정리하여 지식체계를 모델링하는 것에는 2가지 한계가 있다. 먼저 특정 분야의 지식을 빈틈없는 규칙들로 표현하는 것이 가능하냐는 근본적인 문제가 있다. 쉽게 이해할 수 있는 예제로 스팸 문자를 구분하는 것의 예로 들어보면 우리들 대부분은 휴대폰에 들어오는 스팸 문자와 아닌 문자를 아마도 대체로 잘 구분할 수 있을 것이다. 그러면 우리는 스팸 문자를 잘 구분하지 못하는 사람들도 이용할 수 있게 스팸 문자와 아닌 문자를 구분하는 규칙들을 머릿속으로 생각해 보면 우리들은 정말 스팸 문자와 아닌 문자를 구분하는 규칙을 완벽하게 생성해낼 수 있는 규칙들을 정하기 힘들 것이다.

우리 세상에서 일어나는 현상은 매우 복합적인 인자들에 의해 발생한다. 이러한 복잡적인 요인들을 규칙만으로 생성한다는 것은 사실 매우 어려운 일이다. 그리고 이 세상에 많은 현상은 아직까지 완벽히 규명되지 않은 것들이 많다. 이에 여러 가지 예외 상황들도 발생하고 새롭게 원인이 관찰되어 우리가 알고 있던 전문적 지식이 바뀌기도 한다. 그리고 이런 지식 기반의 전문가 시스템은 개선이 어렵다는 것이다.

앞서 예를 든 스팸 문자와 아닌 문자를 구분하는 지식체계를 어떻게든 완성해서 시스템을 만들었다고 가정해 보면 그 시스템은 현재까지 발생한 스팸 문자를 잘 구분할 수 있을 것이다. 그런데 스팸 문자의 유형은 계속해서 변화한다. 그러면 규칙 기반으로 만들어진 전문가 시스템에 새로운 유형의 스팸 문자를 구분하기 위한 지식을 새로 업데이트하는 것이 과연 가능할까?

이전에는 스팸이었지만 지금은 아닌 것들도 있고, 이를 위해 기존에 만들어진 지식체계에 해당 유형을 구분하는 지식만 잘라내는 두 경우 모두 쉽지 않다. 이렇게 이해하기 쉬운 스팸 문자를 구분하는 것으로 설명을 통해 살펴봤듯이 의료 현장에서 일어나는 많은 의사결정 또한 매우 복잡하고 다양한 경우의 수가 존재한다. 질병의 원인 중에는 아직 불명확한 것들이 분명 존재하고, 차세대의 염기서열 분석 등을 통해 새로운 근거를 찾아내기도 한다. 이에 규칙 기반의 전문가 시스템을 의료 전반에 적용하는 데에는 무리가 있어 보인다. 이후 인공지능은 과거에 관찰된 사례들을 누적한 데이터를 활용하는 방향으로 발전하게 된다.

이 때, 등장하는 개념이 사례기반 추론이라는데 사례기반 추론은 과거의 경험을 활용하여 새로운 문제를 해결하는 방식이다. 이 방식은 기계가 설계된 규칙보다는 실제 데이터를 기반으로 문제를 해결하는 데 적합하다. 사례기반 추론의 작동 방식은 다음과 같은데 첫 번째로 문제 해결을 위한 새로운 사례가 주어지고 이전에 해결한 비슷한 문제에서 사용한 사례들을 검색한다. 그리고 이전에 해결한 사례들과 새로운 문제를 비교하여 가장 유사한 사례를 찾는다. 그리고 나서 가장 유사한 사례에서 추출한 해결 방법을 사용하여 문제를 해결한다. 사례기반 추론은 비교적 간단하며, 데이터가 충분한 경우에는 높은 정확도를 보인다. 그러나 이 방식은 이전에 해결한 사례와 새로운 문제가 매우 유사한 경우에만 잘 작동한다. 또한, 이전에 해결한 사례가 없는 경우에는 문제를 해결할 수 없다. 이 사례기반 추론은 과거에 누적된 데이터베이스를 기반으로 새로운 사례에 대한 결과를 추론하는 것이다.

의료를 예로 들자면 환자들의 과거 병력과 치료 기록을 큰 데이터베이스로 정리한 후에 어떤 새로운 환자에 대한 치료 방향을 해당 데이터베이스내 유사한 사례들과 비교하여 결정하는 것이다. 사례기반 추론의 장점은 이 사례들이 데이터로 잘 누적되기만 해도 쉽게 사용이 가능하다는 것, 추론의 근거를 쉽게 찾아낼 수 있기 때문에 설명력이 좋다는 것 등이 있다. 이에 비해 단점은 해당 전문 분야의 사례를 가능한 한 많이 모아야만 제대로 작동한다는 것, 큰 데이터를 탐색해서 유사한 사례를 찾는 데 필요한 계산량이 크다는 것, 누적된 사례에서 적절하지 못한 요인이 있거나 노이즈 정보가 많이 들어있는 경우 성능이 크게 저하된다는 것 등이 있다.

인공지능을 구현하는 머신러닝과 딥러닝

이후 인공지능을 구현하는 기술로 가장 크게 각광을 받고 있는 것은 바로 머신러닝이다. 머신러닝은 기계학습으로 컴퓨터 프로그램이 데이터를 분석하고, 이를 기반으로 스스로 학습할 수 있는 능력을 갖추는 것을 의미한다. 즉, 머신러닝은 인공지능의 한 분야로 일정한 데이터를 이용하여 기계가 스스로 패턴을 학습하고 문제를 해결하는 능력을 갖도록 하는 기술이다.

머신러닝은 크게 지도학습, 비지도학습, 강화학습으로 나누는데 지도학습은 학습 데이터에 미리 정해진 레이블(정답)이 포함되어 있으며, 이를 바탕으로 모델을 학습시키는 방법이다. 대표적인 예로는 분류, 회귀 등이 있다. 다음으로는 비지도학습이 있는데 학습 데이터에 레이블이 없으며, 데이터의 구조나 패턴을 스스로 추론하여 학습하는 방법이다. 대표적인 예로는 군집화, 차원 축소 등이 있다. 그리고 강화학습이 있는데 에이전트가 환경과 상호작용하며, 보상을 최대화하는 행동을 스스로 학습하는 방법이다.

머신러닝은 다양한 분야에서 활용된다. 의학분야에서 머신러닝은 질병 진단과 약물 개발에 사용된다. 여기에 대한 예시를 들어보면 질병 진단에서는 머신러닝은 의료 이미지 분석에서 큰 역할을 한다. 예를 들어, 유방암 진단에서는 마취를 받은 환자의 유방 이미지를 기반으로 유방암 여부를 판단하는데 머신러닝을 이용하면 이러한 이미지를 자동으로 분류하고 암을 진단할 수 있다. 또한, 혈액 검사 결과를 분석하여 질병을 진단하는 데에도 머신러닝을 사용할 수 있다. 약물 개발에서는 약물 개발은 매우 복잡하고 비용이 많이 드는 과정이다. 머신러닝을 사용하면 약물 개발 과정에서 발생하는 다양한 문제를 해결할 수 있다. 예를 들어, 약물 스크리닝에서는 대규모 데이터를 분석하여 새로운 약물 후보군을 찾는데 이를 위해 머신러닝을 사용하여 데이터를 분석하고 약물 후보군을 찾을 수 있다. 또한, 약물 디자인에서도 머신러닝을 사용하여 약물 분자의 구조를 예측하고, 새로운 약물 디자인을 할 수 있다.

머신러닝을 자세히 설명해 보면 사람이 무언가를 학습하는 과정을 컴퓨터로 모사한 기술들을 말한다. 사람은 여러 현상을 보고 듣고 경험하면서 살아가는 데에 필요한 것들을 학습하게 된다. 개와 고양이를 구분하는 것이 아주 간단한 예시로 들어보면 개와 고양이를 보고 울음소리를 듣다 보면 사람은 어느새 개와 고양이를 구분하는 무언가를 학습하게 된다. 개와 고양이를 구분하는 것은 머신러닝에서 지도학습의 일종인 분류(Classification) 문제로 볼 수 있다. 머신러닝에서는 이러한 분류 문제를 해결하기 위해 다양한 알고리즘을 사용하는데 여기에서는 대표적인 알고리즘 중 하나인 딥러닝의 Convolutional Neural Network(CNN)을 예로 들어 설명해 보면 우선, 머신러닝 모델을 학습시키기 위해 개와 고양이의 이미지 데이터를 수집해야 한다. 이 데이터는 학습 데이터, 검증 데이터, 테스트 데이터로 나누어져야 하며, 각각의 비율은 보통 6:2:2로 나누어진다. 이후, 이미지 데이터를 전처리하여 모델이 이해하기 쉬운 형태로 변환시킨다.

다음으로, 모델 구성을 위해 CNN을 사용하는데, CNN은 이미지 처리에 효과적인 모델 중 하나이다. CNN은 여러 개의 Convolutional layer와 Pooling layer, Fully Connected layer로 구성되는데 각각의 레이어는 이미지의 특징을 추출하고, 분류를 위한 정보를 생성한다. CNN 모델을 구성한 후, 학습 데이터를 이용하여 모델을 학습시킨다. 학습 데이터를 이용하여 모델이 개와 고양이를 올바르게 분류할 수 있도록 가중치(weight)를 조정하고 이 과정에서 오차(loss)를 최소화하기 위한 최적화 알고리즘(예: 확률적 경사 하강법)을 사용한다.

학습이 끝난 후, 검증 데이터를 이용하여 모델의 성능을 평가하는데 이를 통해 모델이 학습 데이터에만 과적합(overfitting) 되지 않았는지 확인한다. 검증 데이터에 대한 성능이 일정 수준 이상일 때, 테스트 데이터를 이용하여 모델의 성능을 최종 평가한다. 이러한 방식으로 머신러닝을 이용하면, 다양한 분류 문제를 해결할 수 있다. 머신러닝은 컴퓨터로 하여금, 개와 고양이를 데이터라는 형태로 경험을 하게 만든다. 이를 통해 머신러닝은 컴퓨터에게 개와 고양이를 구분하게 만드는 일종의 모델을 만들어 내는데 이 모델은 개와 고양이를 구분하는 목적에 인공지능으로 활용이 가능한 것이다.

이는 의료 데이터에도 그대로 적용된다. 가령 흉부 X-ray 사진을 이용해서 폐질환 여부를 진단하는 인공지능 모델을 만든다고 가정해 보면 이를 위해서는 먼저 흉부 X-ray 사진이 여러 장 필요할 것이다. 이 때, 개와 고양이 여부를 함께 학습하듯이, 흉부 X-ray 사진에서도 각각의 폐질환 소견이 있는지 없는지가 미리 판단되어 있어야 한다. 이러한 데이터를 학습용으로 준비하고 학습을 위한 알고리즘을 적용하여 인공지능 모델을 만든다. 그 후, 아직 폐질환 소견 여부를 모르는 흉부 X-ray 사진을 이 인공지능 모델에 넣으면 인공지능 모델은 해당 사진에 폐질환 소견이 있는지 없는지를 구분하게 되는 것이다. 당연히 구체적인 폐질환으로 정답을 만들게 되면 해당 폐질환을 진단하는 인공지능 모델을 만드는 것도 가능하다.

예를 들어 기흉, 결핵, 폐결절 등과 같은 폐질환을 각각 정답으로 매칭을 통해 질환 여부를 판독할 수 있다. 의료데이터에서 학습에 사용되는 데이터는 이미지 외에도 병원에 기록되어 있는 여러 의무기록들, 실시간으로 측정된 생체신호, 예를 들어 혈압, 산소포화도, 심전도 등 이러한 데이터들도 활용 가능하다.

현재 널리 사용되고 있는 의료 인공지능 기업 루닛의 폐진단 보조 AI 소프트웨어인 '루닛 인사이트 CXR이 있다. 루닛 인사이트 CXR은 루닛의 독자적인 인공지능 기술을 바탕으로 의사들의 빠르고 정확한 판독과 진단을 보조할 목적으로 설계됐다. 환자의 흉부 엑스레이 사진을 수초 내로 분석해, 각 질환 의심 부위와 의심 정도를 색상 등으로 자동 표기하는 방식이다. 단 몇 초만에 폐결절, 폐경화, 기흉을 포함한 주요 비정상 소견을 97~99%의 정확도로 검출해 낸다.

딥러닝은 머신러닝 모델중 하나인 인공신경망이 발달한 기술이다.

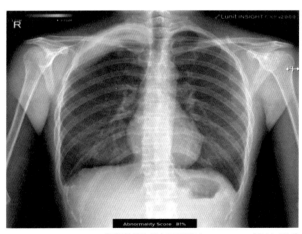

폐진단보조 AI소프트웨어　　　[출처: 루닛]

딥러닝(Deep Learning)은 인공신경망(Artificial Neural Network)을 기반으로 한 인공지능 분야중 하나이다. 딥러닝은 다양한 분야에서 활용되며, 이미지, 음성, 자연어 처리 등 다양한 영역에서 높은 성능을 보이고 있다. 딥러닝은 인공신경망의 구조를 더욱 깊게 쌓아서, 더 복잡하고 추상적인 문제를 처리할 수 있도록 만든 기술이다. 딥러닝은 대규모 데이터셋을 이용하여 자동으로 특징을 추출하고, 이를 바탕으로 패턴을 학습한다. 딥러닝은 보통 이미지 처리 분야에서 가장 많이 활용되는데 예를 들어, 딥러닝을 이용하여 이미지 분류, 객체 검출, 이미지 생성 등의 다양한 문제를 해결할 수 있다. 또한, 음성 인식, 자연어 처리 등에서도 높은 성능을 보인다. 딥러닝은 다양한 인공신경망 구조를 사용하는데, 대표적인 구조로는 Convolutional Neural Network(CNN), Recurrent Neural Network(RNN), Generative Adversarial Network(GAN) 등이 있다. 각 구조는 다양한 문제에 적합한 특징을 가지고 있다.

Convolutional Neural Network(CNN)은 딥러닝에서 이미지 처리 분야에서 가장 많이 사용되는 인공신경망 구조중 하나이다. CNN은 입력 이미지를 여러 개의 레이어를 통해 처리하고, 이미지의 특징을 추출하여 분류하는 방식으로 동작한다.

CNN은 Convolutional layer, Pooling layer, Fully Connected layer로 구성되는데. Convolutional layer는 입력 이미지와 필터(filter)를 합성곱하여 특징 맵(feature map)을 생성한다. 필터는 이미지에서 특정한 특징을 추출하기 위해 사용되며, 여러 개의 필터를 사용하여 다양한 특징을 추출할 수 있다. Pooling layer는 Convolutional layer에서 생성된 특징 맵을 다운 샘플링하여 크기를 줄인다. 이를 통해 불필요한 정보를 제거하고 특징 맵을 더욱 강조할 수 있다.

Fully Connected layer는 이미지의 특징을 분류하는 역할을 한다. 특징 맵을 1차원 벡터로 변환한 후, 분류를 위한 정보를 생성하는데 이후, Softmax 함수를 이용하여 각 클래스에 대한 확률 값을 계산한다. CNN은 이미지 처리 분야에서 높은 성능을 보이며, 이미지 분류, 객체 검출, 이미지 생성 등 다양한 문제를 해결할 수 있다. 또한, Transfer Learning을 이용하여 이미지 분류와 같은 문제에서 높은 성능을 보이는 사전 학습된 모델을 이용하여 새로운 문제를 해결하는 것도 가능하다.

딥러닝은 최근 몇 년간 발전하여 많은 분야에서 활용되고 있다. 더 나은 인공지능 기술을 개발하기 위해서는 딥러닝을 학습하고 응용하는 것이 필수적이다. 인공신경망은 뉴

런이 신호를 주고받는 과정을 컴퓨터로 모사한 모델로 오랜 역사동안 발전한 모델이다. 이 모델이 더욱 발전하여 2000년대 중반에 들어서면서 기존의 머신러닝 기술이 학습하기 어려워했던 비정형 데이터, 예를 들어 이미지, 동영상, 각종 신호, 음성, 문서 등등 이런 데이터에서 매우 좋은 성능을 보여주었다. 딥러닝은 데이터의 표현을 직접 학습하여 높은 수준의 추상화를 시도하는 방법이다.

앞서 설명한 합성곱 신경망, 줄여서 CNN이라 불리는 이 모델은 이미지 혹은 동영상 데이터에서 좋은 성능을 보이는 모델이다. 최근 의료 인공지능 분야에서도 흉부 X-ray나 CT, MRI와 같은 의료 영상을 활용한 인공지능 학습을 위해 많이 사용되는 모델이다. 또한 의료현장에서 중환자실에 입원한 환자들의 실시간 생체신호 데이터를 이용하여 환자의 예후를 조기에 발견하는 데에도 주로 사용이 된다.

가령 생체신호 데이터를 이용하여 실시간으로 저혈압 쇼크를 조기에 예측할 수도 있고, 중환자실에서 환자의 사망 위험도를 실시간으로 계산하는 데에도 사용 가능하다.

이외에도 한 명의 환자에 대한 다양한 의무기록을 학습하는 데에도 순환 신경망이 활용되는데, 순환신경망(Recurrent Neural Network; RNN)은 시퀀스 데이터(Sequence Data)를 처리하는 데 특화된 인공신경망 구조이다. 시퀀스 데이터는 데이터간에 순서가 존재하는 데이터로, 예를 들면 음성 데이터, 자연어 데이터 등이 있다.

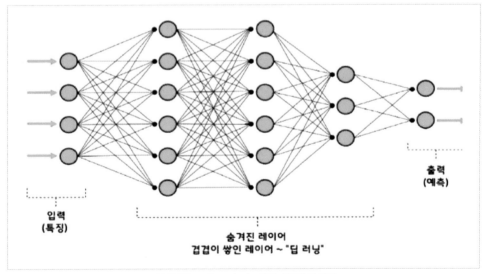

딥 러닝(Deep Learning) - 인공 신경망의 구조

순환신경망은 시퀀스 데이터를 처리할 때, 이전 시점(t-1)의 출력값이 현재 시점(t)의 입력값으로 사용되는 재귀적 구조를 가지고 있다. 이를 통해 시퀀스 데이터의 특징을 추출하고, 이를 이용하여 다음값을 예측하거나 분류하는 등의 작업을 수행할 수 있다.

순환신경망의 대표적인 예로는 자연어 처리분야에서의 문장 생성, 번역, 감성 분석 등이 있다. 예를 들어, 자연어 처리분야에서는 순환신경망을 이용하여 문장 생성 모델을 구현할 수 있다. 이 모델은 이전 단어의 정보를 현재 단어 생성에 활용하여 자연스러운 문장을 생성할 수 있다. 또한, 번역 분야에서는 입력 문장을 순환신경망의 입력으로 사용하고, 출력 문장을 순환신경망의 출력으로 사용하여 번역을 수행할 수 있다. 감성 분석 분야에서는 입력 문장의 감성 정보를 추출하기 위해 순환신경망을 사용할 수 있다. 이처럼 순환신경망은 다양한 시퀀스 데이터를 처리하는 데 활용되고 있다.

인공지능 머신러닝의 세 가지 유형

앞에서 설명한 머신러닝은 컴퓨터가 데이터를 학습하는 알고리즘 및 기술을 통칭하는 개념이며 인공지능을 구현하는 기술이라고 했다. 또한, 딥러닝은 머신러닝의 범주에 포함되는 기술로, 이미지나 신호, 텍스트 등의 비정형 데이터를 잘 학습하는 모델을 생성하게 된다고 말했다.

이번에는 머신러닝의 세 가지 유형에 대해 알아볼까 한다. 앞서 설명했듯이 머신러닝은 지도학습, 비지도학습, 강화학습 이렇게 세 가지의 유형으로 나뉘어진다.

딥러닝 또한 학습하는 형태에 따라 세 가지 유형의 학습 방법이 모두 적용 가능하다. 지도학습은 앞서 이야기했듯이 개와 고양이를 구분하는 학습 방법을 말한다. 아이에게 개와 고

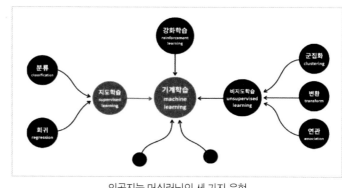

인공지능 머신러닝의 세 가지 유형

양이를 가르쳐 주기 위해서는 누군가가 옆에서 지금 보고 있는 것이 개인지, 아니면 고양이인지 정답을 알려주어야 한다. 또한 아이가 잘못된 대답을 하였을 때, 이를 정정해 주는 사람이 옆에 있어야 한다. 따라서 지도학습은 컴퓨터가 관찰하는 데이터와 이에 대한 정답을 함께 알려주는 것을 말한다. 이 때, 관찰하는 데이터는 입력 데이터라고 부르며, 통칭하여 X라고 쓴다. 케이스별 정답은 타겟변수 혹은 y라고 쓴다. 지도학습은 누적되어 있는 X와 y를 학습하여 y는 f(x)라는 관계를 찾게 하는 것이다.

이 때, f가 바로 머신러닝 모델 또는 인공지능 모델이다. 여기에서 f는 모델에 따라 여러가지 형태가 존재한다. 인공지능 모델, 즉 f는 새롭게 관찰된 X에 대한 y를 예측하는 데에 사용할 수 있다. 따라서 지도학습은 미래의 결과를 예측하는 것, 새로운 정보에 대한 결과를 추론하는 데에 사용한다. 현재 의료 인공지능 분야에서 가장 널리 사용되는 학습 방법은 바로 이 지도학습이다. 앞에서 이야기한 것처럼 흉부 X-ray에서 폐질환 소견 여부를 분류한다든지, 중환자실에 입원한 환자의 예후를 조기에 예측하는 것이 모두 지도학습에 해당된다.

지도학습은 타겟변수 y의 종류에 따라 분류, 회귀로 나뉘어진다. 첫 번째로 분류를 위한 지도학습은 타겟변수가 이산형일 때, 즉 타겟변수가 특정한 값만 가질 수 있는 경우에 해당된다. 흉부 X-ray에 폐질환 소견이 있느냐 없느냐를 찾는 경우, 타겟변수는 Yes 또는 No 두 가지의 값만 갖게 된다. 위의 예제는 타겟변수가 가질 수 있는 값이 정해져 있고, 카운트가 가능하다. 이 경우에는 분류 모델을 만드는 것을 목표로 데이터를 학습해야 한다. 두 번째로 회귀를 위한 지도학습은 타겟변수가 연속형일 때, 즉 타겟변수가 어떤 범

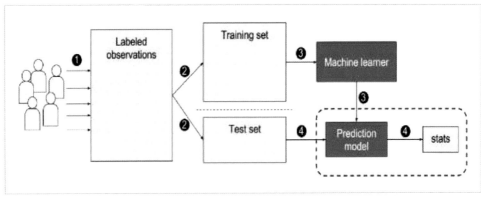

지도학습(Supervised Learning)의 개요(Overview)

위 안에서 임의의 값을 가질 수 있는 경우를 의미한다.

　병원에서 특정 입원환자에 대한 진단검사 결과를 이용하여 환자의 입원기간을 예측하는 모델을 만든다고 가정해 보면, 입원기간은 연속적인 값을 갖게 되므로 회귀를 수행할 수 있는 모델을 만들어야 한다. 이외에도 환자의 다양한 생체신호 정보를 활용하여 혈압을 예측하는 경우 또한 회귀 모델을 만드는 것을 목표로 데이터를 학습할 수 있는데 혈압과 관련된 생체신호정보를 수집하고, 필요한 전처리 과정을 수행하는데 이 과정에는 데이터 정규화, 결측치 처리, 이상치 제거, 특징 추출 등이 포함될 수 있다. 수집된 생체신호 정보에서 혈압과 관련된 특징을 추출하고, 이를 위해서는 도메인 지식과 통계학적 지식을 활용하여 변수를 선택하고, 변수간의 상관관계를 파악해야 한다.

　추출한 특징을 이용하여 회귀모델을 학습한다. 이 때, 다양한 회귀모델 중에서 성능이 우수한 모델을 선택할 수 있는데 대표적인 모델로는 선형 회귀, 결정 트리, 랜덤 포레스트, 신경망 등이 있다. 학습된 모델을 평가하는데 이 때, 새로운 데이터를 이용하여 예측을 수행하고, 예측 결과를 실제 혈압과 비교하여 성능을 평가한다. 성능 평가 지표로는 평균 절대 오차(MAE), 평균 제곱 오차(MSE), 결정 계수(R2) 등이 있다.

　다음 단계로는 모델을 개선하는 데 모델의 성능이 낮은 경우, 다양한 기법을 이용하여 모델을 개선할 수 있다. 모델 개선 기법으로는 변수 선택, 하이퍼파라미터 조정, 앙상블 등이 있다. 이처럼 생체신호정보를 이용하여 혈압을 예측하는 회귀모델을 구현할 수 있다. 하지만, 이는 매우 복잡한 문제이기 때문에 충분한 도메인 지식과 통계학적 지식이 필요하다. 또한, 데이터의 양과 질이 모델의 성능에 큰 영향을 미치기 때문에 데이터 수집과 전처리 과정에 많은 노력이 필요하다.

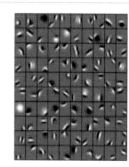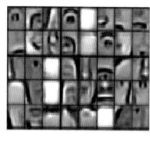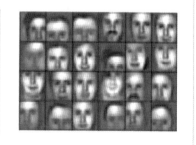

비지도학습의 예시

다음으로는 비지도학습에 대해서 이야기해 보면 비지도학습(Unsupervised Learning)은 기계학습의 한 분야로, 입력 데이터의 특성을 파악하기 위한 학습 방법이다. 이 방법은 지도학습(Supervised Learning)과는 달리, 출력값이 주어지지 않은 상태에서 입력 데이터의 구조나 패턴을 찾아내는 방법이다. 비지도학습에는 대표적으로 군집화(Clustering)와 차원 축소(Dimensionality Reduction)가 있다. 군집화는 비슷한 특성을 가지는 데이터들을 그룹으로 묶는 것을 의미한다. 이를 통해 데이터간의 유사성을 파악하고, 분류나 이상치 탐지 등의 작업에 활용할 수 있다. 차원 축소는 입력 데이터의 차원을 줄이는 방법을 의미한다. 이를 통해 데이터의 복잡도를 감소시키고, 노이즈나 정보의 손실을 최소화할 수 있다.

비지도학습은 지도학습에 비해 데이터 처리과정이 단순하고, 입력 데이터를 자동으로 분류하거나 구조를 파악할 수 있어 많은 분야에서 활용된다. 예를 들어, 군집화는 마케팅 분야에서 고객 세분화나 추천 시스템에 활용되고, 차원 축소는 이미지나 음성 데이터 처리에서 중요한 역할을 한다. 비지도학습은 앞서 이야기한 지도학습과는 다르게 입력 데이터인 X만 이용하여 학습하는 방법을 말한다. 예를 들어 아이가 본 동물이 개인지 고양이인지 아무도 알려주지 않는 환경을 가정해 보면 아이는 개와 고양이를 구분하는 방법을 절대로 찾을 수가 없다.

그러면 아이는 어떠한 학습도 못하는 것일까. 그렇지 않다. 아이는 오늘 본 동물을 보고 저 동물은 내가 어제 아침에 본 동물과 또 3일 전에 저녁에 봤던 동물이랑 비슷하게 생겼다. 저 동물은 오늘 아침에 본 동물과는 매우 다르게 생겼다, 라는 생각을 하게 될 것이다. 이를 통해 아이는 그동안 관찰한 동물들을 보고 비슷한 동물들끼리 그룹을 묶는 방법을 생각할 수 있다. 또한 아이는 오늘 본 동물, 그리고 이와 유사한 동물들의 생김새를 기억하여 나름대로 동물을 흉내내서 그림을 그릴 수도 있다. 이러한 학습 방법은 개와 고양이라는 정답을 가르치지 않았다는 측면에서 비지도학습이라고 부르는 것이다.

비지도학습은 입력 데이터에 내재되어 있는 특성을 찾아내거나 이를 활용하는 모델을 생성한다. 앞서 설명한 것처럼 유사한 개체들을 묶는 군집 모델, 관찰한 개체들을 바탕으로 그림을 그리는 것처럼 새로운 개체를 생성하는 생성 모델 등이 이에 해당된다.

군집모델은 특정 질환군에 대한 환자들의 각종 정보, 예를 들어 인구통계학 정보, 질환에 따른 증상 이런 것들을 이용하여 여러 유형으로 그룹을 생성하는 데에 활용된다. 그리고 각 군집에 맞춤화된 치료 방법을 찾거나 이에 따른 예후 변화를 살펴보는 용도로 군집 모델을 사용할 수도 있다. 생성모델은 여러 가지 쓰임새가 있는데, 인공지능 모델이 학습할 수 있는 데이터의 양을 늘리거나 합성 데이터를 만드는 데에 사용 가능하다. 합성 데이터의 경우 개인정보가 노출되지 않도록 하는 동시에 인공지능 개발을 위한 데이터로 사용될 수 있다.

마지막으로 강화학습이 있다. 강화학습(Reinforcement Learning)은 기계학습 분야 중 하나로, 어떤 환경내에서 특정한 목표를 달성하기 위한 최적의 행동 방법을 학습하는 방법이다. 강화학습은 보상과 패널티를 통해 학습을 진행한다. 에이전트라는 행동 주체가 환경과 상호작용하면서 보상을 얻고, 이를 통해 최적의 행동 방법을 스스로 찾아내는 것이다. 예를 들어, 게임에서 승리하면 보상을 받으며, 패배하면 패널티를 받는 방식으로 학습을 진행한다.

의료지능에서 강화학습은 다양한 분야에서 활용될 수 있다. 예를 들어, 의료 영상 분석에서는 강화학습을 이용하여 종양 등의 이상 질병을 탐지하거나 질병 분류를 수행할 수 있고, 의료 진단에서는 환자 정보와 진단 결과를 이용하여 최적의 치료 방법을 제안하는 시스템을 구현할 수 있다. 특히, 강화학습은 의료 분야에서 실험을 진행하기 어려운 경우에 유용하게 활용될 수 있다. 예를 들어, 약물 개발 과정에서 동물 실험이나 임상 실험이 어려운 경우, 강화학습을 이용하여 약물 효능을 예측하거나 약물의 부작용을 예측하는 등의 작업을 수행할 수 있다.

하지만, 강화학습은 학습 시간이 오래 걸리거나 최적의 행동 방법을 찾지 못할 수도 있다. 따라서, 의료 분야에서 강화학습을 활용할 때에는 적절한 보상함수와 학습 알고리즘을 선택하여 최적의 성능을 끌어내야 한다. 강화학습은 행동심리학에서 영감을 받은 방법이다. 강화학습에서는 환경이라는 것을 정의하고 이 안에서 한 에이전트가 현재 상태를 인식하게 함으로써 가능한 행동중 보상을 최대화하는 것을 선택하

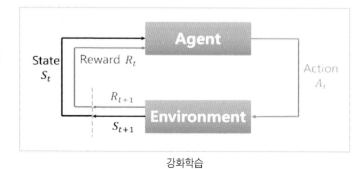

강화학습

는 방향으로 학습이 이루어진다. 쉬운 예를 들면 강화학습은 자전거를 타는 방법을 배우는 과정이라고 생각해 보면 환경은 자전거를 타는 공터, 에이전트는 자전거 타는 법을 배우는 사람이라고 할 수 있다. 자전거를 배울 때에는 여러 가지 시도를 하고 때로는 넘어지기도 하고 비틀거리다 멈춰서기도 한다. 강화학습에서 '에이전트(Agent)'는 특정한 환경내에서 행동하는 주체를 의미한다. 즉, 강화학습에서 학습하는 대상이 되는 것이다. 에이전트는 주어진 환경내에서 다양한 행동을 선택하고 이에 따른 보상을 받는다. 이를 통해 에이전트는 최적의 행동 방법을 스스로 찾아내며, 이를 기반으로 학습을 진행하는 것이다. 예를 들어, 게임에서의 강화학습에서는 에이전트가 게임내에서 다양한 행동을 선택하고, 승리시 보상을 받으며, 패배시 패널티를 받는다. 이를 통해 에이전트는 최적의 승리 전략을 스스로 찾아내고, 점차 게임을 승리할 수 있게 된다.

이와 같이 자전거 타는 방법을 배우는 데 있어 여러 가지 시행착오를 하면서 조금씩 자전거를 타는 거리가 늘어나게 되고 최종적으로는 넘어지지 않고 공터에서 자전거를 타게 된다. 이 때, 자전거를 처음 타면서 하는 여러 가지 시도들이 행동에 해당되고 자전거를 타면서 겪는 여러 가지 결과가 상태이다. 그리고 넘어지지 않고 자전거를 탄 거리가 보상에 해당된다. 이를 통해 에이전트는 보상을 최대화하는 방법을 찾게 되는 것이다. 의료 분야에서의 강화학습에서는 에이전트가 환자 정보나 의료 영상을 입력값으로 받아, 최적의 진단 방법이나 치료 방법을 제안하게 된다. 이를 통해 의료 분야에서 강화학습은 효율적이고 정확한 진단과 치료를 제공할 수 있게 된다.

강화학습은 의료 인공지능 분야에서 점차 연구들이 이루어지고 있는데 예를 들어 중환자실에 입원한 환자의 예후를 최대한 좋게 만드는, 즉 보상을 최대화하는 방향으로 치료 방법을 주기적으로 환자 상태에 맞추는 것이 그 예시가 될 수 있을 것이다.

임상현장에 적용하는 임상의사결정지원시스템

의료현장에서 사용되는 전자 의무기록(Electronic Medical Record; EMR)은 의료 현장에서 종이 기록 대신 전자적으로 기록되는 의료기록 시스템이다. EMR은 환자의 의료 정보를 전산화하여 의료진이 쉽게 환자 정보를 조회하고, 관리할 수 있도록 지원하는 것이다. EMR은 의료 기록의 정확성과 효율성을 향상시키는 데 큰 역할을 하고 EMR을 이용하면 의료진은 환자의 의료기록을 더욱 정확하게 관리할 수 있으며, 의료 정보를 쉽게 공유할 수 있다. 또한, EMR은 의사의 진료 시간을 단축시키고, 의료비를 절감하는 데도 기여하기도 한다.

또한 EMR은 다양한 정보를 수집하고, 이를 쉽게 조회하고 관리할 수 있도록 지원한다. EMR은 환자의 인적 사항, 의료 진단, 검사 결과, 처방 정보, 수술 기록 등을 포함하고 있고, 또한 EMR은 의료진이 환자를 모니터링하고 환자의 상태 변화를 확인하기 위한 시스템을 제공하기도 한다.

이러한 EMR를 적용한 임상의사결정지원시스템은 환자의 임상정보를 바탕으로 의료인이 진료 과정에서 적절한 임상적 판단과 의사결정을 하도록 돕는 시스템을 의미한다. 임상의사결정지원시스템은 규칙 기반으로 작동하거나 알맞게 디자인된 지식체계 베이스로 만들어지기도 했지만 최근 의료 현장에서 발생하는 다양한 데이터를 이용하여 환자의 예후를 예측하는 인공지능 모델을 만드는 방향으로 점차 발전하고 있다.

임상의사결정시스템(Clinical Decision Support System; CDSS)은 의사들이 환자 진단과 치료에 필요한 정보를 제공하고, 의사의 의사결정을 보조하는 컴퓨터 프로그램이기에 CDSS는 의사의 의사결정을 지원하여 환자의 치료효과를 개선하고, 의료 인프라의 효율성을 높이는 데 기여할 수 있다. CDSS는 다양한 의료 정보를 수집하고 분석하여, 의사가 환자의 상태를 더욱 정확하게 평가할 수 있도록 도와줌으로써 예를 들어, CDSS는 의사가 환자의 의료 기록, 검사 결과, 약물 처방 정보 등을 쉽게 확인할 수 있도록 제공하며, 의사가 환자의 상태를 종합적으로 판단할 수 있도록 도와준다. 또한, CDSS는 의사가 환자의 진단과 치료를 위한 최신 연구 결과, 전문가 의견, 가이드라인 등을 쉽게 참고할 수 있도록 지원하기도 한다. 이를 통해 의사의 의사결정에 대한 신뢰성을 높이고, 환자의 치료 효과를 개선할 수 있다.

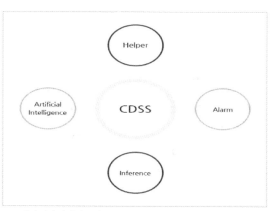

임상의사결정시스템(Clinical Decision Support System)

하지만, CDSS를 적용하는 데에는 여전히 문제점이 존재한다. 예를 들어, CDSS가 제공하는 결과에 대한 신뢰성이나 의료 데이터의 불일치 등의 문제가 있을 수 있다. 이러한 문제를 해결하기 위해서는 CDSS의 정확성과 안정성을 보장하는 기술적인 개선과 의료 데이터의 품질을 개선하는 노력이 필요할 것이다. 인공지능의 발전에 힘입어 실제 의료 현장에서도 AI가 적극적으로 활용되고 있다. 예를 들어 IBM의 왓슨은 의사의 진단을 보조하는 도구로 활용되고 있고, 병원 시스템 및 연구 개발에도 인공지능이 활발하게 사용되고 있다.

인공지능을 활용한 병리영상 분석

디지털 병리의 도입은 디지털화된 이미지를 탐지, 분할, 진단 및 분석 수행할 수 있는 AI 기반 영상분석을 적용할 수 있게 하였다. 디지털 병리라는 디지털 데이터 생성과 AI 기반 영상 분석이라는 4차 산업혁명의 디지털기술이 만나 의료진의 병리진단의 능률을 향상시키고 진단율을 끌어올리기 위해 컴퓨터를 이용한 심층 기계학습과 이미지 분석 및 여러 데이터 소스를 통합하는 진단 접근법을 구축하고자 하는 컴퓨터 병리분야가 급격하게 발전하고 있다.

최근 병리학 분야에서 암진단은 점점 복잡해지고 세분화되고 있으며, 암조직과 암조직 주변의 염증세포, 혈관 등과의 사이의 위치 관계 등에 대해서 해석을 해야 하는 경우가 점점 증가하고 있다. 한편으로는 환자의 기본정보, 혈액 분석 정보 및 유전자 분석과 같은 다양한 의료정보를 통합적으로 분석한 데이터 기반의 진단을 요구받고 있다. 게다가 암진단을 위해서 수행되는 면역검사로 생기는 다양한 바이오마커의 발현도 재현성 있게 수치화하여 진단을 수행해야 한다.

이러한 다양한 관점에서 환자 조직과 환자 상태를 파악해야 하는 병원의 의사들은 다양한 인공지능 기반의 알고리즘을 병리진단에 활용하기 시작하였다.

병리 영상 분석을 위한 알고리즘은 비정상 조직을 구별하여 더 세밀한 진단을 하기 위한 진단 스크리닝, 정상 조직내에 있는 암조직의 형태와 크기, 모양을 구체적으로 데이터화하는 형태계측 분석, 환자의 검진 및 검사로 생성되는 다른 진단 데이터들과 결합하여 예후 및 치료반응 예측, 조직에서 가능성 있는 병의 가능성을 있는 순서대로 나열하는 감별진단 제시 등을 목표로 하고 있다.

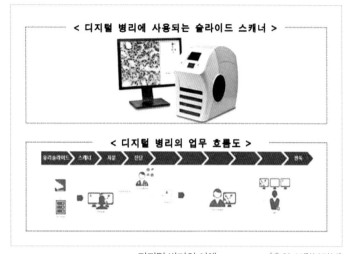

디지털 병리의 이해　　　[출처: 보건복지부]

디지털 병리학의 궁극적인 목적은 정확하고 신속한 진단과 치료를 지원하는 것이다. 디지털 병리학은 병리학 분야에서 전통적으로 사용되는 현미경을 대체하여, 디지털 이미징 기술을 이용하여 조직학적 검사를 수행하여 이를 통해 조직 검체의 이미지를 디지털 형태로 저장하고, 분석하는 것이 가능하다. 디지털 병리학은 다음과 같은 이점을 제공한다.

첫 번째로 디지털 병리학은 전통적인 병리학보다 더욱 정확한 진단을 가능하게 한다. 디지털 이미징 기술을 이용하여 조직 검체의 이미지를 더욱 세밀하게 살펴볼 수 있다. 예를 들면 전립선암 환자는 혈액검사에서 전립선 특이항원, 즉 PSA 수치가 높아진 경우, 전립선 조직에서 미세한 조직을 얻어내는 생검을 받게 된다. 생검을 통해 얻은 조직에서 암이 발견되면 전립선 전체를 절제하는 수술을 받게 되고 암이 발견되지 않으면 수술을 받지 않게 된다. 전립선 조직의 생검은 전립선의 12군데에서 시행하게 되는데, 암의 크기가 0.5mm가 되지 않을 정도로 아주 작을 수도 있다.

이러한 경우에 자칫하여 암이 발견되지 못하게 되면 환자는 적절한 치료를 받을 수 없게 된다. 이처럼 많은 인공지능 기반의 병리 진단 알고리즘은 정확한 진단을 위해 개발되고 있다. 실제로 유방암의 림프절 전이 여부를 찾아낼 때 병리 의사가 단독으로 판독하였을 때, 진단 오류율이 3.5% 가량인데 비해서 인공지능 기반 림프절 암전이 탐지 알고리즘을 활용하여서 병리 의사의 진단을 보조하도록 한 결과 진단의 오류율을 0.5% 정도로 매우 많이 낮출 수 있었다. 조직검사는 환자의 치료 방침 결정에 결정적인 역할을 하기 때문에 무엇보다 정확한 진단이 이루어져야 한다.

두 번째로 표준화된 진단이다. 유방암 환자에서 Herceptin이라는 유방암 표적치료제를 사용하려면 HER2에 유전자가 과발현되는 것이 확인되어야 한다. 암조직내에서 HER2 면역염색검사를 시행하면 종양 조직의 군데군데에서 전형적이지 않은 발현 패턴을 보이는 경우가 있어서 HER2의 과발현 여부를 정확하게 평가하기 어려운 경우들이 발생한다. 그 결과 암조직 진단에 고도로 훈련받은 병리 의사조차도 의사 개개인 별로 과발현 여부의 평가 결과가 차이 나는 경우가 심심치 않게 발견된다. 과발현에 대한 진단 차이는 표적치료제 적용 여부와 직결되기 때문에 어떤 병리의사가 판독하였느냐에 따라서 유방암 환자 치료에 있어서 Herceptin 사용 여부에 차이가 발생할 수도 있게 된다. 인공지능 기반 병리 알고리즘은 동일 조직에 있어서 재현성이 매우 우수한 특성상 정량평가에 강점이 있으므로 진단결과의 표준화를 위해서는 병리영상분석 알고리즘이 크게 도움이 될 수 있다.

세 번째로는 의료 정보 공유이다. 디지털 병리학은 의료 정보를 더욱 쉽게 공유할 수 있도록 지원한다. 조직 검체의 이미지를 디지털 형태로 저장하면 다른 병원이나 의료진과 쉽게 공유할 수 있다.

네 번째로는 예측 진단이다. 현재의 병리 진단은 암세포와 암조직의 형태적 특성을 면밀하게 분석하는 진단이 주를 이루고 있다. 최근 연구 결과 암조직과 암조직내의 염증세포 등 다양한 종양 주변의 인자들과의 배치 및 거리와 같은 공간적인 관계가 환자의 예후 및 치료제의 치료반응성과 관련이 있다는 연구 결과가 많이 제시되고 있다. 인공지능 기반의 영상분석 알고리즘을 활용하면 암조직과 주변 조직을 인지하고 공간적인 관계의 특징을 수치적으로 추출할 수 있으므로 현재보다 더 정밀한 수준으로 환자의 예후를 예측하고 환자에게 가장 적합한 치료방침을 결정할 수 있는 근거를 제시할 수 있게 될 것이다.

다섯 번째로는 효율적 진단이다. 위장관기질종양은 양성에서부터 악성까지 다양한 임상행동 양상을 가지고 있다. 이러한 종양의 임상행동 양상을 결정하는 가장 중요한 요인 중 하나가 유사분열의 개수이다. 병리 의사는 현미경 400배의 고배율로 총 50군데를 관찰하여 유사분열의 수를 수동적으로 세었다. 적절한 부위를 찾은 후에 유사분열의 개수를 세는 일은 노동집약적이고 시간이 많이 소모되는 일이다. 인공지능 기반의 유사분열을 찾아 세는 알고리즘을 활용한다면 의사의 집중력을 조직의 전반적인 관찰과 같은 훨씬 효율적인 일에 활용할 수 있을 것이다.

이러한 이점들을 통해, 디지털 병리학은 정확하고 신속한 진단과 치료를 지원하며, 의료 분야에서의 효율성을 높이는 데 기여할 것이다.

의료지능의 현재와 미래

인공지능(Artificial Intelligence; AI)의 발전이 가능했던 것은 빅데이터, 컴퓨터의 하드웨어 개선, 알고리즘의 개선, 클라우드 컴포팅, 의료산업의 발전과 정부의 지원 등이 있었다. 의료에서도 막대한 양의 보건의료 데이터가 형성되고 이를 효율적으로 다루는 인공지능의 등장으로 의료계 시스템에 변화와 혁신이 일어나고 있다. 의료지능 발전으로 기대되는 효과는 진단, 치료, 예후 예측에서의 정확성과 정밀성 향상, 의료 시스템의 효율성 향상, 신약 개발 등으로 요약될 수 있다. 기대되는 효과중 가장 혁신적인 것은 디지털 헬스케어의 기술이다. 인공지능은 컴퓨터 연산 성능에 비례하여 사람이 처리할 수 있는 능력의 수천 수만 배의 속도로 데이터 처리가 가능하다. 그리고 가장 경험이 많은 전문가보다 훨씬 많은 경험을 학습한 인공지능은 장소와 시간의 제약 없이 학습이 가능하다.

인공지능에 대한 관심이 고조된 계기였던 알파고와 이세돌의 대국이 전세계를 떠들썩하게 했던 적이 있었다. 이세돌의 패배 소식으로 인간들은 멀게만 느껴졌던 인공지능이 현실로 다가왔음을 느끼고 인공지능이 인간을 뛰어넘는 미래를 상상하며 불안해 했다. 따라서 인공지능 기술의 발전을 지켜본 사회 곳곳에서 인공지능으로 인한 미래사회 변화에 관심을 갖고 있는 가운데, 특히 많은 영향을 받을 것으로 예상되는 분야들에 이목이 쏠린다.

인공지능이 인간의 영역을 대신할 것으로 예상되는 분야중에는 대표적으로 헬스케어가 있다. 미래에는 의사 대신 인공지능이 인간의 질병을 진단하는 시대가 올 것이라는 예측과 함께 의사라는 직업이 없어질 수 있다는 전망도 나오고 있다. 그렇다면 인공지능은 미래 의료에 어떤 영향을 끼치고 현재 어느 수준까지 와 있을까, 또 논란의 여지는 없을까, 의료 AI 기술의 단점은 크게 3가지가 지적된다.

1) 심각한 데이터 의존성, 2) 설명 부족, 3) 단순 태스크만 가능한 알고리즘 등, 이러한 현 단계에서 AI 기술의 단점 혹은 한계를 극복하기 위한 연구가 관심을 끌고 있다. 의료

데이터의 신뢰성 확보를 위하여 디지털화, 형식의 통일, 임상적·정량적 표준화를 이루어야 한다. 개인민감정보를 둘러싼 데이터 보안과 공유의 대치는 사회적 합의 및 공감대 형성을 기반으로 한 정책적 또는 기술적 대안을 마련해야 한다. AI의 제반 기술로써 데이터 관련 기반 기술의 포괄적이고 동시적인 연구개발이 필요하다.

의료 AI 기술 개발, 임상 적용, 상업화를 위해 넘어야 하는 많은 장애와 규제가 있다. 그러나 국내의 높은 의료수준, 양질의 의료데이터, 비판적이고 철저한 임상 검증 등의 긍정적 요소를 잘 활용해야 한다. 의료 AI 기술을 선도하기 위하여 기업이 수익모델을 쉽게 만들 수 있도록 해야만 재투자의 선순환이 가동될 수 있을 것으로 기대한다. 현재의 단순 태스크 해결형 AI에서 다중모달(multi-modal), 복합질환(multi-disease), 다병변(multi-lesion)을 다루는 연구 개발로 이행되어야 한다. 아울러 앞으로 변화될 미래환경인 5G 환경에서 라이프로그 데이터, 원격진료, 스마트병원 등에 적용될 신기술을 개발, 적용, 검증하는 고수준의 연구 개발을 지향해야 한다.

질병을 정복하고자 하는 인간에게 인공지능의 의료 영역 확대는 희소식일지 모르나 논란의 여지가 남아 있다. 인공지능이 의료행위를 하는 데 따른 윤리적 문제와 의사라는 직업이 사라질 것이라는 우려다. 그렇다면 전문가들은 헬스케어 분야에 진출하는 인공지능 기술에 대해 어떻게 생각하고 있을까. 인간의 생명을 다루는 직업인 의료, 인공지능이 의료적 의사결정을 내릴 수 있느냐를 놓고 윤리적 문제가 거론된다. 또 임상 시험을 하듯이 인공지능 의사와 인간 의사의 이중 검사 등도 논란거리다. 인공지능의 기술이 개발되면서 화제가 되고 있는 것 중 하나가 인공지능으로 인해 사라질 직업이다.

의사 또한 마찬가지다. 기계가 인간의 영역에 진출하면서 의사라는 직업도 점차 사라지는 것 아니냐는 우려가 나온다. 실제로 실리콘밸리의 비노드 코슬라는 몇 년 전 "80%의 의사가 기술로 대체될 것"이라고 주장해 논란이 됐었다. 이에 대해서는 다양한 의견이 있으나 전문가들은 걱정을 하기보다 변화에 발 맞춰 새로운 관계를 구축해야 한다고 주장한다.

인공지능 의사의 의사 역할 대체는 기술적으로나 윤리적으로 가능하지 않고 인간과의 대결구도가 아니라 협력구도로 나아가는 것을 고민해야 한다는 것. 또 인간 의사와 인공지능 의사가 각자 자기의 역할에 집중하는 것이 필요하다고 분석하고 있다. 디지털 헬스케어 의료산업에서는 인공지능과 인간 의사의 대결구도가 아니라 서로 어떠한 방식으로 협력할 것인지가 미래의료에 큰 화두인 것이다.

　다른 관점에서는 인공지능이 특정한 의료분야에서 인간과 비슷하거나 더 정확해지는 수준으로 발전한다고 하더라도 인공지능이 내놓는 치료법들 중에 무엇을 실행할지 최종적으로 판단하는 것은 인간 의사의 몫이라며 인공지능 때문에 의사의 역할이 사라지지는 않을 것이라고 강조했다.

　하지만 분명한 것은 의사의 역할은 현재와 달라질 것으로 예상하며, 이에 따라 필요한 의사의 숫자는 줄어들 수 있다는 점이다. 현재 의사들이 하는 역할들 중에 미래에는 인공지능과 디지털 기술 때문에 사라지는 역할, 새롭게 생겨나는 역할, 여전히 유지되는 역할이 있을 것이기 때문이다. 따라서 사라질 역할보다는 앞으로도 유지될 역할과 새롭게 생겨날 역할에 집중하는 것이 필요할 것이다.

참고문헌

1. 디지털병리 기반의 암전문 AI 분석 솔루션 개발안 (R&D), 보건복지부, 2021.

2. 보건의료데이터 가치 창출을 위한 활용사례－보건복지부, 2022.

3. LG전자 인공지능(AI) 탑재한 디지털 엑스레이 검출기 출시 2023, LG전자.

4. 김경철 저, '유전체, 다가온 미래의학; 알기 쉽게 풀어 쓴 정밀의학 이야기'

5. 최윤섭 저, '의료인공지능'

6. 현장진단검사 (POCT) 및 신속진단－연구개발 특구진흥재단, 2021.

7. 보건소 모바일 헬스케어사업－보건복지부.

　　file:///C:/Users/USER/Downloads/보건소%20모바일%20헬스케어%2

8. 알파고대 이세돌.

　　https://ko.wikipedia.org/wiki/%EC%95%8C%ED%8C%8C%EA%B3%A0_

9. 김대식 저, '인간 vs 기계 : 인공지능이란 무엇인가'

10. 최윤섭 저, 의료인공지능.

11. 김동철 저, 뉴스를 전합니다. 빅데이터와 인공지능.

12. 메가 트랜드 랩 저, 바이오헬스트렌드 블루칩.

인공지능과 의료혁신 _ 김기웅

13. 신성권 · 서대호 공저, 4차 산업혁명과 인공지능.

14. 김치원 저, 의료, 미래를 만나다. 디지털 헬스케어의 모든 것.

15. 에릭토플 저, 디지털혁명이 바꾸어 놓은 의학의 미래.

16. 이상국 외 저, 인공지능과 메타버스 ; 미래사회의 필수품.

17. 전인국 저, 딥러닝.

18. 김성필 저, '딥러닝의 첫걸음: 머신러닝에서 컨벌루션 신경망까지'

19. 김충현 저, '글로벌 의료기기와 디지털 헬스 투자 전략'

20. 사라라타 저, '미래의학설명서'

Chapter

07

임상병리검사의 디지털화

김기유

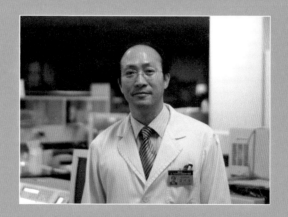

을지대학교 임상병리학과를 졸업하고 인제대학교 대학원 병원경영관리자과정을 수료했다. 가톨릭대학교 성빈
센트병원 진단검사의학과와 체외진단업체 학술이사를 거쳐 현재 신성대학교 임상병리학과에서 강의하고 있다.

제 7 장

임상병리검사의 디지털화

임상병리검사의 디지털화

Covid-19 이후 대면사회에서 비대면사회를 경험한 우리나라는 4차 산업의 핵심기술인 사물인터넷, 클라우드 컴퓨팅, 빅데이터, 모바일 및 인공지능을 헬스케어와 접목시킨 미래의 확정된 의료시스템이라고 할 수 있는 디지털 헬스케어 시대를 맞이하고 있다.

디지털 헬스케어 시대에서는 진단과 치료에 70%의 데이터를 제공하는 임상검사의 디지털화가 주요 관심사로 크게 부상하고 있다. 기본적인 틀인 디지털 헬스케어의 체외진단 검사장비를 활용한 데이터의 생성, 자료의 수집과 분석을 위한 플랫폼 그리고 서비스 형태를 통한 예측(Predictive), 예방(Preventive), 맞춤치료(Personalized), 참여(Participatory)의 4P Medicine를 실현하는 것이다. 따라서 4차 산업혁명의 주요 핵심기술인 커넥티드 디바이스 정보통신기술의 우리나라는 의료계의 생태계를 빠른 속도로 재배치하고 있다.

모든 정보와 사물, 심지어 경제에 이르기까지 디지털화 된 정보로 변환되고 연결되는 초연결 디지털정보시대에 의료계는 물론이고 일상생활까지 기술간 융합이 생활화됨에 따라 건강에 대한 삶의 질 또한 상승하는 시대가 됐다. 이러한 보건의료에 대한 삶의 질을 높이기 위한 방안으로 라이프로그(Life Log) 데이터를 활용하는 다양한 연구와 앱이 개발되고 있으며, 언제 어디서나 예방 및 진단, 치료와 사후 관리의 총체적 의료 서비스를 받을 수 있는 라이프로그 기반 디지털병원은 의료정보화를 기반으로 진료효율을 높여 최상의 의료서비스를 제공하기 위해 다양한 접근을 시도하고 있다.

한편, 개인 맞춤의료 구현을 목적으로 나날이 진화하고 있는 디지털 헬스케어는 코로나 팬데믹을 기점으로 미래 의료시스템의 핵심중 하나로 자리 잡고 있으며, 여기에 웨어러블 디바이스와 스마트폰 보급, AI 기반 기술의 발전으로 데이터 수집이 쉬워지고, 이러한 데이터를 분석하고 관리하는 기술 역시 빠르게 발전하면서 새로운 헬스케어 생태계를 구성하고 있다. 특히 디지털 경제사회가 가속화되면서 방대한 의료용 데이터를 빠르게 저장하고 분석하는 기술의 중요성이 강조되고 있는 가운데, 디지털 헬스케어는 건강관리시스템과 디지털 기술의 융합 산물로 향후 사용자가 일상생활이나 의료기관 등의 전문기관에서 생성해내는 데이터를 수집하고, 이를 기반으로 의학 지식을 창출한 후 플랫폼으로 통합될 경우, 예방·예측·정밀·환자 중심의 새로운 의료 패러다임을 구현할 수 있을 것으로 분석하고 있다.

또한 다양한 센서로 연결되어 데이터를 생성·수집하는 데 핵심적인 역할을 하고 있는 디지털 헬스케어에 인공지능, IoT, 클라우드 컴퓨팅과 같은 새로운 디지털 기술이 결합되면서 헬스케어 산업의 기본 프레임워크를 변화시키고 있는 가운데, 의료데이터가 플랫폼에 연결될 경우 이용자가 데이터를 쉽게 찾아 사용하는 것은 물론 이용자 맞춤형 서비스를 제공할 수 있게 될 것으로 전망하고 있다.

또한 데이터는 '디지털 미래'를 가속하는 연료로 데이터가 많으면 많을수록 분석 결과에 대한 정확도는 높아질 수밖에 없는데, 최근 딥러닝을 비롯한 분석기술의 발달로 과거 축적할 수 없던 데이터를 축적할 수 있게 되고, 여기에 외부 데이터의 수집이 가능해지면서 미래 의료산업의 새로운 핵심자원인 의료 데이터의 양이 날로 증가하고 있다. 또한 전 세계적으로 디지털 헬스케어 산업이 시장 성장기에 접어들면서, 미래 의료산업을 위해 디지털 헬스케어 서비스와 사전관리를 위한 개인 유전체 분석 정보, 그리고 과거병력, 치료전력, 생활습관 등과 같은 환자 유래 데이터의 수집과 분석은 필수 요소로 자리 잡고 있는 가운데, 의료 데이터 증가는 무한한 의료서비스의 가능성을 제시하고 있다.

임상병리검사의 자동화시스템 도입 전후 검사실의 변화

임상병리검사실의 디지털화는 검사실의 자동화시스템 전후의 검사실의 변화가 임상검사실의 디지털화 배경으로서 자리잡았다.

검사실의 자동화(Total Laboratory Automation)는 검사기기와 검체반송 시스템을 이용한 검체반송 및 검사자동화로 검사의 정도관리 및 검사인원을 줄이고, 검사의 질을 향상하기 위하여 도입되었다. 초기에 검사실 자동화 도입시 고려되었던 점은 지능성(Intelligence), 호환성(Flexibility), 기능성(Performance)이었다.

좀 더 세분해서 고찰해 본다면, 우선 지능성(Intelligence)은 운송, 반송, 검체정보, 결과정보의 통합관리 전산연결시 비용 등 자동화시스템은 개별 연결이 아니라 유기적으로 연결되어 운용되는 점이 특징적이다. 두 번째 호환성으로는 생화학, 혈액학, 면역, 혈액응고 장비 등이 서로 연결이 가능한가, 추후 확장시 비용문제 등과 Rack 사용이 일반적인가, 연결 Unit가 보편적인가 등이 고려할 내용이다. 세 번째 기능성 면에서 TAT(Turn Around Time) 30~40분 정도인가, 검체 처리량, STAT sample, 콤팩트 설계(공간), 유지관리비용, 그리고 마지막으로 가격이 적정한가이다.

자동화 시스템은 일반적으로 혈청을 이용한 검사기기인 임상화학, 면역장비와 EDTA 혈장을 이용한 일반 혈액 검사장비로 구성되어 있다. 처음 도입됐을 때는 자동화시스템과 병원 전체 전산망과의 연결에 오류가 생겼으나 현재는 프로그램 수정 및 재정비로 발생되는 오류는 없다. 그리고 시행후의 검사실의 변화는 기존 분석방법이 분석전 처리과정인 검체접수, 검체분류, 검체운반, 원심분리, 검체분주 과정이 검체접수가 되면 나머지 과정은 자동으로 처리되고, 분석과정인 Wortlist, Lording을 해서 검체분석에 들어갔으나 바로 검체분석 과정에 들어가고, 분석후 처리과정인 결과 확인하고 Delta&Pannic을

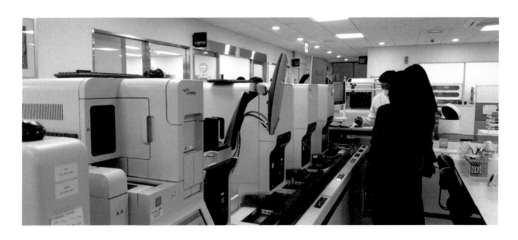

검토하고 재검확인하고 결과 보고했으나 바로 결과 확인 후 결과 보고하는 것으로 이루어지고 있다.

검사자동화시스템이 실시된 이후의 효과는 외래환자의 경우도 당일진료가 가능해졌고, 검체의 인식, 분류, 분주, 결과보고 등 모든 과정의 자동화로 사무적 착오가 방지되었다. 더욱이 실시간 재검이 가능하므로 임상의에게 보다 신속하고 정확하게 검사결과를 통보하여 진료의 정확성과 신뢰성을 향상시켰다. 검사실에서 검체를 검사자가 직접 만지지 않아도 되므로 환자검체로 인한 감염이나 실수에 의한 사고의 가능성은 감소되었다.

또한 자동화에 의한 잉여인력을 보다 고차원적인 일에 참여할 수 있게 되어 검사실의 질향상이 도모되었다. 병원 Host컴퓨터의 처방전달 시스템과의 통합으로 종전의 검사실 시스템으로 인한 Host의 과부하를 방지하는 효과도 있다. 현재 자동화시스템은 주요 대학병원과 대형병원들 대부분이 자동화시스템을 구축하였다.

임상미생물검사실의 자동화와 자동혈액배양시스템

임상검사실에서 검사의 신속성은 검사의 정확성과 더불어 진료의 질에 기여하는 중요한 수단이다. 미생물검사실은 수기검사가 많고 종종 추가검사가 필요하므로 결과보고 시간의 변동이 많다. 일정치 않은 결과보고는 검사실의 질적 수준의 저하 및 임상과 환자에 대한 신뢰를 저하시킬 수 있다.

환자에게 보다 나은 서비스를 제공하고 신뢰를 얻기 위해 검사결과의 TAT(turn around time) 분석 시스템을 적용하여 검사 소요시간 분석을 위해 검사정보시스템에서 환자별 접수시각과 보고시각을 검사항목별로 관리하는 이러한 감시체계는 미생물검사의 질적 개선에 이바지할 수 있을 것으로 기대되고, 향후에는 TAT가 늦어지는 원인에 대한 분석을 통해 임상과 환자에게 정확하고, 신속한 결과를 전달함으로써 보다 나은 의료 서비스를 제공할 수 있을 것으로 사료된다.

임상미생물검사는 1980년대 API strip 등 상품화된 키트를 이용하여 전통적인 방법을 통해서 동정, 항생제 검사해 오던 것을 상품화된 키트를 통하여 정확한 동정이 가능해졌다. 현재에는 시험결과와 판독을 컴퓨터로 처리할 수 있는 대형 자동화 기기인 Micro scan, Phoenix, Vitek system 등을 이용하여 더욱 정확한 동정이 가능해졌고 검사시간 역시 짧아졌다. 1980년대 후반부터는 PCR과 같은 분자생물학적 기법이 사용되면서 PCR 뿐 아니라 probe hybridization, real-time PCR 등의 다양한 기법을 사용하여 임상검체에서 직접 병원체 등을 검출할 수도 있게 되었다.

병원감염관리 분야에서는 미생물 검출뿐만 아니라 역학적 관계를 규명하기 위해서 Pulsed-fieldgel electrophoresis(PFGE) 등의 기법을 많이 사용하게 되었고, 균종에 따라서는 Multilocus sequence typing(MLST)이 사용되기도 한다. 그리고 항균제 감수성 검사도 자동분석 기기를 사용하고 균종 확인검사로 E-test를 사용하기도 한다. 혈액배양은 BACTEC9240과 Bact/ALERT 기종이 사용되고 있다. 결핵균배양은 MGIT sistem과 MB/Bact ALERT 기종이 사용되고 있고 점차 표준화 되어가고 있다. 바이러스 검사는 다양한 PCR기법의 도입으로 바이러스 검사는 정성검사뿐만 아니라 정량검사도 활발하게 시행되고 있다. 또한 면역크로마토그라피법에 의한 현장검사를 이용하여 신속하고 간편하게 바이러스 감염증을 진단하게 되었다.

임상검사실의 자동화는 수년 전까지는 주로 혈청검체를 이용하는 임상화학, 진단면역검사만을 대상으로 이루어졌으나 최근에는 진단검사의학의 모든 분야로 확대되고 있다. 임상미생물검사실은 전통적으로 수작업이 많은 부서중 하나인데, 진단기술의 발전에 따라 미생물검사실에도 전자동화 및 자동혈액배양 장비가 등장하게 되었다.

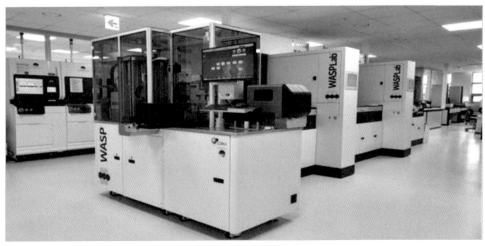

미생물검사실 자동화시스템

임상미생물검사실에는 전통적으로 검체가 도착하면 검체 접수후 배지에 검체접종을 진행한다. 그러나 검체종류에 따라 접종되는 배지나 배양시간은 달라진다. 배양후 검사자가 판독하여 동정으로 이어지면서 항균제감수성검사까지 진행하여 결과를 보고한다.

하지만 미생물검사실의 전자동화시스템은 검체접수, 접종, 배양 및 판독까지 연속적인 진행이 가능하도록 해 주는 장비이다. 특히 배양의 양성, 음성 판독을 자동으로 해 주어 검사자가 최종적인 결과를 임상에 보고하기 전에 모니터로 이미지를 간편하게 확인할 수 있다. 따라서 검사실의 효율성이 크게 향상되고 훨씬 신속한 결과보고가 가능해졌다.

혈액배양의 자동화의 중요성은 혈류감염증의 신속한 결과보고가 중요하기 때문이다.

혈류감염증은 가장 심각한 감염질환 중의 하나이다. 균혈증은 혈액내 세균이 존재하는 경우로 혈액배양을 통해 진단한다. 혈액배양 역시 과거에는 수기법을 사용하였지만 현재는 자동화방법을 사용하고 있다. 수기법을 이용하여 배양한 경우는 매일 육안으로 혼탁도, 용혈, 가스 생성, 집락형성 등 세균성장을 7일간 관찰하고, 통상적으로 맹계대배양을 시행한다. 하지만 자동혈액배양기를 이용한 혈액배양은 상용화된 전용 혈액배양 배지를 이용하여 미생물 증식에 의해 생성된 채 CO_2농도나 pH변화, 가스압력의 변화를 주기적으로 측정하여 미생물증식 여부를 자동으로 확인하는 방법이다.

진단검사의학분야의 최신 기술

진단검사의학분야의 최신 기술로서는 첫 번째는 종양표지자 검사이다. 종양표지자는 종양에 의해 또는 종양에 대한 인체의 반응에 의해 생성된 물질로 종양조직과 정상조직을 구별하거나 종양의 존재를 선별하는 데 활용하고 있다. 이상적인 종양표지자는 정상인이나 양성 질환에는 증가되지 않고, 악성 종양 환자에서만 증가된 소견을 보여야 하며, 질병의 초기에도 검출 가능해서 조기 진단에 도움이 되어야 하지만, 이러한 조건을 만족하는 종양표지자는 현재까지 없다. 이에 더 이상적인 종양표지자를 발굴하고자 하는 노력뿐만 아니라, 현행 종양표지자 검사법에 대한 표준화, 일치화 및 임상 적용 목적에 맞는 암종별 종양표지자의 활용에 관한 지침들의 발간이 국내외 학술단체들에 의해 활발히 이루어지고 있다.

두 번째로는 요로감염진단을 위한 요검사의 성능과 인공지능의 활용이다.

종양표지자는 종양에 의해 또는 종양에 대한 인체의 반응에 의해 생성된 물질로 종양조직과 정상조식을 구별하거나 종양의 존재를 선별하는 데 활용하고 있다.

요검사는 혈액검사에 비해 채취과정의 고통이 적다는 장점이 있지만 소변내 존재하는 물질들의 변동폭이 크고, 검사의 민감도가 제한적이며 여러 물질들에 의해 측정에 간섭이 일어난다는 제한점이 있다. 하지만 임상화학의 발전에 따라 미량의 물질을 선택적으로 분석할 수 있게 됐다. 이에 따라 당뇨환자에서 소변내 미세알부민이 예후인자로써 활용되는 등 임상적 적용이 확대되고 있다. 요로감염증 진단을 위한 보조적 지표로 소변내 아질산이나 백혈구 등을 확인하는 전통적 검사법이 활용되고 있으며, 최근 연구들에서는 유세포기반 요검사장비의 결과들을 종합하여 배양검사와의 관련성을 분석하고 이를 인공지능 기반의 예측모델들을 개발하고 있다.

임상병리 진단검사 중 IoT 접목가능 검사

임상병리사의 업무범위는 병리학, 미생물학, 생화학, 기생충학, 혈액학, 혈청학, 법의학, 요화학(尿化學), 세포병리학의 분야, 방사성동위원소를 사용한 가검물(可檢物) 등의 검사 및 생리학적 검사(심전도·뇌파·심폐기능·기초대사)나 그 밖의 생리기능에 관한 검사를 말한다. 당검사와 전기적 신호를 기반으로 하는 생리학적 검사가 IoT 접목이 용이하다. IoT 활용 사례로써 시험관내 진단의료기기에 대표적인 기업은 로슈진단(Roche Diagnostics)이다. 로슈진단은 마이크로소프트(Microsoft)사의 IoT g허브(Azure IoTSuite, IoT Hub)를 이용하여 시험관내 진단 의료기기인 체외진단장치(in vitro device; IVD)에 지능적으로 원격 연결하여 관리할 수 있는 효과적인 플랫폼을 만들었다.

혈당계와 IoT 융합사례로서는 미국 FDA 승인을 얻은 최초의 무선 자가혈당계인 텔레케어(Telecare)사의 비지엠(BGM) 디바이스 개발 이후, 가정내 비침습적이고 연속적인 혈당 모니터링 제품개발이 처음 시도되었다.

이외에 사노피(Sanofi)의 아이비지스타(iBGStar)와 덱스콤(Dexcom)의 '연속 혈당 모니터링(CGM) 시스템', 구글(google)의 의료용 '스마트 콘택트 렌즈' 등이 있다. 세계 3대

제약회사인 사노피가 개발한 아이비지스타는 미국 최초로 FDA의 승인을 받은 의료기기 앱으로서, 기존 자가혈당측정과 같이 채혈후 스마트폰에 연결된 혈당측정계 악세사리에 혈액을 떨어뜨리면 앱을 통해 자동으로 혈당이 침습적이며 불연속적으로 측정·기록된다. 침습적이지만 연속적인 혈당 모니터링이 가능한 혁신적 제품으로 덱스콤사의 휴대용 CGM 시스템이 있으며, 이는 피부에 부착 가능한 패치가 매 5분 간격으로 혈당을 측정하여 전송하며 최대 7일간 부착 가능하다. 한편 구글은 침습적인 혈당측정계의 불편함을 해소하고자 눈물성분을 분석하여 비침습적인 방법으로 연속적인 혈당변화를 추적할 수 있는 스마트 콘택트렌즈를 개발하였다.

심전도와 IoT 융합사례로 애플, 얼라이브코어 픽스(PiiX)사는 무선센서가 내장된 1회용 밴드형태의 심장 모니터링 기기로, 심장 부위에 부착하면 연속적으로 심박수, 심전도, 체온, 호흡 속도 등을 측정하여 송신기로 전송이 가능하며 약 7~8일 부착이 가능하다. 중앙에 모니터링센터가 존재하는데 취합된 정보는 심전도를 전문적으로 판독하며 부정맥, 심방세동 등 심장이상이 감지되면 의료진에게 바로 전달되는 시스템이다. 얼라이브코어(alive cor)의 심전도 측정기는 아이비지스타와 같이 스마트폰에 장착하는 스마트폰 케이스 형태로, 스마트폰 케이스의 두 개의 전극을 양손으로 잡거나 또는 가슴에 갖다 대면 실시간으로 심전도를 측정해 준다. 얼라이브코어의 심전도 데이터 처리 및 사후관리는 피엑스와 동일하다.

유전학의 발전에 따른 분자유전, 세포유전

유전학의 발전은 기원전 5000년경부터 2000년경 사이 아시리아인들과 바빌로니아인들이 종려나무의 인공수분과정을 통해 나무의 성별이 존재함을 인지하였고, 기원전 6-4세기의 그리스인들이 선천성 기형의 유전적 영향에 대해 논의하면서부터 시작되었다고 할 수 있을 것이다. 이후 1752년 Pierre Louis Maupertuis(1698~1759)가 한 집안의 4세대에 걸쳐 유전되는 유전질환을 기술한 것을 시작으로 Matthias Schleiden(1804~1881)과 Theodor Schwann(1810~1882)은 세포가 생명의 기초임을 밝혔고, 1859년에는 Charles Darwin(1809~1882)이 '종의 기원'을 발표하였다. Gregor Mendel(1822~1884)은 유전성향이 세대에 걸쳐 유전되는 것에 대한 실험을 하여 그 결과 멘델의 유전법칙을 1865년에 발표하였다. 그러나 당시의 과학계는 그의 연구에 관심을 보이지 못했다.

20세기에 이르러 유럽의 과학자인 Carl Correns(1864~1933)와 Erich von Tschermak(1871~1962)가 Mendel의 발견을 다시 주목하여 현대 유전학이 시작되었다. 이후 Thomas Morgan(1866~1945)이 1910년에 초파리에서 흰색 눈이 성염색체연관 유전양상을 보이는 돌연변이임을 발견하였다. 이보다 앞선 1869년 스위스의 화학자인 Friedrich Meischer(1844~1895)는 DNA를 처음 발견했다. DNA는 처음에는 주목을 받지 못하다가 Mendel 이후 유전의 기초가 세워지면서 주목을 받게 되었다.

수많은 과학자들이 유전에 관해 조금씩 연구를 하기 시작하여 학문이 발전하기 시작했다. 1950년 Erwin Chargaff(1905~2002)는 DNA를 구성하는 아데닌과 티민, 구아닌과 시토신은 항상 같은 양으로 존재한다는 염기동량설을 증명했다. Linus Pauling(1901~1994)은 화합결합론의 기초를 구축한 공로로 1954년에 노벨화학상을 받은 화학자로 1948년에 DNA가 삼중나선구조라고 가정하였다.

그러나 James Watson(1928~)과 Francis Crick(1916~2004)은 Pauling의 가설은 유전을 설명하기에 부족하다고 생각하고 DNA 구조를 밝히는 연구를 하였다. 동시대의 Frederick Wilkins(1916~2004)와 Rosalind Franklin(1920~1958)은 X-선 결정학 연구를 하고 있었다. Wilkins와 Fanklin이 찍은 DNA 구조 사진을 보면서 Watson은 DNA가 이중나선구조일 거라고 생각하게 되어 염기동량설도 만족하는 DNA 이중나선모형을 완성하였다. 이는 세포가 분열하는 과정은 두 가닥의 DNA가 서로 상보적으로 결합되어 있어 구조의 변화 없이 복제가 가능하여 유전정보가 전달되는 것을 증명한 중요한 업적으로 1953년 4월 Nature에 논문을 발표하였다.

이 업적은 향후 분자 진단학이 발전하는 밑거름이 되었으며, Watson, Crick 그리고 Wilkins는 각각 1962년에 노벨 생리의학상을 받았고, Flanklin은 이미 세상을 떠나 노벨상은 생존하고 있는 사람에게만 주는 원칙에 의해 상을 받지 못하였다. 이후 분자진단기법의 발달은 1990년대 이후 검사실의 가장 큰 변화를 이끌었다. 분리된 Taq 중합효소와 고안된 중합효소연쇄반응(polymerase chain reaction; PCR)을 이용한 핵산증폭방법의 개발은 많은 시간과 노력이 필요한 분자생물학 실험을 획기적으로 개선시켰으며, 1988년 상용화된 PCR 장비인 PCR-1000 Thermal cycler(Cetus, Perkin-Elmer)의 등장 이후,

핵산증폭방법을 이용한 분자진단 검사항목이 폭발적으로 늘어났으며, PCR 기법은 이후로도 중합효소의 개선, real-time PCR의 개발, digital PCR의 개발 등으로 이어져 많은 검사법이 과학분야에서 개발 이후 검사실내로 속속히 도입되었다.

세포유전학은 염색체의 구조와 기능을 다루는 분야이다. 임상세포유전학의 발달은 선천성 질환과 혈액종양으로 나누어 볼 수 있다. 분자진단검사는 유전자 증폭기술인 PCR 등을 이용해 유전자를 직접 검사하는 것으로, 바이러스나 세균에 감염된 사람의 타액, 혈액 등에서 병원체의 유전자 정보를 담고 있는 DNA, RNA를 추출한 후 증폭하여 질병 감염 여부를 확인한다. 이처럼 질병의 조기진단을 통한 예방과 효율적인 치료를 가능하게 하는 것이 바로 분자진단이다.

분자진단검사는 질병치료와 건강증진의 기치와 생명공학 기술을 통한 국가경쟁력 강화라는 두 가지 측면에서 매우 중요한 과제라 할 수 있다. 우리나라가 분자진단검사 분야에서 경쟁력을 갖추기 위해서는 크게 기술적, 제도적, 윤리적 문제를 극복해야 될 것으로 보인다. 원천기술의 개발은 분자진단검사의 분야에서 절실한 과제중의 하나이다. 또한 질환에 대한 새로운 표적 유전자를 발굴하는 기초 연구와 이를 진단포맷으로 전환시키려는 노력이 필요할 것이다.

21세기 인류의 최대의 업적의 하나인 분자생물학, 분자유전학, 유전체 정보의 발전은 이제 검사의학에서 분자진단의 발전으로 이어지고 있다. 향후 급속한 각종 생물체의 유전체 정보의 확대와 검사기술의 발전으로 분자진단검사는 빠르게 특수검사로 인식되어

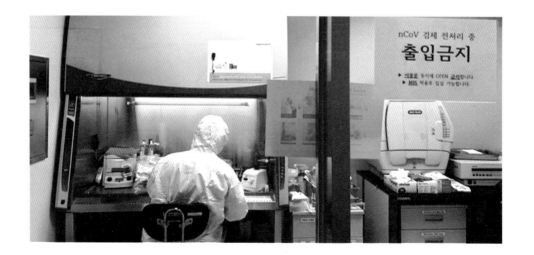

임상병리검사의 디지털화_ 김기유

있던 시점에서 기본 진단 검사로 자리를 잡고 있으며 질병의 진단과 치료에 필수적인 검사로 자리매김하고 있다. 또한 질병예측검사가 본격적으로 적용되기 시작할 것이며 이를 통해 개인별 맞춤 예방의학이 가능해질 것이다. 분자유전검사의 한 예로 지난 코로나 팬데믹 시기에 사람들의 관심과 정보에 대한 갈증에 있어서도 임상병리사는 분자진단검사를 하는 전문가로서의 중추적인 역할을 성공적으로 수행하였던 것이다.

예를 들어 코로나바이러스감염증-19는 기본적으로 '판코로나바이러스 검사법(Conventional PCR)'과 염기서열 분석으로 진단한다. 판코로나바이러스 검사법은 신종 코로나바이러스를 포함한 모든 코로나바이러스의 존재 유무를 우선 검사하는 것으로, 음성으로 판정되면 코로나바이러스 감염이 아님을 의미한다. 만일 양성인 경우에는 감기를 일으키는 다른 코로나바이러스인지, 신종코로나바이러스인지 구분을 유전자염기서열 분석을 통해 판단한다. 이에 따라 진단에 1~2일 정도 소요된다.

현재는 검사속도와 편의성이 향상된 '실시간 유전자 증폭검사(Real Time; RT-PCR)'를 통해 진단하고 있는데 이 검사방법으로는 6시간 이내에 결과 확인이 가능하다. 식품의약품안전처가 실시간 유전자 증폭검사에 사용할 신종코로나바이러스 진단시약을 긴급사용 승인함에 따라 현재 한국에서 개발된 시약으로도 검사가 가능해졌다.

정밀의학의 초석이 되는 차세대 유전자 서열분석 기술

정밀의학이란 환자마다의 유전적·환경적 요인과 질병경력, 생활습관 등을 사전에 인지해 환자에게 적정한 약을 적정한 용량으로 적정한 시간에 투약하여 환자별로 최적화된 치료법을 제공하는 것이다. 즉, 개인별 맞춤 치료라고 할 수 있다. 정밀치료를 위해서는 다양한 빅데이터가 필요한데 생체데이터뿐만 아니라 유전정보도 함께 필요하다. IoT 기술을 통해 원격 모니터링 시스템이 구축되면, 개인의 생체데이터(혈당, 심전도 등)를 수집·분석하여 실시간으로 의료기관으로 전송하고, 이를 통해 확보한 생체정보를 토대로 사전 진단 및 예측, 능동적인 예방 조치, 맞춤형 질병치료, 그리고 퇴원 후 감염·재발 방지를 위한 홈케어가 가능해진다. 그리고 센서를 통해 수집된 개인의 환경, 행동, 사회적 데이터가 모여 개인별 일상생활 생체정보 데이터베이스가 구축되고, 이는 의료기관

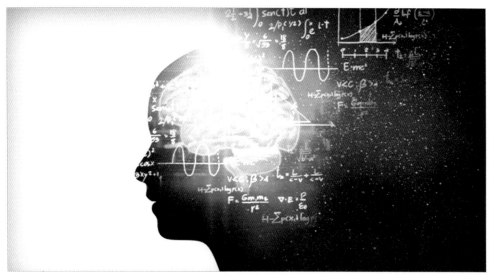

개인유전자 정보 분석의 맞춤진료

이 진료에 사용하는 전자의료기록(Electronic Medical Record; EMR)과 연계되어 개인건강기록(Personal Health record; PHR) 데이터베이스가 구축된다.

임상병리 진단검사는 생체데이터 이외에 유전자 정보도 함께 수집하게 되는데, 이때 차세대 유전자 서열분석(next generation sequencing; NGS)을 통해 방대한 유전정보는 빅데이터를 기반으로 알고리즘화하여 정밀의료를 위한 초석을 다질 수 있을 것이다. NGS는 질병의 원인 유전자를 찾기 위하여 전장유전체(Whole-genome)를 시퀀싱하거나 엑솜영역만 목표로(Targeted resequencing), 대용량 병렬 DNA 시퀀싱(Massivelyparallel DNA sequencing) 후 염기서열 데이터로 분석한다.

이후 유전자를 매핑(Mapping)하여 원하는 유전자의 염기서열 변이정보를 추출(Variant Calling)하여 기본 데이터베이스와 비교하여 염기서열 변이정보 주석달기(Annotation)한 후 각 염기서열 변이정보가 어떠한 기능을 하는지 추적하는 기술이다.

병리검사분야의 최신기술

병리검사분야는 디지털 병리학에서 인공지능 작업과정, 분자병리학에서 임상데이터와 바이오마커 분석결과의 데이터 통합, 고효율 조직 오믹스 데이터 분석, 차세대 염기서열분석법을 소개하고 있다. 세포병리학에서는 종양세포에서 유도된 DNA 분자진단, 광학단층촬영, 차원 세포학-3D 단층 촬영과 정량 위상 이미지로 이미지 유세포 측정, 유식질량 세포측정, 이미지 질량 세포측정 등을 소개하고 있다. 암환자수 및 신종암 사례가늘어나면서 암을 진단하고 치료 방향을 결정하는 정밀 의료의 필요성이 커지고 있다. 이 가운데 조직 악성 여부를 판별하고 알맞은 치료 방향이 내려지도록 병리적 진단을 제공하는 병리검사분야의 역할이 더욱 중요해지고 있다.

그러나 현재 병리과 시스템은 조직 검체를 유리 슬라이드 위에 얹어서 광학현미경으로분석하고 판독하는 아날로그 방식이기 때문에 업무의 효율성과 생산성을 높이는 데 어려움이 있는 실정이다. 2019년에 필립스코리아가 병리과의 한계를 극복하고 보다 효율적이고 정밀한 병리진단을 돕는 자사 디지털 병리 솔루션(Digital and Computational Pathology Solution)을 제시하고 솔루션 도입 효과에 대해 소개했다.

필립스 인텔리사이트 병리 솔루션(Philips IntelliSite Pathology Solution)은 슬라이드스캐너(ultra-fast scanner)와 서버, 스토러지, 뷰어 등을 탑재한 이미지 관리 시스템을 기반으로 디지털 병리 이미지를 자동으로 생성, 시각화, 관리하는 시스템이다. 뿐만 아니라

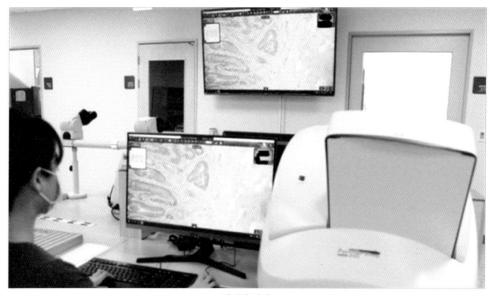

디지털 병리

이미지의 스캔, 저장, 프리젠테이션, 검토, 공유 기능을 갖춘 최첨단 소프트웨어 툴들을 탑재하고 있다. 이로써 병리과 의료진의 효율적인 업무 및 협업을 돕고 정밀한 질환 분석과 효율적인 환자 데이터 관리를 지원한다. 2017년 4월 세계 최초로 1차 진단용으로 미국 FDA 승인을 받았고, 국내에서는 2018년 7월 식품의약품안전처로부터 진단용 사용 허가를 받았다.

　디지털 병리는 의료진의 업무시간을 단축하고 워크플로우를 크게 개선하며, 보다 정확한 진단 및 정밀진단의 표준화를 이끄는 데 핵심적인 역할을 하고 있다는 평가를 받고 있다. 따라서 디지털 병리를 통해 축적한 빅데이터를 기반으로 개발되는 병리 AI는 의료진의 병리적 판독 및 진단 과정에서 발생하는 반복적이고 소모적인 업무를 줄이고 워크플로우를 효율적으로 개선하는 역할을 한다.

임상생리검사 분야의 최근기술

　순환기능생리학은 기초대사에서 생체전기 임피던스법을 이용한 체성분 분석과 휴식대사량, 적외선 체열검사, 24시간 활동 혈압 측정검사 등이 있다. 심장검사와 관련된 기술은 표준12유도 심전도, 24시간 심전도, 운동부하검사, 심장전기생리검사 등이 있다.

　호흡기능생리학과 관련된 기술은 유량측정 폐활량계, 체적변동기록법, 기관지과민성 검사, 운동부하검사 등이 있다. 초음파검사는 2D와 3D 심장초음파와 도플러효과를 이용한 컬러, 간헐파, 연속파, 조직도플러 심장초음파를 이용한 심장초음파검사가 있으며, 경동맥초음파검사, 뇌혈류초음파검사, 혈관초음파검사 등이 있다. 신경기능생리학은 뇌파

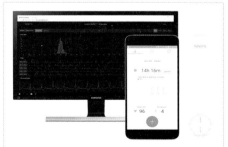
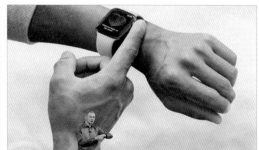

순환기능생리학검사

검사와 관련 기술로 10-20법과 10-10법을 이용하여 다양한 전극조합을 하는 뇌파 몽타주를 사용하며, 파워스펙트럼분석법을 이용한 정량화 뇌파, 3차원 뇌파, 수면다원검사, 근전도검사, 각종 유발전위검사 등이 있다.

감각기능생리학의 경우 안과와 관련된 기술은 망막전위도검사, 다초점망막전위도검사, 안초음파검사, 시각유발전위검사, 빛간섭단층촬영검사, 형광안저조영술검사 등이 있다. 평형기능검사와 관련된 기술은 비디오 안구운동기록법 시표추적검사, 동적자세검사, 전기안진검사 등이 있다. 이비인후과와 관련된 기술은 순음청력검사, 어음청력검사, 전기미각검사 등을 소개하고 있다.

진단면역학분야의 최신검사

진단면역학은 혈액이나 체액 등 임상검체에서 항원항체반응에 기초하여 항원 또는 항체를 검출하는 분야로서 감염증, 자가면역질환, 알레르기질환, 장기이식 등의 분야에서 활용된다. 진단면역검사에는 여러 가지 방법이 있지만, 최근에는 주로 면역화학발광법(Immunoassay)이 널리 사용되고 있다. 이 방법은 면역반응을 이용하여 검체에서 특정 항체 또는 항원을 감지하는 데 사용된다.

면역화학발광법은 레이블링된 항체 또는 항원을 사용하여 검체내에서 특정 항체 또는 항원과 반응하면서 발광 신호를 생성하는데 이 발광 신호는 감지기로 측정되어 특정 항체 또는 항원의 존재 여부를 확인할 수 있다. 이 방법은 민감하고 정확하며 자동화된 시스템을 통해 대량의 샘플을 처리할 수 있어 효율적이다. 면역화학발광법을 이용한 키트로 된 검사는 상용화되어 있다.

이러한 키트는 일반적으로 집에서 사용할 수 있는 형태로 제공되며, 사용자가 샘플을 채취하고 키트에 포함된 시약과 반응시킴으로써 특정 항체 또는 항원을 감지할 수 있다. 이러한 검사 키트는 주로 혈청, 요, 타액 등의 검체를 사용하여 다양한 질병 또는 감염의 진단을 도와준다. 예를 들어, 코로나바이러스 감염증(COVID-19) 진단을 위한 면역화학발광법 키트가 개발되어 전세계적으로 사용되고 있다.

근래 신종감염병의 국내 발생 및 국제적 팬데믹 감염확산을 증명하고 분석하는 데에 진단면역검사를 기반으로 하고 있기에 정확하고 신뢰할 수 있는 검사운영에 있어서 임상병리사의 책임과 의무가 크게 부각되고 있다.

혈액은행의 발전과 수혈관리 시스템의 변화

수혈의학은 히포크라테스의 4체액설에서부터 시작되었다고 생각하면 지나치게 멀리 나간 것일 수는 있다. 그러나 4체액설의 영향을 받은 Galen이 광견병을 치료하기 위해서는 개나 족제비의 혈액을 섭취해야 한다고 하였으며, 인간의 건강을 유지하기 위해서는 혈액을 마셔야 한다는 생각은 다양한 문화권이나 종교에서 유지되었다. 이 시기의 수혈의 개념은 혈관내에 혈액을 주입한 것이 아니고, 혈액을 섭취한 것이었다.

영국 의사인 William Harvey(1578~1657)는 혈액이 혈관내를 한 방향으로 흐른다고 혈액의 전신순환을 처음으로 기술하였다. 실제 사람간 수혈을 시행한 기록은 없지만, Andreas Libavious(1555~1616)는 두 사람의 동맥을 은색관으로 연결하여 수혈한다는 이론을 기술하였다. Francis Potter(1594~1678)는 두 사람의 정맥을 관으로 연결한다는 수혈의 이론을 정립하였고, Francesco Folli(1624~1685)는 Harvey의 영향을 받아 환자의 정맥에 금 또는 은관을 꽂고 염소의 동맥으로 연결하여 수혈을 할 수 있다고 기술하였다. Richard Lower(1631~1691)에 의해 동물과 동물간의 직접수혈이 시도되어 수혈에 관한 연구도 시작되었다. Jean Denis는 1667년에 양의 피를 15세 남자에게 수혈하였다.

Blundell(1790~1877)은 산과 의사로서 사람과 사람간의 수혈을 처음 시도하여, 현대 수혈의학의 아버지라 여겨진다. 사람의 혈액 수혈은 두통, 열, 갈색뇨 등의 수혈 부작용을 일으킨 것으로 기록되어 있다. 그러나 Blundell은 사람의 혈액을 수혈하는 것이 출혈 환자의 유일한 치료법이라 여겼고 수혈 시술 과정을 연구하여 시행함으로써 오늘날 수혈 시술의 근간이 되었다. 1900년에 Karl Landsteiner가 ABO 혈액형을 발견함으로써 현대의 수혈이 시작되었다.

수혈이 실패하는 요인 중 가장 큰 것은 혈액이 응집하는 것인데 이것을 밝혀낸 사람이 오스트리아의 의학자인 란트슈타이너였다. 그는 서로 다른 사람의 혈액을 섞었을 때 적혈구가 엉켜 있는 것을 관찰하였고, 이런 현상이 항상 생기는 것은 아니라는 것을 알게 되면서 혈액들 사이에 어떤 법칙이 있을 것이라는 생각을 갖게 되었다. 그리고 오랜 연구 끝에 그는 사람의 혈액형이 몇 가지 종류로 나뉜다는 가설을 세워 A, B, C(지금의 O형)의 세 가지 종류로 혈액형을 나눌 수 있다고 결론 내렸다. AB형은 1902년 란트슈타이너의 제자인 드카스텔로와 스텔리가 발견해 현재와 같은 수혈 개념이 생기기 시작하였다. 1907년부터 이러한 새로운 수혈 방법으로 많은 환자의 생명을 구할 수 있게 되었고, 이러한 수혈에 대한 공로를 인정받은 란트슈타이너는 1930년 노벨 생리의학상을 받았다.

1910년대에 혈액을 굳지 않도록 하는 항응고제가 개발되었고, 그 혈액이 부패하지 않도록 저장할 수 있는 냉장기술을 응용하면서 혈액을 저장하였다가 나중에 필요할 때 쓸 수 있는 기술이 발달하기 시작하였다. 특히 제1차 세계대전이 발발하면서 수혈을 받아야 하는 환자의 수는 급증할 수밖에 없었고, 이는 혈액은행(血液銀行, blood bank) 기술과 수혈의학의 급속한 발전에 크게 기여하였다.

20세기 전반기의 혈청학(血淸學, serology)의 발전에 힘입어 1950년대까지 MNSs, P, Rh, Lutheran, Kell, Lewis, Duffy 및 Kidd 등 많은 적혈구 혈액형 항원을 찾아냈고, 20세기 후반기에는 분자생물학(分子生物學, molecular biology)과 유전학(遺傳學, genetics)의 발전에 힘입어 혈액형 항원을 가진 적혈구막 구조물들의 유전자(遺傳子, gene)를 규명하고 성상 및 기능을 이해하기 시작했다.

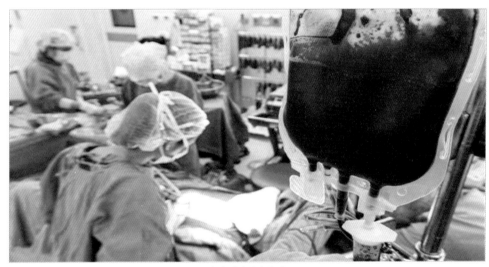

수술실에서의 수혈

현재까지 285개의 혈액형이 ISBT(International Society of Blood Transfusion)에서 공식적으로 인정되었으며, 이 중 245개의 혈액형은 29개의 혈액형군(血液型群, blood group system)에 속해 있다. 각 혈액군은 단일 또는 2~3개의 밀접하게 연관된 유전자들에 의해 표현되는데 현재 34개의 유전자가 규명되었다. 혈액형 항원의 다양성은 적혈구 표면에서 혈액형이 나타내는 분자들의 다형성(多形性, polymorphism) 때문이며 이들은 대부분 단일염기다형성(單一鹽基多形性, SNP; Single Nucleotide Pylymorphism)에 의한다.

우리나라에서는 한국전쟁 당시 미군이 전혈을 이용하는 것을 본 것이 큰 도움이 되었다. 1954년 6월에 국립혈액원을 개원하였고, 그 4년 뒤 대한적십자사에서 국립혈액원을 인수하여 혈액사업을 시작하였다. 1970년대부터 헌혈운동이 시작되어 헌혈이 전국민적으로 인지되고 시행될 수 있었다. 1989년에 연간 헌혈인구 100만을 돌파하였으며, 2003년 이후로는 모든 헌혈자의 정보가 대한적십자사에서 개발한 혈액정보관리시스템(BIMS; Blood Information Management System)이라는 단일 전산망을 통해 관리될 수 있게 됨으로써 혈액의 안전관리 방법이 획기적으로 개선되었다. 우리나라에서 혈액에 관한 법령은 1970년 혈액관리법이 제정 및 공포되었으며, 거듭된 개정을 통하여 혈액의 안전관리를 지속적으로 강화시켜 왔다.

임상병리검사에서 수혈관련업무를 다루는 부서는 혈액은행이다. 혈액은행은 명칭 그대로 수혈용 혈액을 보관 하였다가 필요로 하는 이들에게 출고하는 업무를 포함한 혈액을 관리하는 곳이다. 국내에 수혈의학이 소개된 것은 한국전쟁을 계기로 미군에 의해 수혈전문교육을 받은 김기홍, 강득용을 포함한 일부 군의관들과 임상병리과 수혈의학 교육을 받은 이삼열, 김상인 MD들에 의해 도입되었다고 볼 수 있다.

해군 병원선혈액고, 육군중앙병리연구소, 수도육군병원 수혈부뿐만 아니라 민간의료기관은 백병원혈액은행, 국립중앙혈액원, 세브란스병원혈액원 등 1950년대 후반부터 이삼열(세브란스병원), 김상인(서울대병원) 및 강득용(당시 이화여대)등 주로 의료기관의 임상병리학 전공 의사들에 의하여 국내 수혈의학의 발전과 함께 혈액은행의 본격적인 운영의 발판을 다져왔다.

수혈이란 혈액의 양이 부족한 환자나, 또는 혈액의 성분 중 특정한 성분, 예를 들어 적혈구(赤血球, red blood cell)나 혈소판(血小板, platelet) 등이 부족한 환자에게 다른 사

임상병리검사의 디지털화_김기유

람에게서 채취한 혈액을 혈관(血管, blood vessel)과 같이 순환계(循環系, circulatory system)로 넣어주는 것을 의미한다. 수혈은 공여자(供與者, donor)의 입장에서는 자신의 피를 약간 빼는 행위로, 아주 많은 양을 공여하지 않고 헌혈 후 안전하게 휴식을 취하면 크게 문제되는 일은 아니다. 그러나 혈액을 받는 수혈자(輸血者, blood recipient) 입장에서는 자신의 몸과 다른 이물질을 받아들이는 행위이기 때문에, 그 사람에 적합한 혈액을 받지 못할 경우 치명적인 결과를 낳을 수 있다. 따라서 수혈을 시행하는 경우에 정확한 검사가 뒷받침되어야 하고, 수혈의 부작용에 대해 의사와 환자 모두 정확히 인지하고 있는 상태에서만 수혈이 이루어져야 한다.

수혈은 잘 쓰였을 경우 환자에게 많은 이익을 줄 수 있다. 예를 들어 교통사고를 당해 출혈(出血, bleeding)이 매우 심한 환자의 경우, 몸 안에 순환하는 혈액의 양은 빠르게 줄어들고 이 상황이 빠르게 타개되지 않을 경우에 곧 쇼크(shock) 상태에 빠지게 된다. 이런 상황에서 수혈을 제외하고 쓸 수 있는 의학적 방법에는 흔히 링거액이라고 알고 있는 수액(水液, fluid)을 사용해 볼 수 있으나, 수액과 혈액제제(blood preparation)를 비교하면 혈액제제가 훨씬 효과가 뛰어나다.

또 다른 예로, 혈소판 수치가 매우 낮은 환자를 그냥 방치하면 자발적인 뇌출혈 등이 일어나 급작스럽게 사망하게 되지만, 이러한 환자에게 혈소판 수혈을 하면 갑작스러운 사망을 예방할 수 있다. 수혈은 공여자의 입장에서는 크게 문제될 것이 아니지만 수혈자의 입장에서는 치명적일 수 있다. 안전한 수혈을 위해서는 공여자와 수혈자의 혈액형(血液型, blood type)을 맞추는 것부터 시작해서, 수혈할 혈액제제에 감염된 미생물(微生物, microorganism)이나, 약물에 중독되지 않았는지에 대해서도 주의해야 한다. 또 공여 받은 혈액은 부패하지 않도록 세심하게 보관해야 하며, 수혈이 끝난 다음에도 수혈자에게 부작용(副作用, side effect)이 없는지 살펴야 한다.

안전한 수혈을 지원하는 모바일 헬스케어시스템

응급상황이 발생했을 때 채혈에서 크고 작은 실수가 발행할 수 있고, 혈액이 다른 사람에게 잘못 수혈되어 사망에 이르는 안타까운 사례를 최소화하기 위한 모바일 헬스케어

시스템을 설계하고 구현되고 있다. 즉, 환자에게 혈액을 수혈하는 과정에서 다른 혈액형의 혈액이 환자에게 잘못 수혈되는 사고를 예방하고 안전하게 적합한 혈액이 수혈될 수 있도록 지원하는 모바일 헬스케어시스템을 활용할 수 있다. 환자의 정보가 포함된 팔찌, 채혈 용기, 수혈하기 위한 혈액 정보 및 의료진 신분증의 바코드에 저장된 정보를 스마트기기로 인식하여 환자의 정보와 매칭시켜 안전하고 효율적인 수혈이 가능하도록 구현되는 것이다. 여기서 소개하는 안전하게 수혈을 지원하는 모바일 헬스케어시스템은 종합병원의 수혈 과정에서 직접 적용한 결과 오류가 발생하지 않고 정상적으로 작동되었다. 따라서 수혈 과정에서 발생하는 사고를 예방하여 환자의 생명과 안전을 지킬 수 있을 것으로 임상 수혈과정에서 확인되었다.

모바일 헬스케어시스템은 크게 안전수혈·투약관리 시스템, 투약관리 앱, 병원의 의료정보시스템, 데이터 허브 센터로 구성되고, 이들간의 데이터 송수신과 같은 세부 시스템으로 구성된다. 시스템은 안전수혈에 필요한 자원을 관리하는 웹 서버와 수혈 현장에서 활용되는 모바일 앱으로 구성되며, 전체적인 서비스 흐름은 다음과 같다. 웹 서버는 인터넷망에 연결하여 안전 수혈에 필요한 전반적인 관리 및 모바일 기기에서 요청하는 작업의 처리를 담당한다. 모바일 앱은 수혈 장소에서 환자의 정보와 혈액, 혈액백 및 의료진의 정보를 이용하여 수혈의 안전성을 체크하는 어플리케이션을 사용하고 있다. 그리고 환자와 의료인의 기본정보, 환자에게서 채혈한 혈액 및 혈액원에서 공급된 혈액의 정보는 병원의 의료정보시스템에 의해 관리되며, 이 정보는 안전 수혈관리시스템에서 활용할 수 있도록 구성하고 있다.

환자 안전에 대한 실태 조사에 의하면, 낙상사고는 5.5%, 욕창발생 3.7%, 의사의 질병진단오류 9.8%, 병원내의 감염발생(세균, 바이러스. 곰팡이균 등)이 2.2%로 조사되었다. 특히 심각한 것은 수술환자나 응급환자의 혈액형이 바뀌어서 수혈되는 사고는 단 한 건도 발생하지 말아야 함에도 불구하고 상급종합병원이 1.2%, 종합병원은 1.5%로 치명적이고 심각한 의료사고를 경험한 것으로 확인됐다. 환자의 약이나 주사약이 바뀐 경우도 상급종합병원이 2.9%, 종합병원은 5.1%, 일반병원이 2.9%로 조사되어 의료기관의 환자안전에 대한 중요성은 이러한 수혈관리의 시스템화는 무엇보다도 중요하다고 볼 수 있다.

앞으로의 디지털 헬스케어 의료시스템에서는 환자에게 수혈하는 과정에서 혈액형이 바뀌어서 수혈되는 사고를 예방하기 위한 안전한 수혈을 지원하는 모바일 헬스케어시스템은 편의성과 효율성에 있어서 많은 부분을 차지하게 될 것이다. 응급 및 수술 환자에게 혈액을 수혈하기 전에 혈액원으로부터 공급되어 온 혈액과 환자의 혈액형이 일치하는지를 점검하는 수혈관리시스템, 모바일 앱 및 모바일 기기를 설계하고 구현하는 시스템이 모든 의료기관의 수혈관리에 있어 표준화와 일치화는 작업에 큰 흐름이 될 수도 있을 것이다. 따라서 수혈의 안전성은 모바일기기를 이용하여 의료진의 신분증, 환자의 팔찌 및 혈액백으로부터 정보를 인식하여 혈액형의 일치여부를 검사하고, 일치한 경우에는 수혈을 실시하고, 일치하지 않는 경우에는 오류의 원인을 신속하게 파악하여 수혈사고를 미리 예방할 수 있도록 구현함으로써 환자중심의 수혈관리 모바일 헬스케어시스템은 수술환자나 응급환자의 혈액형이 바뀌어서 수혈되는 수혈사고를 완벽하게 예방할 수 있다.

AI를 이용한 최신 임상검사의 최신진단기술

유럽 호흡기학회 국제회의(European Respiratory Society International Congress)에서 발표된 연구에 따르면, AI가 적용된 휴대전화 앱을 통해 사람들의 목소리에서 코로나19 감염여부를 진단할 수 있는 기술이 개발됐다. 연구는 코로나19 감염이 성대에도 영향을 미칠 수 있다는 사실에 기반해 진행됐는데 연구팀은 멜 스펙트로그램 분석(Mel-spectrogram analysis)이라는 음성 분석 기술을 사용하여 음량, 파워, 시간에 따른 변화와 같은 다양한 음성 특징을 식별할 수 있다. 연구결과 전체 정확도는 89%로 나타났고 연구에서 활용된 AI 모델은 신속 항원보다 빠르고 정확하게 저렴한 가격으로 검사가 가능해 PCR 검사가 어려운 저소득 국가에서 쉽게 사용될 수 있을 것으로 기대되고 있다.

안저카메라 이용한 당뇨병성 망막병증 진단

디지털 진단기구 개발기업 디지털 다이아그노틱스(Digital Diagnostics)는 2018년 망막 카메라를 사용해 캡처한 눈 사진에서 당뇨병성 망막병증의 초기 징후를 감지하는 AI 도구에 대해 FDA 승인을 받았다. IDx-DR은 안저 카메라를 사용해 캡처한 이미지를 불러오

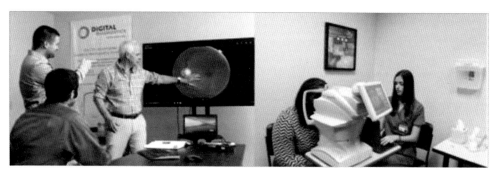

당뇨병성 망막병증 초기 징후 감지 IDx-DR
[출처: 디지털 다이아그노틱스 홈페이지]

며 해당 이미지를 분석해 당뇨병성 망막병증의 초기 징후와 이 상태의 심각한 합병증인 황반 부종이 있는지를 분석하는 기술이다.

최근 조사에 따르면 전체 당뇨병 환자의 약 절반만이 권장되는 연간 검진을 위해 안과 전문의를 방문하는 것으로 알려졌는데 IDx-DR은 당뇨병성 망막병증에 대한 검진을 간소화할 수 있을 것으로 기대되고 있다.

AI로 소변 분석해 건강상태 확인

이스라엘 의료 기술 스타트업인 올리브 다이아그노틱스(Olive Diagnostics)는 인공지능 기술을 활용해 소변 분석을 간단히 실행할 수 있는 기술을 개발했다. 주력제품인 Olive KG는 변기에 장착해 이용할 수 있다. 적혈구, 단백질, 케톤, 아질산염, pH 및 소변에서 발견되는 기타 여러 요소에 대한 실시간 데이터 분석을 제공한다. 배뇨량과 압력, 색 및 빈도를 측정해 건강상태에 대해 자세한 분석이 가능하다.

Olive KG는 EU의 CE인증을 획득했고, 올리브 다이아

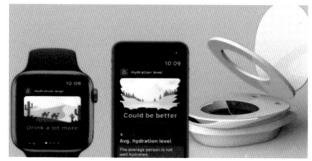

AI를 활용한 소변 분석 스마트워치
[출처: 올리브 다이아그노틱스 홈페이지]

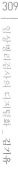

그노틱스는 AI를 활용한 소변 분석 결과를 스마트워치를 통해 확인할 수 있는 올리브워치 OS(OliveWatch OS)를 출시했다. 이것은 의료산업에 적용된 AI는 인간의 건강을 모니터링하고 질병을 보다 효과적으로 진단할 수 있는 방법을 제시하고 있고 시기적절하고 정확한 진단을 통해 최상의 치료옵션을 선택해 치료효과를 극대화할 수도 있다는 것을 보여주고 있다. 따라서 AI 기반 헬스케어 스타트업의 기술은 환자가 스스로 건강의 주요 지표를 모니터링하고 초기 증상을 놓치지 않도록 지원함으로써 환자 본인이 직접 건강 관리에 참여할 수 있게 해 의학이 인간의 삶을 변화할 수 있는 보다 혁신적인 분야가 될 수 있도록 발전될 것이다.

의료데이터 통합적으로 분석해 14개 암종의 진단과 예후를 예측하는 의료 인공지능(AI)

임상에서 활용중인 대부분의 AI가 의료 영상이나 X레이 등 하나의 정보 소스를 통한 딥러닝에 의존하고 있는 것과 달리 다양한 환자 정보를 모아 통합적 접근을 통해 신뢰도를 높인 의료인공지능이 2022년 Cancer Cell지에 통합 딥러닝을 통해 환자의 진단과 예후 예측을 돕는 AI의 효용성에 대한 연구결과가 게재됐다(10.1016/j.ccell.2022.07.004).

현재 개발된 상당수 의료 AI는 MRI나 CT, X레이 등 의료 영상 등에 대한 데이터 세트를 딥러닝시켜 병변 등의 정확한 위치를 잡아내는 데 주로 활용되고 있다.

결국 당장 암이 있는지와 이 암이 1기인지, 2기인지 등의 결과를 내는 데 그쳐 이후 치료 계획을 세우거나 예후 등을 예측하는 데는 큰 도움이 되지 않는데 미국 브리검 여성병원 리차드(Richard Chen) 박사가 주도한 연구진이 다중 모드 딥러닝에 주목한 이유도 여기에 있다. 실제 암전문의들이 환자를 진단하고 치료 계획을 세울 때는 의료 영상은 물론 병리학적 분석 결과와 환자 이력, 필요하다면 유전자 정보까지 활용한다는 점을 주목한 것이다. 또한 전문의라 하더라도 종종 주관적인 평가를 내리는 경우가 많으며 이러한 정보들을 수동으로 모으는 데는 한계가 있다는 점도 고려했다. 이에 따라 연구진은 다중 모드 딥러닝 AI를 통해 이러한 여러 가지 정보들을 통합하고 나아가 이후 추가되는 정보까지 딥러닝이 가능하도록 하는 모델을 구축했다. 또한 5720명의 환자로부터 6592개에 달하는 질환 정보를 입력시켜 이 AI를 훈련하고 검증했다. 그 결과 현재 임상에서 활용하는 단일 모드 딥러닝 AI보다 14개 암종 중 12개 유형에서 가장 높은 c-Index 성능을 달성했다. 또한 이를 통해 환자의 예후까지 보다 정확하게 예측하는 데 성공했다. 아울러 이후 입력되는 데이터도 자연스럽게 플랫폼에서 딥러닝이 돌아간

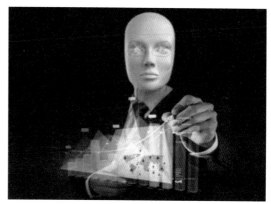

의료 인공지능(AI)

다는 점도 확인했다. 예를 들어 현재 유방암을 잡아내는 AI와 대장암을 진단하는 AI가 따로 돌아가는 구조라면 이 플랫폼은 이 환자의 기록에 대장암 병리 슬라이드가 입력될 경우 유방암이 있었고, 이후 대장암이 발병한 사례에 대한 딥러닝을 통해 이에 대한 정보를 제공한다는 의미다. 특히 속속 밝혀지고 있는 암과 관련된 유전자 정보나 면역 반응 등에 대해서도 딥러닝이 가능하다는 점에서 가장 적절한 치료제에 대한 데이터와 향후 재발이나 사망 등의 위험성에 대해서도 정보를 제공하고 있다.

리차드 박사는 "이 AI는 다양한 유형의 임상 정보 데이터를 통합해 질병을 진단하고 예측하는 것이 가능하다는 것을 보여주는 모델"이라며 "단일 모드 모델보다 더 정확하게 진단을 내리고 환자의 예후를 예측한다는 것을 증명했다"고 설명했다. 이어 "향후 암치료에 있어 AI 기술을 어떻게 활용해야 하는지를 보여주는 모델이라고 할 수 있다"며, "앞으로 EMR 기록은 물론 가족력 등의 더 많은 유형의 환자 정보를 통합해 정확도를 높이는 것이 최종 목표"라고 했다.

급성 백혈병 진단 정확도 99.1% Ai 모델 개발

2021년에 가톨릭대 서울성모병원 유전진단검사센터 김용구·김명신 교수(진단검사의학과, 공동 교신저자), 인천성모병원 진단검사의학과 이재웅 교수(제1저자) 연구팀은 차세대염기서열분석법(NGS) 기반 RNA 시퀀싱으로 분석한 급성 백혈병의 전사체 데이터

의 유전자 발현량을 활용해 급성 백혈병을 감별 진단하는 알고리즘을 AI 기계학습(머신러닝)을 이용해 개발했다. 연구팀은 서울성모병원에서 급성 백혈병인 림프모구백혈병(ALL), 급성골수백혈병(AML), 혼합표현형 급성백혈병(MPAL) 등으로 진단받은 환자들의 RNA 시퀀싱 분석 전사체 데이터를 이용해 염색체 이상, 유전자 돌연변이, 유전자 발현을 분석하여 그 결과, 기존에 골수세포 특수 염색, 유세포분석, 실시간유전자증폭검사(Real-time PCR), 염기서열분석을 포함한 다양한 검사를 통해 얻을 수 있었던 융합유전자, 면역표현형 정보, 유전자 변이를 한 번에 통합적으로 분석할 수 있게 되었다. 이와 함께 기존에 보고되지 않은 새로운 융합유전자도 발견했다.

연구팀은 유전자 발현량 결과를 활용해 3가지 급성 백혈병을 진단하는 점수체계 모델과 AI를 이용한 머신러닝 모델 등 두 가지 감별진단 시스템을 개발한 것이다.

연구 검체당 2만여 개의 유전자 발현 데이터가 이용되었으며, AI 기계학습은 유전자 발현 데이터 중 특정 데이터를 추출하고 특정 데이터를 통해 수학적 모델을 구축하는 방식으로 진행됐다. 수학적 모델은 학습에 사용되는 데이터들을 통해 모델의 세부 파라미터 값들을 최적화해 나가는 방식으로 진행했는데 그 결과, 학습된 AI 모델에 새로운 급성 백혈병 데이터를 제공했을 때 AI 모델이 자동으로 적절한 진단명으로 분류해낸 것이다.

공공데이터베이스(국제암유전체컨소시엄; ICGC, 미국국립생물정보센터; NCBI) 427개 데이터를 이용해 검증한 결과, 림프모구백혈병(ALL), 급성골수백혈병(AML), 혼합표현형 급성백혈병(MPAL)을 감별 진단하는 정확도가 점수체계 모델은 97.2%, 머신러닝 모델은 99.1%로 나타났다. 그러므로 이런 연구에서 AI를 이용한 머신러닝 모델을 개발해 표현형이 모호하고 분류가 까다로운 급성백혈병도 정확히 진단하고 치료 방향을 설정하는 데 도움이 될 것이라고 한다.

AI를 사용하여 95% 정확도로 20분 만에 전립선암 진단하는 기술

2020년 국내 연구팀이 초고감도 센서와 인공지능 AI를 활용해 소변 검사 몇 분만에 전립선암을 보다 정확하게 진단하는 기술을 개발했다.

전립선암은 혈액내 전립선 특이 항원 PSA 수치로 진단받는 전형적인 남성암이다.

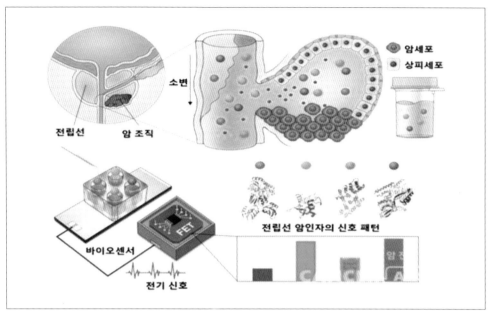

초고감도 바이오센서를 활용하여 환자 소변에서 극미량의 암인자들을 검출, 여기서 발생하는 검출 신호의 패턴을 얻어
내는 모식도

[출처: KISY]

  그러나 이 방법은 정확하고 추가적인 침습적인 생검이 필요하기 때문에 출혈과 통증이
불가피하다. 소변 진단검사는 간편하고 침습적인 생검이 필요하지 않기 때문에 사용되
지만 소변 기반 바이오센서는 소변내 암요인의 농도가 낮기 때문에 정확한 진단보다는
위험군 분류에 사용된다. 연구팀은 전립선암 인자 4개만 측정한 기존 시스템에서 PMMA
ENG ERG ANIA를 극소량 동시에 측정해 진단 정확도를 크게 높일 수 있는 초고감도 반
도체 센서 시스템을 개발했다. 이 센서에서 얻은 4가지 암인자 측정과 전립선암의 상관
관계에서 기계 학습을 통해 얻은 검출 신호의 복잡한 패턴을 바탕으로 암을 진단하는 알
고리즘을 개발했다.

  연구팀은 전립선암 환자와 전립선 비대증 환자의 건강한 개를 대상으로 실험한 결과,
개만 사용했을 때 진단 정확도는 평균에 불과했지만, 4가지 요인을 모두 사용했을 때 더
높은 것으로 나타났다고 했다. 소변이나 혈액에는 건강상태를 알려주는 바이오마커가
있다. 이를 이용해 질병을 진단하려면 질병과 관련 있는 바이오마커를 분리·정제해야
한다. 대형의료시설이나 실험실에서 샘플 분석이 가능하지만 시간과 비용이 많이 든다.
신종 코로나바이러스 감염증(COVID-19; 코로나19)과 같은 감염병 대유행 시기에는 의료시스템 부하로 어려움이 가중된다. 특히 암이나 감염성 질환을 생체 시료로 현장에서 빠르게 진단하기에는 기술적인 어려움이 있다. 암이나 감염성 질환 관련 바이오마커는 혈액 등 생체시료에 극소량만 존재해 극도로 민감한 탐지기술이 필요하다. 민감도를 높이려면 바이오센서의 전극 표면적을 늘리면 되지만 이럴 경우 오염도가 증가하는 문제가 있다. 소변만으로도 전립선암을 빠르고 정확하게 진단할 수 있는 스마트 바이오센서 개발은 소변에서 방광암, 신장암 등 다른 암도 정밀진단에 활용될 것이라고 한다.

혈액으로 암진단하는 액체생검

최근 유전체 분석 기술이 빠르게 발전하면서 액체생체검사(Liquid Biopsy, 이하 액체생검)가 암의 조기 발견 및 치료 분야에서 획기적인 해결책으로 주목받고 있다. 액체생검은 혈액, 타액(침), 소변 등에 존재하는 핵산 조각을 분석해 암 등 질병의 진행을 실시간으로 추적하는 기술이다. 해당 기술은 환자로부터 체액을 비교적 간단하게 채취해 암발생 및 전이 여부를 신속하고 상세하게 파악할 수 있다는 장점이 있다.

현재 암진단의 표준방법은 조직생체검사(Tissue Biopsy, 이하 조직생검)이다. 이는 생체에서 조직의 일부를 채취해 현미경으로 검사하는 방법으로, 내시경이나 바늘 등 외과용 수술 도구로 진행됐다. 이런 방법은 환자에게 큰 고통을 안겨줄 뿐만 아니라 의사에게도 위험부담이 크다. 또 종양 위치나 크기, 환자 상태에 따라 조직생검을 시행할 수 없는 경우도 많았다. 이에 조직생검의 단점을 극복하기 위한 새로운 진단 방법으로 혈액 속 암 유전자를 검사해 암의 유무와 종류 등을 알 수 있는 액체생검에 주목하기 시작했다. 액체생검은 조직생검과 달리 체액을 채취하는 것만으로도 빠르고 간편하게 검사할 수 있다. 특히 종양세포 특유의 돌연변이를 분석해 위양성(False Positive) 판명 가능성도 작다는 것이 가장 큰 장점이다.

다만, 액체생검은 기존에 환자의 조직을 직접 떼어내는 조직생검과는 다르게, 생체내 혈액에서 순환 종양성 DNA(ctDNA), 순환성 종양세포(CTCs), 엑소좀 등을 분리하고 내부의 핵산 정보를 분석하는 비침습성 기술로 높은 정밀도가 요구된다.

이러한 장점으로 액체생검은 2015년 MIT가 선정한 10대 미래 유망기술(10

Breakthrough Technologies in MIT technology review) 중 하나로 선정됐고, 한국생명공학정책 연구센터에서 선정한 2020 바이오 미래유망기술에도 포함됐다.

액체생검 연구가 가장 활발한 국가는 미국이다. 미국 유전자 분석기업 가던트 헬스(Guardant Health)는 혈액에 떠돌아다니는 cfDNA(세포유리 DNA, cell-free DNA)를 NGS(차세대 염기서열 분석, Next Generation Sequencing)로 분석하는 서비스를 세계 최초로 시작했다. 이 기업의 cfDNA(암세포 유래 DNA 조각, cell-free DNA) 검진법은 방광암 진단에 사용될 수 있다. 혈액을 통한 암진단 분야의 선두기업 중 하나인 그레일(Grail)은 미국 유전체 기업 일루미나(Illumina)의 자회사로 아마존(Amazon)의 제프 베조스(Jeff Bezos)와 마이크로소프트(Microsoft) 빌 게이츠(Bill Gates) 공동창립자 등이 1억 달러(한화 약 1,204억 5,000만 원)를 투자하며 화제를 모은 바 있다. 스위스 체외진단기기 개발기업 로슈(Roche)는 ctDNA(순환종양유전자, Circulating Tumor DAN)를 이용한 비소세포폐암 치료제 '타쎄바'(엘로티닙, erlotinib)의 동반진단기술을 개발했다. 한국바이오협회의 자료에 따르면 최근 AP 통신은 그레일이 액체생검을 통해 췌장암, 난소암 등 현재 표준 스크리닝 방법이 없는 암을 진단하는 서비스를 개시했다고 보도했다.

그레일 경영자는 "국가에서 4~5개의 암을 검사하지만 많은 경우는 우리가 전혀 생각하지 못한 암으로 인해 사망한다"고 말하며, 혈액검사가 말기암을 감소시킬 수 있는지 확인하기 위해 14만 명을 대상으로 영국 국립보건서비스와 함께 시험을 진행하고 있다고 한다. 액체생검 중에서 가장 연구개발이 활발한 분야는 혈액생검으로 암진단에 활용되고 있다. 미국 FDA는 지난 2016년 6월 비소세포폐암의 EGFR 유전자 변이를 혈액으로 검사할 수 있는 진단기기(cobas EGFR Mutation Test v2)를 승인하면서 세계적으로 혈액생검이 가능해졌다. 우리나라 또한 2017년 EGFR 유전자 돌연변이를 위한 혈액생검이 가능하다.

PD-1, PD-L1 계열 면역항암제 투여전 PD-1 유전자 발현율을 검사하는 것도 혈액생검 범주에 속하지만 이는 투여전 유전자 발현율을 보는 것이므로 동반진단검사 범주로 분류한다. 현재 폐암에서 혈액생검은 주로 암재발을 파악하기 위한 용도로 사용하고 있는데 폐암 환자 중에서도 재발하는 환자들의 경우 조직 돌연변이 유무를 수시로 봐야 하는데 그때마다 검사를 할 수 없는 상황이기에 최근 각병원마다 혈액생검 검사가 셋업되고 있는 과정에 있다.

현재 폐암 다음으로는 혈액생검이 활성화될 것으로 보이는 분야는 유방암이다. 지금까지 거의 모두 조직생검으로 이뤄지고 있지만 진단기술발전으로 혈액생검으로 대체될 가능성이 높으며, 또한 전립선암, 췌장암 등도 발현유전자가 발견되면서 유력한 대상이다.

유전자 진단 기술의 개발은 타깃 치료제의 개발로 이어질 수 있다. 그러기 위해서는 암종에 발현돼 있는 특이 유전자를 찾아내는 기초 연구가 매우 중요하다. 액체생검의 한계로 지적되고 있는 점은 기술과 정확도다. 혈액에서 암세포 손실없이 정확하게 분리하는 기술과 고감도 분석방법은 여전히 해결해야 하는 과제이다. 검사 비용 고가에 따른 실용화 문제도 해결해야 한다. 또한 실제 검진에 사용될 수 있는 표준화 프로토콜 및 다양한 비지니스 모델과 규제기관의 적절한 기준과 체제 마련이 함께 이뤄져야 할 것이다.

임상병리검사 디지털화-체외진단검사기기

올해(2023년)는 2003년 5월 우리나라에 의료기기법이 만들어진 지 꼭 20년째가 되는 해이다. 팬데믹은 우리에게 일하고 생활하는 방식의 변화를 넘어 개인과 공동체 안전의 중요성을 진하게 일깨워 줬다. COVID-19는 우리의 건강과 일상, 경제, 사회적 위기를 해결하는데 진단이 첫 번째 솔루션이라는 것을 깊이 느꼈기 때문이다.

우리는 그저 아플 때나 건강검진을 통해 '소변검사', '피검사', '조직검사'로만 알고 있던 체외진단검사를 '코로나 검사' 또는 'PCR 검사'라는 지금은 낯설지 않은 이름으로 코 안쪽 비인두 깊숙이 면봉을 넣는 꽤 눈물 찔끔한 고통을 감내하며 폭염과 혹한에도 긴 줄을 마다하지 않고 받으며 방역에 동참했다.

폭발적 진단검사의 수요와 관심은 기술개발의 속도를 높이고 생산 인프라를 구축하게 했으며, 과학과 바이오 인재들이 의료기기산업으로 눈을 돌리게 했다. 그뿐만 아니라 기술의 디지털화는 구글, 삼성 등과 같은 대기업과 IT기업, 벤처기업들이 의료기기산업 영역으로 들어와 의료기기 생태계가 엄청나게 확장됐다.

더불어, 체외진단검사 결과가 학교 등교나 직장 출근과 같은 일상을 지속할지 판단의 지표가 되고, 격리와 치료를 통해 확산을 막는 결정을 내리므로 감염병에 대한 불안감은 여전하지만, 지난 6월 코로나 종식이 선언되면서 우리가 누렸던 일상으로의 빠른 회복이 이루어지고 있다. 체외진단의료기기는 COVID-19와 같은 감염성질환, 각종 암 또는 심혈관질환, 알츠하이머와 같은 중대질환 뿐만 아니라 보편적인 모든 질환에서 진단과 치료제공, 예후를 위한 검사를 제공한다. 체외진단의 영역은 이미 환자의 유전자에 최적화된 치료를 제공하는 '정밀의료' 단계로 발전하고, 최근에는 개개인의 질병 발생 가능성을 예측하고 관리해서 적기에 환자에게 최적의 의료서비스를 제공하는 '맞춤의료' 시대로 진입하고 있다.

세계보건기구(WHO)의 연구에 따르면 체외진단의료기기는 혈액, 소변, 침 등 소량의 검체로 바이오마커를 검출해 환자를 치료하는 데 필요한 의사결정에 약 60~70%에 영향을 미치는 반면, 전체 의료비용 중 단 2%만이 진단검사에 사용되고 있다고 한다. 때문에, 진단검사에 대한 투자가 1%만 증가해도 전체 의료비용에서 5%를 절감할 수 있는 비용효과를 가져온다고 보고한다. 2018년도 식품의약품안전처 보고서에 따르면 인구고령화와 만성질환자의 증가는 국가의 의료비 지출에 큰 부분을 차지한다.

개인의 행복 추구와 건강에 대한 관심, 노인 돌봄 비용의 사회적 부담, 의학정보에 대한 대중화와 언제는 올 수 있는 감염병과 경제위기의 불안은 중증·유전질환의 조기 발견과 편리하고 정확한 건강 모니터링을 통해 경제적인 의료비 지출로도 얼마든지 질환의 예방이 가능할 수 있다는 기대와 희망으로 이어질 것이다. 모든 의료서비스를 포괄하며 발전 가능성이 무궁무진한 체외진단의료기기는 대표적인 고부가가치 산업이기에 성장가능성이 매우 높고, 혁신적인 진단 솔루션에 대한 수요와 기대가 높은 영역이다.

디지털 분자진단기술, 차세대염기서열분석기술과 디지털 병리와 같은 최신 기술의 발전으로 암의 정밀 진단과 알츠하이머 등을 포함하는 다양한 질환의 유전체 기반이 분석 가능해져 검사결과가 질적으로 개선되고 의료비 절감을 이룰 수 있다. 체외진단을 대표하는 임상화학과 면역학 분야의 경우도 두 분야는 융합된 자동화분석 장비로 발전했다. 이들 장비는 점차 완전 자동·소형화로 개량돼 소량의 검체를 이용하여 많은 종류의 검사를 일괄처리할 수 있을 것이다.

우리 정부는 지난 10여 년간 의료기기산업 육성을 위한 정책을 개발해 지원하고 건강보험 보장성 강화를 통해 매년 국민이 양질의 보건서비스를 받을 수 있도록 하고 있다. 또한 윤석열 정부가 기획한 110대 국정과제에서는 바이오·디지털 헬스 중심국가 도약을 약속했다. 하지만 모든 의학적 치료 과정에서 진단검사는 실제 의학적인 판단과 치료

방법을 결정하고, 치료 약제를 선택하는 데 도움을 주는 필수적 과정이다. 반면에 환자와 의료진에게 상당한 의학적 가치를 제공함에도 불구하고 상대적으로 치료를 전담하는 약제에 비해 치료과정과 보험평가기준 측면에서 충분한 가치가 반영되지 못한 면은 아쉬운 부분이다.

우리나라의 체외진단의료기기의 행위기반의 보험수가 제약은 시장의 가능성을 한계로 만들기도 한다. 국내 보험수가를 평가하고 결정하는 방식은 체외진단의 가치가 충분히 반영되기 어려운 구조다. 예를 들면, 제품에 대한 경제성과 급여 적정성 평가를 진행할 때 중요하게 비중을 두고 있는 요소 중 하나는 업무량이다. 전문적인 노력에 대한 보상은 당연히 필수적으로 고려하고, 여기에 기술적인 투자를 통해 검사시간을 혁신적으로 줄이고 고효율적인 제품이 출시돼 환자와 의사의 효율성이 개선되어 좀 더 빠른 치료 결정을 가능하게 한 제품이 있다면 업무량 감소에 따른 수가인하의 방향성이 아닌 제품에 대한 가치를 보전할 행위로 평가 방식이 함께 고려돼야 한다.

임상병리검사의 현장검사(POCT; Point of Care Testing)

POCT(Point of Care Testing)는 별도의 검사실에서 검사를 진행하지 않고 환자가 있는 현장에서 검체의 전처리 없이 실시간으로 시행하여 진단 및 치료에 이용할 수 있는 검사를 의미한다. POCT는 병원에 가지 않고 집안에서 본인이 직접 간이측정을 실시하여 질병의 유무를 예상할 수 있기 때문에 현장에서 수분 이내 검사가 가능하며 장소의 제약을 받지 않는다. 기존의 고가 장비를 바탕으로 한 진단, 치료 및 모니터링 방법의 한계점을 개선할 뿐만 아니라 신속하고 민감하며 낮은 비용의 테스트를 제공하여 피검자들의 만족도를 증가시킬 수 있다. 체외진단은 혈액, 분뇨, 체액, 타액 등 인체에서 유래한 물질을 이용해 몸 밖에서 신속하게 병을 진단하는 기술인데 검사방법에 따라 면역화학적 진단, 자가혈당 측정, 현장진단, 분자진단, 혈액진단, 임상 미생물학 진단, 혈액응고 진단, 조직진단 8가지로 구분할 수 있다. 체외진단검사는 임상 의사결정에 중요한 역할을 하며 환자 치료에 필수적이고 전문화된 요소로 발전하고 있다.

최근 신종 감염병의 출현, 감염 질병의 유행과 인구 고령화로 의료 패러다임이 치료에서 조기진단 및 예방으로 전환되어 체외진단검사의 중요성이 더욱 부각되고 있다.

근래에 의료분야 트렌드가 예방중심으로 변화함에 따라 검사의 적정성과 의료비용 최소화가 중요한 부분으로 대두되어 현장진단검사(POCT)와 분자진단기술에 대한 수요가 급속도로 증가되어가는 추세이다. POCT는 고령화 사회에서 저비용으로 환자가 직접 만성질환을 관리할 수 있도록 하여 의료비용 절감의 효과가 나타나고 있다. 예를 들면 면역크로마토그래피 기술 기반의 인간면역결핍바이러스(Human Immunodefeciency Virus; HIV), C형간염바이러스(Hepatitis C Virus), 말라리아 등의 신속검사 키트와 면역화학센서 기반의 자가혈당측정기, 임신 진단키트 등이 있다.

POCT의 발전요인으로 나노기술은 광학적, 전기적, 자기적, 화학적 기능을 발전시켜 정확도와 정밀도를 포함한 POCT의 성능을 향상시켰다. 그리고 데이터의 연결 및 관리가 용이해짐에 따라 기능재료와 기계학습이 통합되었고, 소형 바이오센서가 개발되어 POCT의 가장 중요한 요소로 자리 잡았다. 또한 인공지능, 장치 자동화와 같은 기술과의 융합이 진행되어 POCT 개발에 큰 시너지가 발생하는 요인이 되었다.

POCT를 검사실 분석기기에 사용되는 기술과 일회용 분석기기에 사용되는 기술로 분류해 보면 임상검사실용 분석기기를 소형화한 것으로는 혈액내 기체분석 및 전해질 분석 등에 사용하는 기기를 들 수 있다. 이동성을 지니도록 설계되어 검사실내에서 이동이 원활하다는 장점이 있으며, 분석후 기기의 세정작업 및 표준화 작업 등을 자동화함으로써 숙련된 분석자가 아니어도 사용이 가능하다는 면이 있다. 또한 복잡한 임상검사용 분석기기의 핵심기술은 포함하지만, 주변 기술은 간략화 및 단순화함으로써 분석 시간의 단축과 검사의 간편함이 있다.

다음으로는 POCT를 대세를 이루는 일회용 분석기기가 있다. 외형적으로 간단해 보일 수 있으나 내부적으로는 미세가공을 바탕으로 한 복잡한 작업이 수행되는 기기이다. 대형 고가 장비를 작고 가볍게 키트 형식으로 일회용화 함으로써 세척이 필요 없고 간편한 사용 및 진단이 가능하다. 예를 들면 소변내 알부민 검사, 혈당, 혈액 응고 시험 등에 사용되고 있다. 경제성을 고려하여 일회용 분석기의 단가를 낮추는 것이 범용적인 실사용을 위해 필수적인 조건이며 이를 위해 환경친화적인 일회용 부품 사용 및 일회용 부품을 영구형 부품으로 대체하는 등의 기술개발이 필요하다.

POCT의 측정원리

POCT 검사를 통해 분석대상을 측정하는 원리는 광학적 측정방법, 전기적 측정방법, 면역학적 측정방법으로 분류된다.

광학적 측정방법은 광전자공학, 광섬유 광학, 광학 마이크로 시스템, 마이크로 유체학 등의 기반으로 광학현미경, 공초점 광학현미경, 광학 단층촬영 시스템과 같은 광학 측정 기술 개발을 통한 광학 측정 기술을 응용한 POCT용 소형 측정 장비 및 실시간 이미징 장비의 개발이 이루어지고 있다. 색변화 감지, 흡광도 측정, 반사율 측정 등의 방법이 사용되며 대표적인 예로 휴대용 광현미경, 미세내시경, 광학 단층촬영 시스템이 있다.

전기화학적 측정방법으로는 전기적 자극에 대하여 물질이 수반하는 전자의 이동에 의해 발생하는 산화-환원반응을 기반으로 하여 발생하는 신호를 관측하여 바이오 분자를 센서에 사용하는 바이오센서 검량법은 혈당측정에 적용하고 있는데 글루코스, 락테이트, 콜레스테롤과 같은 작은 분자량의 물질을 정량분석하는 데 유용하다.

면역학적 측정방법으로는 항원에 특이적으로 결합하는 항체를 사용하는 분석법으로 ELISA(Enzyme-Linked Immunosorbent Assay) 방법이 대표적이다.

항원에 반응하는 1차 항체 그리고 그 1차 항체에 반응하는 2차 항체를 첨가하고 2차 항체에는 효소가 결합되어 광학적인 측정 또는 전기화학적인 측정이 가능한 효소 반응이 발생하여 많은 시간을 소요하는 복잡한 과정이 요구되므로 측정 결과의 불균일성이 초래되며, 항원-항체 결합력에 따라 결과 값이 좌우된다는 단점이 존재한다.

병의원을 중심으로 이루어지던 기존 의료서비스를 디지털 헬스케어가 대체하기 시작하면서 의료기기, 바이오 의약 등 기존 공급사슬상의 기업외에 통신분야와 IT 관련 기업들이 의료시장에 진입하였다. 또한 효율적이고 효과적인 치료와 예방관리를 위한 개인별 맞춤의료(Personalized Medicine)의 필요성이 증대되면서 ICT와 융합한 차세대 진단 시스템의 수요가 증가하고 있어 바이오 진단산업은 급성장하는 차세대 성장 산업이 되었다.

따라서 체외진단 의료기기 산업은 IT · BT · NT 등 타분야와의 융합을 통해 다양한 부가가치를 생산함으로써 국가 성장동력 역할이 가능하다는 것이 디지털 헬스케어와 맞물려 대두되고 있다. 현장진단검사(POCT)는 응급현장 또는 질병진단을 위한 제반시설이

열악한 환경에서 신속하게 질병에 관한 결과를 얻기 위한 기술이므로 빠른 검사 결과가 요구되는 검사종목에 대하여 비숙련 검사자가 수행해도 오류가 없도록 기술이 개발되는 추세이다. 최근 초소형정밀기계기술(Micro-Electro Mechanical Systems; MEMS)을 이용하여 적은 부피의 체액으로도 시료 전처리 없이 하나의 미세유체칩 내에서 암진단이 가능하도록 하는 제품이 개발되고 있다.

임상병리검사실의 디지털 전환과 역할

코로나19 팬데믹 시대를 맞아서 진단검사의 가치와 중요성에 대한 인식이 높아졌다. 임상병리검사실에서 가장 크게 체감하는 변화가 무엇일까? 코로나19 팬데믹으로 인해 '진단검사'라는 용어가 모든 국민에게 인식됐다는 점이 가장 큰 변화가 아닐까? 2019년도 코로나19 이전 진단검사를 사람들에게 어떻게 이야기할지 고민했던 것에 비해 코로나19사태 이후 진단검사에 대한 한국 사람들의 인지도가 크게 높아졌다고 평가할 수 있다는 것이 가장 큰 변화일 것이다.

과거에 메르스, 사스 등과 같은 감염병 팬데믹을 겪으면서 정부 부처, 대한임상병리사협회, 대한진단검사의학회, 대한임상검사정도관리협회 및 관련 업계들이 유기적으로 대응시스템을 가지고 대처한 것이 이번 코로나19 상황에서 크게 빛을 발했다고 볼 수 있다. 사태 초기에는 치료제가 없었기 때문에 빠른 진단을 통해 확진자를 격리하는 것이 최선인 상황이었기에 우리나라는 PCR 검사를 신속하게 도입해 국민들에게 확진검사를 제공할 수 있었다.

임상병리사는 데이터를 제공하는 전문가이다. 앞으로 예방 예측 정밀의료에서의 진단검사의 방법은 계속 변화할 것이며, 중앙검사실에서 보다 현장검사로 시행되는 검사 비중이 더 높아질 것이다. 또 디지털 헬스케어시대로 웨어러블 기기를 가지고 실시간으로 측정한 결과도 진단과 치료에 사용되는 것이 증가할 것이다. 또한 이러한 다양한 형태의 결과가 신뢰성을 가질 수 있도록 하는 임상병리사의 역할이 부각될 것이다. 신뢰성 있는 데이터를 얻으려면 검사결과의 표준화(standardization) 및 일치화(harmonization)가 뒷받침돼야 하기 때문에 다양한 진단 기술의 개발에 맞춰 임상병리사가 주도해 이러한 노력을 이어가야 할 것이다.

체외진단(IVD)은 전체 보건의료 비용 중 2%만을 차지하지만, 치료 의사결정의 70%가 진단 결과에 의존하고 있다. 진단은 임상적 의사결정, 치료 및 예방 모두에서 매우 중요한 역할을 수행하고 있다.

코로나19 팬데믹으로 진단의 중요한 역할이 부각되면서 결과적으로 임상병리사가 'K-방역의 숨은 영웅'이 될 수 있었다. 따라서 임상병리사는 감염병에 대한 대응 등과 같이 공중보건 방역시스템에 매우 중요한 역할을 했다. 실제로 2020~2022년 매달 엄청난 건수의 코로나19 검사를 임상병리사가 시행했으며, 코로나19 상황으로 인해 PCR 관련 검사기술을 더 많이 습득할 수 있었다. 팬데믹은 위기 상황에서 임상병리사의 가치를 일깨워주는 역할을 했으며, 모든 질병에 있어서 빠르고 정확한 진단이 환자와 의료시스템에 매우 중요하다는 것을 국민들에게 인식시키는 기회가 되었다.

임상병리사는 앞으로의 과제는 검사실 자동화에 따른 표준화와 일치화의 작업, 병리진단 분야의 디지털병리 그리고 암, 심혈관질환, 알츠하이머 등의 새로운 검사 솔루션 부분에 대해 검사기술을 개발하고 향상시키는 데 집중해야 할 것이다.

따라서 임상병리검사실의 디지털 전환은 미룰 수 없는 과제 중에 하나이다. 임상병리검사실의 디지털화는 디지털 기술을 활용하여 검체의 처리, 진단, 결과 보고 등을 자동화하고 전산화하여 검사의 정확성, 효율성, 편리성을 증대시키는 것을 목적으로 한다. 이를 위해서는 검사 데이터의 디지털화와 관련된 기술들이 필요하며, 이러한 기술들은 인공지능, 빅데이터, IoT 등의 다양한 기술들과 결합되어 활용된다. 디지털 전환은 검사 결과의 정확성과 신속성을 높일 뿐 아니라, 의료 정보의 공유와 활용성을 향상시키는 데도 중요한 역할을 할 것이다.

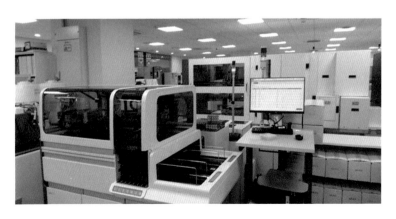

임상병리검사실에서 하는 검사는 미래의학의 린치핀이라고 한다. 린치핀은 어떤 시스템이나 조직에서 핵심적인 역할을 하는 요소나 인물을 의미한다. 시스

템이나 조직에서 이 요소나 인물이 없으면 그 시스템이나 조직이 제대로 작동하지 않는 것처럼 임상병리검사실의 검사가 그러한 것이다. 예를 들어, 린치핀이 없으면 기계가 움직이지 않거나 조립이 제대로 이루어지지 않을 수 있다. 또한 비즈니스에서는 린치핀이 없으면 조직의 생산성이 떨어지거나 효율성이 떨어질 수 있다. 이와 같이 임상병리검사실의 검사는 미래의학에서 린치핀 역할을 할 것이 분명하다.

따라서 체외진단검사학은 환자의 진단과 치료에 있어서 중요한 정보를 제공하는 분야 중 하나이며, 최근 기술의 발전과 함께 더욱 중요한 역할을 하게 될 것이다. 현재의 근거 기반 의학시스템에서도 진단검사의학은 환자의 증상과 질병 발생 과정을 파악하는 데 중요한 역할을 하고 있다. 이를 통해 정확한 진단을 내리고 적절한 치료를 시행할 수 있는데 여기에 인공지능, 빅데이터, IoT 등의 기술과 결합되어 더욱 발전할 것으로 예상된다.

체외진단은 질병 진단을 비롯해 치료, 분석, 예방을 위한 시약, 기기, 시스템을 모두 포괄하는 개념이다. 해마다 급속히 성장하는 유망한 시장이며, 현재 국내 진료행위 수가에 등재된 5000여 건 중 약 20%가 진단검사의 영역에 속하는 행위로 확인된다.

임상병리사—대한임상병리사협회

대한임상병리사협회는 현재 75,000여 명 이상의 임상병리사로 구성된 단체이다. 임상병리사란 보건의료인의 일원으로서 검체 또는 생체를 대상으로 병리적 · 생리적 상태의 예방 · 진단 예후 관찰 및 치료에 기여하고, 신뢰성을 보장하기 위하여 신속하고 정확한 검사결과를 제공하며, 검사결과의 연관성을 해석하고 현재 사용중인 검사법의 평가와 개선을 꾀하여 새로운 검사법을 평가하는 보건의료전문가인 동시에 전문의과학 기술인을 말한다.

임상병리사 영문은 미국 등에서 Clinical Laboratory Technologist(또는 Medical Laboratory Technologist, Medical Laboratory Scientist, Medical Technologist)로 표현하고 있으며, 브라질은 Clinical Pathology Technologist를 사용하고 있다. 임상병리학과 영문은 Clinical Laboratory Science로 표현하고 있다. 임상병리사가 되기 위해서는 3년제 혹은 4년제 대학에서 임상병리학과를 졸업하고 한국보건의료인국가시험원에서 시행

하는 임상병리사 국가시험에 합격한 후 보건복지부장관이 부여하는 국가면허증을 취득해야 한다.

임상병리사 국가시험은 연 1회 시행되고 있으며 필기시험의 경우 매과목 만점의 40% 이상, 전과목 총점의 60% 이상 득점한 자를 합격자로 하고, 실기시험은 만점의 60% 이상 득점한 자를 합격자로 한다. '임상병리사 업무'는 의료기사 등에 관한 법률에 의사 또는 치과의사의 지도를 받아 각종 화학적 또는 생리학적 검사업무에 종사한다고 명시되어 있다. '임상병리사 업무범위'의 경우 의료기사 등에 관한 법률 시행령에 의거하여 기생충학 · 미생물학 · 법의학 · 병리학 · 생화학 · 세포병리학 · 수혈의학 · 요화학 · 혈액학 · 혈청학 분야, 방사성 동위원소를 사용한 가검물 분야 및 기초대사 · 뇌파 · 심전도 · 심폐기능 등 생리기능 분야에서 검사업무를 수행하며 검사물 등의 채취 · 검사, 검사용 시약의 조제, 기계 · 기구 · 시약 등의 보관 · 관리 · 사용, 혈액의 채혈 · 제제 · 제조 · 조작 · 보존 · 공급 등에 관한 업무를 취급한다. 기타 생리기능에 관한 검사는 보건복지부장관 유권해석에 따라 유발전위검사, 안전기생리검사, 전기생리검사, 전정기능검사, 신경전도검사, 뇌혈류/경동맥초음파검사, 심장초음파검사, 수면다원검사 등으로 분류할 수 있다.

이러한 중요한 부분을 차지하는 임상병리검사를 실행하는 보건의료전문가로서 디지털 전환(digital transformation)이 왜 필요한지, 당면한 어려움은 무엇인지를 살펴보고, 앞으로 이러한 어려움을 어떻게 해결할지 그리고 무엇을 보완하고 필요한 교육을 개발하고 양성해 나가야 할지를 모든 임상병리사들은 대한임상병리사협회를 중심으로 머리와 손과 발을 모아야 할 때이다.

임상병리검사실의 디지털 전환과 임상병리사의 역할

임상검사실의 디지털 전환, 빅데이터와 임상병리사의 역할에 대해 집중해야 할 때가 지금이 아닌가 생각된다. 그렇다면 2023년 종반에 접어든 이즈음에 디지털 헬스케어의 중심이라 할 수 있는 비대면진료가 코로나19 종식선언 이후에 시범사업으로 전환된 이후에 변화를 알아보면 '의심의 여지없이 확정된 미래'라고 하는 디지털 헬스케어사업에서 제약·바이오와 의료업계 종사자 대부분은 디지털 헬스케어의 미래가 유망하다고 입을 모은다. 일부 전문가는 '확정된 미래'라고 표현하기도 한다. 그만큼 디지털 헬스케어의 미래 시장성에 대해선 의심할 여지가 없단 뜻이 담겼다. 국내에서도 코로나19 상황에서 한시적으로 비대면진료를 시행하였고, 이미 많은 환자가 원격진료의 편리함을 경험했다.

현재 보건복지부 비대면 시범사업이 진행되면서 규제 영역과 조율이 필요한 부분이 있지만 디지털 헬스케어란 의료시장의 큰 흐름은 이미 막을 수 없을 정도로 커진 것으로 보인다. 디지털 헬스케어에 대한 관심은 뜨겁다. 촉망받는 미래산업이란 평가에 이견은 없는 듯하다. IT(정보기술)와 AI(인공지능), 빅데이터, 의료기술의 발달과 융합으로 여건은 갖춰졌다. 실제 비대면진료를 경험한 많은 환자 사이에서는 간단한 통증인데 1시간 기다

대상			적용대상
의원급 의료기관	재진 원칙	대면진료 경험자	해당 의료기관에서 해당 질환에 대해 1회 이상 대면진료한 경험(만성질환자 1년 이내, 그 외 환자 30일 이내)이 있는 재진 환자
			※소아 환자(만 18세 미만)도 대면진료 이후의 비대면진료(재진)를 원칙으로 하나, 휴일·야간 시간대에 한해 대면진료 기록이 없더라도 비대면진료를 통한 의학적 상담은 가능(처방 불가) *(휴일) 관공서의 공휴일에 관한 규정에 의한 공휴일(야간) 평일 18시(토요일은 13시)~익일 09시
	초진도 허용	섬·벽지 환자	섬·벽지 지역(보험료 경감고시) 거주자
		거동불편자	▶ 만 65세 이상 노인(장기요양등급자에 한함) ▶ 장애인(장애인복지법상 등록장애인)
		감염병 확진환자	감염병예방법 상 1급 또는 2급 감염병으로 확진되어 격리(권고 포함) 중에 타의료기관 진료가 필요한 환자
병원급 의료기관	희귀질환자		해당 의료기관에서 1회 이상 대면진료(1년 이내)를 받은 환자로서 「본인일부부담금 산정특례에 관한 기준」 별표 4에 해당하는 희귀질환자 산정특례 적용자
	수술·치료 후 관리가 필요한 환자		해당 의료기관에서 1회 이상 대면진료(30일 이내)를 받은 환자로서, 수술·치료 후 지속적 관리*가 필요한 환자 *신체에 부착된 의료기기의 작동상태 점검 검사결과의 설명에 한함

2023년 6월 실시 비대면진료 시범사업안 　　　　　　　　　　　　　　　　[출처: 보건복지부]

리고 의사랑 1분 대화하고 약을 타야 하는 비정상적인 불편함을 겪지 않아 좋다고 한다. 여러 사정으로 병원 방문이 어려운 환자나 보호자에게 정말 유용한 제도라는 데는 이견이 없다. 우리 정부도 디지털 헬스케어에 대한 지원을 아끼지 않을 방침이다. 바이오와 헬스케어를 미래성장동력으로 낙점하고 해외시장 진출, 규제 개선 등의 측면에서 지원을 강화할 계획이다. 한국보건산업진흥원 등에 따르면 전세계 디지털 헬스케어 시장 규모는 2020년 1520억 달러(약 198조원)에서 2027년 5080억 달러(약 662조원)으로 커질 것으로 전망된다. 이 기간 연평균 성장률은 18.8%에 달한다. 더 나아가 컨설팅 보고서에 따르면 디지털 헬스케어 시장이 연평균 28% 성장하며, 2035년엔 처방전 기반의 치료제 시장을 넘어설 수 있을 것으로 내다봤다.

의료의 디지털 전환은 IT 서비스를 활용해 기존에 깔아둔 도로를 효율적으로 사용하도록 하는 '스마트 시티'와 같고 의사 한 명이 더 많은 환자를 관리할 수 있도록 하는 '스마트 의료' 도입은 필연적이라고 할 수 있다. 그럼에도 디지털 헬스케어가 미래 먹거리가 될 것이란 믿음은 굳건하다. 정부 및 업계, 국내와 해외 모두 이견이 없다. 거스를 수 없는 흐름이다. 거스를 수 없지만 아직 블루오션인 시장이 디지털 헬스케어다.

시장규모 4년 뒤 700조원 육박… 필연적 장밋빛 미래

왜 디지털 헬스의료는 장밋빛 시장인가? 그것은 전세계적인 고령화 추세와 IT(정보기술)·AI(인공지능)·로봇 등 기술 발달이 맞물려 의료 현장에서 디지털 전환은 거스를 수 없는 큰 흐름이 될 가능성이 높기 때문이다.

갈수록 의료 시장에서 더 많은 사람이 효율적인 서비스를 요구할 테고 이에 따라 디지털 기반 의료 서비스에 대한 관심이 지속적으로 커질 수밖에 없다. 또 주요 기업들이 새로운 기술을 접목한 다양한 디지털 헬스케어 기기나 서비스를 개발하면서 자연스럽게 시장 수요에 대응할 것으로 전망된다. 휴대폰이 스마트폰으로 진화했듯 의료 서비스 역시 스마트한 디지털 헬스케어로 진화할 수밖에 없다.

디지털 헬스케어 후발주자인 국내도 상황이 마냥 긍정적이지만은 않다. 앞서 이야기했듯이 시작부터 난관에 봉착했다. 닥터나우, 굿닥 등이 제공한 비대면진료가 대표적이다. 비대면진료는 코로나19(COVID-19) 기간 '한시적 허용' 수혜를 받아 급성장했고 코로나19 이후 장밋빛 미래가 전망됐다. 하지만 현실은 달랐다. 코로나19 기간 초진, 재진 구분 없이 비대면진료가 가능했지만 코로나19 이후 재진만으로 범위를 제한했다. 초진은 섬과 벽지 환자, 거동불편

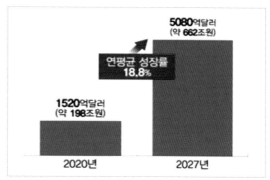

전세계 디지털 헬스케어 시장 규모 [출처: 한국보건산업진흥원 등]

자, 감염병 확진자 등 제한적으로 허용했다. 약 배송도 이들에게만 열어줬다.

특히 보건의료 현장에서 검사실 빅데이터를 사용하려는 많은 시도가 이뤄지고 있으나 이 데이터들의 정확도나 표준화가 아직 미흡한 부분이 있다. 즉, 데이터의 퀄리티에 대한 문제가 남아 있다는 지적이다.

임상병리검사실의 표준화와 일치화의 중요성과 임상병리사의 역할

임상병리검사실에서는 표준화된 제품으로 올바르게 검사를 시행하고, 이를 기반으로 고품질의 빅데이터를 사용한 알고리즘을 개발해야 실질적인 가치를 창출할 수 있다. 이러한 점은 향후 임상병리사의 역할이라고 생각하며, 관련된 여러 활동을 준비해야 할 것이다.

임상병리검사실의 표준화와 일치화는 향후 국내 정밀의료를 발전시키는 중요한 부분을 차지하게 될 것이다. 임상병리검사실 검사는 현대 의학에서 매우 중요한 역할을 하고 있다. 질병의 진단, 예방, 치료 등 다양한 분야에서 활용되며, 진단의 정확성과 효과를 높이는 데 큰 역할을 한다. 최근에는 임상병리검사실의 표준화와 일치화가 주목받고 있다. 이에 따른 영향과 기대에 대해 살펴보면 체외진단검사의 표준화는 검사 절차, 시험 방법, 결과 해석 등을 표준화하여 일관성을 확보하는 것을 의미한다. 이는 의료진이 일관된 기준에 따라 진단을 수행할 수 있도록 하여 정확성과 일관성을 높이는 효과를 가져온다.

예를 들어, 동일한 검사를 여러 의료기관에서 시행했을 때, 결과가 상호 일치하도록 조

정되면, 의료진은 일관된 기준에 따라 진단을 수행할 수 있게 된다. 이로 인해 질병의 조기 발견과 정확한 진단에 기여하여 치료의 효과를 높일 수 있기 때문이다.

또한 체외진단검사의 일치화는 다양한 의료기관간의 검사 결과가 상호 일치하도록 조정하는 것을 의미한다. 이는 의료기관간의 검사 결과를 비교하여 상호 일치하지 않는 부분을 찾아내고 조정하는 것이다. 이는 맞춤형 치료를 위한 개인화된 데이터를 정확하게 수집할 수 있도록 하여 개인에게 적합한 치료 계획을 수립할 수 있다.

임상검사실의 표준화와 일치화는 다양한 영향과 기대효과를 가져올 수 있다. 첫째, 진단 정확성의 향상으로 인해 의료진은 보다 정확하고 신뢰성 있는 진단을 수행할 수 있게 되고, 이는 환자의 건강을 보다 정확하게 파악할 수 있게 하여 적절한 치료방법을 제시할 수 있게 한다. 둘째, 맞춤형 치료를 위한 개인화된 데이터를 수집할 수 있게 하여 개인에게 적합한 치료 계획을 수립할 수 있다. 이는 환자의 건강과 치료효과를 높이는 데 큰 역할을 한다. 셋째, 중복 검사를 줄일 수 있어 의료비 절감에 기여하며, 대중의 의료 서비스 접근성을 향상시킬 수 있다. 따라서 정밀의료란 진단과 제약의 병행이 필요한 분야다.

대한임상병리사협회에서도 수년 전부터 이 분야에 대해 많은 관심을 가지고 있는데, 초창기부터 로슈진단이 적극적으로 참여해 오고 있다. 덕분에 국내 정밀의료도 발전할 수 있는데 관련 치료제를 개발하는 제약사들은 많지만 진단 분야를 동시에 가지고 있는 기업은 로슈진단이 유일하다. 즉, 로슈진단은 정밀의료를 위한 플랫폼을 가지고 큰 그림을 볼 수 있는 기업이라는 의미다. 많은 체외진단기업들이 협업을 시도하고 있는 것으로 알고 있다. 앞으로 로슈진단이 어떻게 하느냐가 정밀의료의 방향성과 발전 속도에 영향을 미친다고 생각하며, 지속적인 역할을 기대하고 있다.

정밀 · 맞춤의료 시대의 디지털 검사실(로슈진단의 사례를 중심으로)

로슈진단은 2016년부터 디지털 기술과 데이터가 환자의 진단 및 치료 여정을 관통하는 미래 보건의료 체계를 구상해 왔다. 미래 보건의료 체계에는 개인 의료정보를 저장하는 클라우드가 있다. 의료기관과 환자는 해당 클라우드의 데이터에 실시간으로 접근할 수 있을 것으로 전망된다. 또한 해당 데이터를 기반으로 개인 맞춤형 치료를 받고, 데이터를

정책 입안자나 의료시스템 전체에 제공해 환자의 삶에 진정한 변화를 이끌어 낼 수 있는 미래를 내다봤다

이러한 미래 구상은 코로나19로 가속화되어 왔으며 팬데믹으로 인해 자가진단, 사회적 거리두기를 위한 재택의료, 의사 결정을 위한 디지털 도구의 활용이 증가했으며, 국가별로 디지털 도구의 채택을 가속화하고 의료체계의 일부로 포함되기 시작하였다.

그러나 실제 현실에 적용하기 위해서는 데이터 활용과 보안체계 구축이 과제로 남아 있다. 현재 각국 의료기관이 보유한 많은 데이터들을 표준화하고, 상호 운용하기 위해 확실한 보안체계를 구축할 필요가 있다. 과학을 활용한 개인 맞춤형 치료는 질병을 진단하고 치료하는 데 놀라운 발전을 이룰 수 있다. 그러기에 디지털과 데이터를 통해 개인의 건강문제에 대해 식별하고 사전 예방 및 치료에 대해 깊이 이해할 수 있을 것이며, 이러한 디지털화의 흐름이 인류의 건강과 의료서비스를 변화시킬 수 있을 것이다.

로슈진단은 디지털 이니셔티브와 관련해 기본적으로 의료진의 역할을 대체하는 것이 아닌 의료진의 결정을 돕는 방향으로 나아가고 있다. 즉, 디지털 도구를 활용해 의료진이 최적의 선택을 지원하는 방향으로 개발이 맞춰져 있다. 한국로슈진단은 검사실의 미래 변화에 대해 다양한 측면에서 준비하고 있다.

한국로슈진단은 첫 번째는 마인드셋이라며 로슈진단의 마인드셋 핵심에는 '환자 중심주의'가 자리 잡고, 두 번째로는 기존 검사실 및 진단검사 중심의 '랩 인사이트' 분야에 이어 혁신적인 디지털 솔루션의 출시와 관련해 국내외 주요 이해 관계자들과 기술협력 및 업무협력 강화 등도 추진중이라고 한다. 세 번째로는 디지털 제품 및 솔루션과 관련해 각 사업부별로 추진해 온 디지털 전략이 최대한 시너지를 낼 수 있도록 통합하여 고객에게 제공하고 있다고 한다.

일례로 'NAVIFY Tumor Board'는 다학제 진료 과정에서 환자들의 데이터를 하나의 대시보드에 통합시켜, 의료진들이 적합한 방법으로 빠르고 정확하게 의사 결정을 내릴 수 있도록 지원하는 클라우드 기반의 데이터 통합 정보 플랫폼이다.

'NAVIFY Mutation Profiler' 솔루션은 환자의 차세대 염기서열 검사결과를 최신의 임상시험과 유전자변이 정보를 바탕으로 정확하고 효과적으로 해석 및 임상보고서 작성에 도움을 주는 솔루션이며, 디지털 스캐너를 사용해 병리 슬라이드를 디지털 영상으로 변환해 저장하고 이를 활용해 병리진단업무를 수행하는 제품도 보유하고 있다.

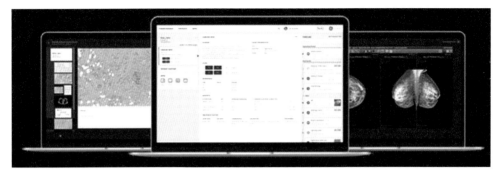

디지털 인사이트 사업부가 선보인 진료 플랫폼 네비파이(NAAVIFY)의 포트폴리오　[출처: 한국로슈진단]

뿐만 아니라 검사실과 전체 의료시스템의 운영 및 재무 결과를 모두 향상시키는 데 필요한 데이터를 기반으로 인사이트를 제공하는 플랫폼도 준비중이다.

로슈진단은 한국을 디지털 솔루션 출시를 통해 고객과 환자를 지원할 수 있는 국가라고 생각하고 있기에 우리가 주목해서 보아야 할 부분이다. 이와 같이 로슈진단과 같은 체외진단기업에서 혁신적인 진단 솔루션을 개발하면 검사실에서의 적용, 표준화 및 일치화하는 작업을 통해 한국에서 새로운 진단법이 잘 적용되고 글로벌하게 확장되는 구조를 갖기 위해서는 임상병리사들의 구체적인 노력이 뒤따라야 한다.

국내는 75,000명이 넘는 임상병리사라는 탁월한 검사분석 전문가들이 있다. 로슈진단과 같은 체외진단업체들은 이러한 훌륭한 전문가 집단과 함께 발전할 수 있는 기반을 조성해야 한다. 예를 들면, 제품 개발과 시제품 평가 단계에서 협력함으로써 더 좋은 제품을 개발할 수 있게 하는 것이다. 따라서 임상검사실의 표준화와 일치화는 새 의료시스템의 핵심으로 한국은 디지털 중점국가인 만큼 검사실 분야에서 디지털 발전을 이룰 수 있는 가능성이 있으며, 이러한 디지털 전환을 이루기 위해 대한임상병리사협회와 긴밀히 협력해야 하며 임상병리사들은 궁극적으로 보건의료 체계를 재구성해야 하는 중요한 역할을 수행하고 있다는 자부심을 가져야 한다.

임상병리검사실의 표준화와 일치화 진행과정

임상병리검사실은 인체로부터 채취되는 각종 검체로 어떤 물질을 검사함으로써 질병의 선별 및 조기발견, 진단 및 경과 관찰, 치료 및 예후 판정에 기여하고 질병의 기전 및 병인론을 제공하는 곳이며, 검사를 처방하는 의사들의 자문에 응하여 유효한 임상적 성과를 얻게 하는 곳이다. 임상병리검사결과는 만성질환(당뇨병, 이상지혈증 등)의 유병 및 관리지표 산출에 활용되는 중요한 기초자료로 사용되며 신뢰성 있는 보건정책 수립을 위해 보다 정확하고 표준화된 검사결과를 제공해야 한다.

하지만 현재 임상병리검사 미표준화(질환 판정에서 위양성 또는 위음성 검사결과 초래)로 검진결과 및 국가 통계지표에 대한 신뢰도 문제가 발생하고 있는 상황이며, 중복검사나 오진에 의한 과잉진료로 이어져 국민의료비 증가와 치료기회 상실로 인한 중증질환 유병 증가 원인으로 작용하고 있다.

임상병리검사실 미표준화의 원인은 장비 등록·허가부터 시판 후 정도관리를 아우르는 표준화된 통합관리체계 부재가 주원인이라 할 수 있다. 현재 의료기기법상 체외진단검사기기 대부분은 가장 위해도 낮은 1등급 기기로 분류되어 신고대상이 되므로 시판전 식품의약품안전처 의료기기 등록·허가 절차로는 제품간 표준화 질관리가 미흡하며, 시약 부분 역시 진단의학검사 품질에 기여하는 바가 크나 체외진단의약품으로 분류되어 약사법의 관리를 받으므로 진단시약과 의료기기의 통합관리가 어렵기 때문에 개발 당시 예측하지 못한 문제점 발견 및 제조과정의 모니터링을 위해 진단의학검사장비와 진단시약을 통합한 시판 후 평가·검증이 필요하다.

또한, 보다 정확한 정도관리인 정확도기반 숙련도시험(Accuracy-based pficiency test)이 부재한 상황이다. 대한임상검사정도관리협회의 자발적 외부신빙도조사는 교체가능성이 보장된 냉동 혈청(commutable frozen serum)보다 동결 건조된 일반 정도관리 물질을 편의상 주로 사용하며, 국제 표준검사법으로 측정·검증된 참값 기준이 아닌 동일방법을 사용하는 참여 검사실 그룹에서 동일검체에 대해 한 평균값을 기준으로 각 검사기관 검사결과 값을 비교 평가하는 방식으로, 참여기관에서 사용하는 제품 자체의 정확도에 문제가 있을 경우 참여 검사실의 정확도를 보증하기가 어렵다.

그리고 제조사에 대한 인증 및 관리시스템이 필요하며 이를 위해 제조사 제공 보정물질(calibrator)이 국제표준검사실과 측정소급성이 유지된 정확한 값의 제시가 가능한지에 대한 인증 및 정확도 유지 확인이 가능한 관리시스템이 필요하다. 이러한 문제점들을 해결하기 위해 이미 주요 선진국들은 진단의학검사 항목의 국가표준실험실을 운영하고 있다. 미국은 1958년부터 질병예방통제센터(Centers for Disease Control and Prevention; CDC) 주도하에 지질표준검사실을 운영하고 있으며, 일본 및 중국은 정부 지원의 표준검사실을 운영 중에 있다. 우리나라도 진단의학검사 표준화체계 구축을 위해 2011년부터 질병관리청에 국가 진단의학표준검사실을 설치·운영하고 있다.

국가진단의학표준검사실은 만성질환 진단의 중요한 항목인 당화혈색소, 크레아티닌, 지질(총콜레스테롤, 고밀도 및 저밀도 콜레스테롤, 중성지방) 등 총 6가지 항목에 대하여 국제표준검사실이 되기 위한 국제인증을 준비하고 있다. 당화혈색소는 2012년 국제임상화학회(International Federation of Clinical Chemistry; IFCC) HbA1c Network Laboratory로, 총콜레스테롤은 2013년 미국 CDC 주도하에 있는 지질 표준검사실간의 협의체(Cholesterol Reference Method Laboratory Network; CRMLN)의 회원으로 등재되었으며, 크레아티닌, 중성지방과 고밀도 및 저밀도 콜레스테롤 또한 측정소급성 인정을 임상검사실간 협의체(The Joint Commitee on Tracebility in Laboratory Medicine; JCTLM)와 CRMLN의 정도관리 프로그램에 가입하여 표준검사법으로 정도관리를 받고 있다.

위에서 언급했듯이 국가진단의학표준검사실에서는 당화혈색소, 크레아티닌, 지질(총콜레스테롤, 고밀도 및 저밀도 지단백 콜레스테롤, 중성지방) 검사기관에 대한 정확도기반 숙련도 평가를 실시하여 이를 기반으로 국가 당화혈색소, 크레아티닌, 지질 검사의 질 향상 및 표준화를 구축하기 위하여 표준화 관리사업을 시행하고 있다. 병의원급 검진기관에 영향을 미칠 수 있는 상급 종합병원 검사실, 전문검사센터 및 대학병원 등 총 50여 개 민간 검사기관을 대상으로 연 2회에 걸쳐 진행하고 있으며 결과 분석후 참여기관에 결과를 발송하여 검사실 정도관리에 참고하도록 하고 있다.

국가진단의학표준검사실은 검사 항목 국제인증 획득을 통한 국제표준검사실 등재, 표준화 관리사업을 통한 진단의학검사 결과의 정확도 개선, 검사항목 인증프로그램을 통한 제조사에 대한 인증 등을 통하여 우리나라 진단의학검사의 표준화를 위해 노력하고 있다. 효율적인 국가 진단표준화체계 구축을 위해 2차 표준물질뿐만 아니라 인증표준물질(Certified Reference Material)을 생산하고 보급하는 사업을 통해 표준화 관리사업 또한 대형병원 위주의 관리사업에서 소규모 검사기관으로 확대하여 표준화를 위한 노력이 실질적인 효과를 볼 수 있도록 할 진행하고 있다. 국가진단의학표준검사실은 이러한 여러 사업을 바탕으로 국내진단검사의학의 표준화를 위해 노력하고 있으며, 향후 국내뿐만 아니라 국제적으로도 진단검사의학 표준화의 중심적인 역할을 하기 위해 준비해 가고 있다.

임상병리사의 미래의 직역확대

급속도로 변하고 있는 디지털 진단검사의 미래는 임상병리사가 앞으로 가져야 할 자질을 요구하고 있다. 웨어러블 기기 및 인공지능의 활용을 통해 개별화된 치료와 예후 개선 등 새로운 가치 창출이 가능하지만 데이터 표준화와 센서 정확도의 향상과 같은 과제 선결이 필요하기에 그것을 수행할 수 있는 임상병리사들의 디지털화는 필요충분조건이다.

최근 디지털 기기 활용도가 높아진 진단검사 현장에서의 변화를 반영하면 임상병리검사의 디지털화는 미래의학의 핵심축이다. 따라서 4차 산업혁명과 진단검사의 결합은 미래의 새 의료가치 창출에 있어 가장 중요한 역할을 할 수 있다. 현재 인공지능 기술의 활용도가 높아지면서 데이터의 질문제에 대한 관심이 커지고 있다. 인공지능은 데이터를 기반으로 하기 때문에 데이터의 질이 인공지능이 도출하는 결과 값과 상응하게 되므로 데이터 산출의 전초기지인 진단검사 현장이 향후 의료의 부가가치 창출에 원동력이 된다.

현재 진단에 활용되는 의료데이터의 약 70%가 진단검사 과정에서 생성되는 것으로 알려졌다. 데이터의 산출에는 의료진의 개입, 판단, 보정 등의 '변수 조정'이 들어가는 만큼 임상병리사들의 숙련도가 양질의 데이터 산출과 직결될 수 있다.

현재 Life-log 데이터는 환자 치료 목적으로 사용되고 있지만 인공지능으로 Life-log 데이터를 더 자세히 분석할 수 있게 된다면 부가가치 창출에 이런 데이터들이 핵심으로 작용하게 된다. 임상병리사 차원에서 데이터를 누가 생산하고 질관리를 어떻게 할 것인지, 검증은 어떻게 할 것인지가 굉장히 중요한 논점으로 부상하고 있다.

디지털로 전환된 의료기관이 산출해내는 정보의 양이 방대하다는 점에서 이를 활용성이 높은 정보로 바꿀 수 있는 표준화와 일치화는 피할 수 없는 과제이다. 그러므로 먼저 인공지능 분석에 활용할 데이터의 질관리를 위해 표준화가 시급하다. 정부 차원에서 여러 가지 노력을 해 온 것으로 알지만 각 병원에서 자체적인 표준화를 함께 진행하면서 데이터의 호환성이 떨어질 우려도 있다. 흩어진 자료는 활용성이 떨어지지만 자료가 표준화되어 있다면 이를 취합해 방대한 자료로 만들 수 있고, 이는 곧 양과 질도 담보하게 된다. 한 병원에만 표준화를 요구하기 어렵기 때문에 대한임상병리사협회 차원에서라도 표준화에 대한 컨센서스를 모으는 작업이 필요하다.

회사제품별, 환자별로 사용하는 웨어러블 기기의 센서 측정값 신뢰도 확보도 선결 과제다. 최근엔 환자들이 착용한 웨어러블 기기에서 생성되는 자료가 방대하기 때문에 센서의 정확도가 중요한 요소가 되고 있다. 임상병리사 입장에서 웨어러블의 센서가 임상적으로 적용되기까지 그렇게 정확성이 뛰어나지는 않은 것 같다는 것이 임상병리검사실의 임상병리사들의 견해이다.

센서의 민감도나 정확도를 조금 더 높여야 양질의 데이터 확보가 가능하다. 이런 선결 과제 없이 부정확한 데이터가 방대하게 쌓이고 이를 인공지능이 활용해 분석을 한다면 오히려 정보자체가 해가 될 수도 있다. 향후 10년 후 웨어러블 기기 데이터가 임상 현장에서 활용될 가능성을 고려하면 기기 생산업체와 의료계가 협력해 센서의 정밀도를 높이는 작업 및 데이터 표준화 작업이 동시에 이뤄져야 한다.

진단 데이터는 수치로 표시되기 때문에 쉽게 모을 수 있고 표준화돼 있다고 생각하지만 전혀 그렇지가 않다. 왜냐하면 수집 항목과 파라메터가 다르고 각 기관의 정보 관리 역량이 다르기 때문에 자료가 많이 축적돼도 쓸모가 없는 데이터에 불과할 수도 있다.

실제 진단검사에서 웨어러블 기기의 활용성을 볼 때 10년, 20년 후에는 결국 환자 웨어러블 기기의 데이터가 의료기관으로 직접 들어올 수밖에 없어 표준화가 시급할 수밖에 없다. 검증되지 않거나 노이즈가 낀 자료는 빈껍데기 빅데이터에 불과하기 때문에 어떤 인공지능으로 분석해도 좋은 결과 값을 기대하기 어렵다. 그러므로 양질의 데이터 및 부가가치 산출에 대한 수요가 커질수록 이를 관리하고 생산하는 잘 교육된 임상병리사들의 수요가 함께 늘어날 것이다.

임상병리검사실의 디지털화는 현대의료 분야에서 많은 영향을 미치고 있는 중요한 개념이다. 따라서 임상병리사들의 디지털화라는 것은 임상병리검사 및 연구에 디지털 기술을 적용하여 업무를 수행하는 것을 의미한다. 이는 전통적인 수작업 방식에서 전산화 및 자동화된 프로세스로의 전환을 포함하고 있다.

임상병리사들의 디지털화는 국민보건 향상에 있어서 다양한 측면에서 혜택을 줄 수 있다. 무엇보다 디지털화는 검사 및 연구 과정에서의 효율성을 향상시킨다. 전산화된 시스템을 통해 검체의 처리, 분석 및 결과 보고서 작성 등을 자동화할 수 있어 시간과 노력을 절약할 수 있다. 더불어, 자동화된 프로세스는 인간의 실수 가능성을 줄이고 정확성을 향상시킨다. 디지털화는 데이터 관리와 공유를 용이하게 만든다. 전산화된 시스템을 통해 임상병리 데이터를 디지털 형태로 저장하고 관리할 수 있다. 이는 데이터의 안전성과 보안성을 높여 개인정보 보호에 기여할 수 있다. 또한, 데이터의 공유와 연동이 용이하므로 의사와 다른 의료진간의 원활한 커뮤니케이션을 가능하며, 의료 정보의 효율적인 활용을 도모할 수 있다.

디지털화는 임상병리 연구와 협업을 촉진한다. 디지털화된 데이터는 분석과 통계적 방법을 적용하기 쉽기에 임상병리사들은 대규모 데이터베이스를 활용하여 질병의 패턴, 치료 효과 등을 조사하고 연구할 수 있다. 이는 현대 의학의 발전에 기여하며, 새로운 진단 방법과 치료법의 개발에 도움을 줄 수 있다. 진단검사 데이터의 70%를 차지하는 임상 검사실의 분석전문가인 임상병리사는 보건의료데이터를 다루는 전문가이므로 국가에서 양성하는 보건의료데이터 AI 전문인력양성 과정을 받을 수 있다. 이러한 교육이 국가정책으로 이루어지고 있는데 예를 들면 한국보건복지인력개발원은 보건복지분야 공무원을 비롯해 사회복지, 보건의료 등 보건복지분야 종사자의 역량 개발과 전문성 향상을 위해 설립된 정부출연기관으로 연간 약 180만 명의 보건복지관련 인력을 교육하고 있다.

한국보건복지인력개발은 의료 AI 분야의 다양한 교육 수요에 대응하기 위해 인공지능 데이터 분석전문 온라인 교육 플랫폼을 활용한 '의료 인공지능 데이터 분석 기본과정'을 진행하고 있다. 인력개발원은 2018년부터 4차 산업혁명 시대 개인 맞춤형 의료 패러다임의 변화에 발맞춰 정밀의료 전문인력 양성사업을 시작해 의료 인공지능, 의료정보 분석, 유전체 분석 등 바이오·헬스 분야 융복합 전문가를 양성해 오고 있는데 대한의료인공지능학회와의 협력을 통해 국내 최초로 '의료인공지능 전문가 양성과정'을 개발해 운영하는 성과를 거두고 있다.

특히 의료 인공지능 분야의 진입장벽을 해소하기 위해 '의료 인공지능 데이터 분석 기본과정'을 개발해 더 많은 사람이 의료 AI 분야 교육을 들을 수 있도록 교육과정을 실행하고 있다. 기본과정은 의료 인공지능 분야의 높은 수요를 반영하듯 높은 경쟁률로 현직

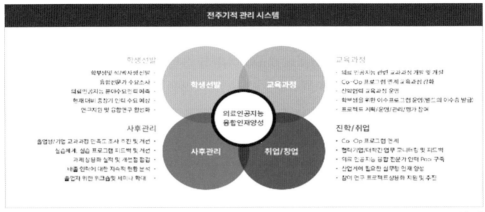

의료인공지능 융합인재 양성사업　　　　　　[출처: 한국보건산업진흥원]

임상 의사를 포함해 의공학·IT·보건학·BT, 임상병리학 등 교육생을 선발해 교육하고 있다. 교육내용은 프로그래밍 기초, 데이터 분석 이론 및 실습, 머신러닝, 딥러닝, 의료 데이터 분석 실습으로 구성되어 있다. 특히 의료 데이터 분석 실습은 인공지능 기술을 활용해 다양한 의료 빅데이터를 분석해 볼 수 있도록 개발한 인력개발원만의 특화 교육으로 운영되고 있다.

　인력개발원은 의료 인공지능 분야의 높은 성장과 함께 인력 양성에 대한 수요도 증가하고 있음을 체감하고 있기에 교육 수요에 적극적으로 호응해 4차 산업혁명 시대의 의료 패러다임 변화에 선제적으로 대응하고 한국판 뉴딜을 선도할 의료 빅데이터·인공지능 전문가를 양성함으로써 미래 신성장 산업발전에 기여하는 것을 교육목표로 삼고 있다.

임상병리사들의 디지털화―원격의료 코디네이터

　원격진료를 위해 환자와 의사의 가교역할을 하는 업무를 담당하는 사람을 원격의료코디네이터라고 한다. 원격진료는 환자의 공간적·시간적 제약조건을 해소시켜 주는 새로운 형태의 진료방법이다.

　병원 진료실에서 진찰받던 것을 통신기술을 통해 원격으로 대신하는 것인데 환자는 혈당, 혈압, 심전도, 체중 등 질병 정보를 디지털기기를 이용해 측정하고 PC, 스마트폰, 게이트웨이 등을 통해 의료진에게 전달한다. 의료진은 환자가 보내온 질병정보 데이터를 분석해 진료한 후 적절한 상담과 교육, 처방 등을 진행한다. 이처럼 원격진료는 거동이 불편한 노인과 장애인, 고혈압·당뇨 등 만성질환자, 병의원이 없는 도서 및 산간지역 주민, 조업이나 운송·여객을 위해 해상에 나가 있는 선원 등에게는 매우 유용할 것으로 기대되고 있다. 정보통신기술(ICT)이 급속하게 발전함에 따라 원격진료는 더욱 주목 받으며 4차 산업혁명 시대의 핵심 신사업으로 꼽히고 있다.

이에 따라 환자와 의사가 원활히 원격진료를 할 수 있도록 연결·지원하는 '원격진료코디네이터'의 역할이 강조될 것으로 예상할 수 있다. 원격진료의 가교역할을 담당할 '원격진료코디네이터'에 대해 알아보면 원격진료코디네이터는 쌍방향으로 통신할 수 있는 ICT 기술을 활용해 환자의 주요 증상과 각종 의료 정보 등을 파악한 후, 적합한 의사를 선정하고 환자 정보를 의사에게 전달해 의사와 환자가 효과적으로 원격진료를 할 수 있도록 돕는다. 환자가 원격통신을 통해 신청한 원격진료서비스가 접수되면 원격진료코디네이터는 진료를 위한 초기 상담을 진행한다. 원격진료를 원하는 이유, 증상, 병력 등과 같은 개인의료정보 등을 면담을 통해 파악하고 기초 보고서를 작성한다.

면담 후 의사의 진료가 필요한지 아니면 자신이 대응할 수 있는지를 판단해 원격진료 상담을 진행한다. 만일 의사의 진료가 필요하다고 판단되면 환자의 병력, 증상 등에 가장 적합한 의사를 선정한다. 선정된 의사에게 환자에 관한 정보를 공유하고 예상되는 질환에 대해 논의한다. 의사와 조율해 환자와의 원격진료 일정을 확정한다. 환자에게 의사에 관한 정보를 제공하고 환자와 의사가 원격진료를 진행할 수 있도록 돕는다.

원격진료 후 의사와 진료결과에 대해 협의하고, 필요하면 환자에게 진료결과에 대한 더욱 자세한 설명을 제공한다. 이후 진료결과에 대한 적절한 대응 방법에 대해 제안하고 환자의 의견을 청취한다. 그리고 후속 의료서비스에 대해 환자와 협의한다.

만일 환자와 원격상담을 통해 의사의 진료가 필요한 상황이 아니라고 판단되면 환자에게 필요한 정보를 제공하고 대처 방안 등에 대해 자세히 설명하거나 교육한다. 또한 필요하면 의료 전문가 또는 인터넷 등에서 환자에게 제공할 정보를 수집해 제공하기도 한다.

환자와의 원격진료가 완료되면 결과보고서를 작성한다. 그 외에도 원격진료서비스를 효율적으로 전달하기 위해 진료, 교육, 연구 및 기타 행정분야에서 기획, 조정, 지원업무를 수행한다. 해외현황을 보면 미국은 넓은 면적으로 인해 지역별로 의료 수준이 상이하며 의료 접근성 문제가 심각하기 때문에 시골과 대도시 병원간의 원격진료 필요성이 계속 제기됐다. 1993년 미국원격의료협회(American Telemedicine Association; ATA)가 설립되면서 본격적으로 원격진료가 시행됐다.

미국의 경우 원격진료 정의, 자격요건, 의료 사고 발생시 손해배상 책임 여부, 보험 적용 여부 등이 주(州)별로 상이하고 복잡한 편이다. 미국 원격의료협회는 미국 50개 주정부별로 원격진료 정책이 복잡한 상황임을 파악하고, 각주별 원격진료정책 현황을 정리해 발표하기도 했다. 미국에서 원격진료는 현재 다양한 기업에 의해 활발하게 시행되고 있으며, 관련 산업은 해마다 폭발적으로 성장하고 있다. 2014년 미국에서는 6건의 진료 중 1건은 이미 원격으로 이루어지고 있다는 보고가 있었으며, 해가 갈수록 원격진료 건수는 늘어날 것으로 예상하고 있다.

미국 구인정보에 따르면 원격진료코디네이터는 원격진료 사업의 개발, 구현 및 운영을 조정 · 지원하며, 입직을 위해 관련기술 분야 또는 건강 · 의료 · 임상 분야에서의 학위와 헬스케어 등 관련 업무 경험, 원격진료 지식, 프로그램 개발 및 관리 지식, 오피스 도구 소프트웨어 사용 지식, 전문적인 의사소통 기술 등이 요구된다고 말했다.

일본은 지난 1997년 12월 원격진료를 처음 허용했다. 당시에는 의료 접근성이 떨어지는 낙도와 산간벽지 주민을 대상으로 한 제한적인 서비스였다. 후생노동성은 '정보통신기기를 활용한 진료(원격진료)' 에 대한 고시를 제정해 대면진료 보완 차원에서 의사―환자간 원격진료를 제한적으로 허용해 왔다. 대면진료를 원칙으로 하면서도 도서벽지 환자 및 재택 당뇨 · 고혈압 환자 등 9가지 만성질환에 한해 원격진료를 허용하는 방식

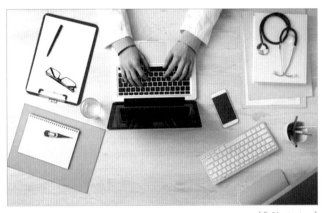

[출처: pixabay]

이었다. 원격의료코디네이터는 정보통신지식(데이터전송, 데이터베이스관리) 의료분야(해부학, 병리학, 의학)에 대한 지식이 필요한 분야이기에 보건의료전문가인 임상병리사가 직역을 확대해 볼 만한 직업군이다.

임상병리사들의 디지털화 — 모바일 헬스케어 코디네이터

국내 10대 사망원인 중 7개는 암, 심장, 뇌혈관질환, 당뇨병 등 만성질환으로, 만성질환 치료비는 전체 진료비의 83.9%를 차지하고 있고, 인구 고령화에 따라 가파르게 증가하고 있다. 고령화 만성질환자 증가 등 사회적 수요의 증가와 더불어 만성질환 관리가 보건의료정책의 큰 이슈이기에 치료에서 예방중심으로 변화하고 있는 보건의료패러다임에서 만성질환 등을 지속 관리 예방하여 발병률을 낮출 수 있다는 점에서 디지털 헬스케어의 중요성이 높아지고 있다.

모바일 헬스케어 코디네이터는 의료와 기술의 융합으로 혁신적인 서비스를 제공하는 역할을 맡은 전문가이다. 이들은 휴대폰이나 다른 모바일 기기를 통해 환자들에게 의료서비스를 제공하고 역할을 수행한다. 환자의 건강과 관련된 정보를 수집하고 분석하여 개별적인 건강상태를 평가하므로 이를 통해 환자들에게 맞춤형 건강 조언과 권고사항을 제공한다. 또한, 건강관리 앱이나 웹 플랫폼을 통해 환자들의 건강 데이터를 모니터링하고, 의료진과 환자간의 원활한 소통과 정보 공유를 지원한다.

모바일 헬스케어 코디네이터는 고용정보원에서 미래신직업 30개로 발표된 신직업중에 하나이다. 현재 이 분야에서 일하는 사람은 지자체의 보건소 산하 근로자가 대부분이고 인원도 적지만 향후민간으로 넘어와 새로운 직업으로 생성이 가능하다고 본다.

현재 모바일 헬스케어 코디네이터는 국가건강검진 결과에 따라 위험요인이 있는 사람에게 모바일 웹을 통해 맞춤형 건강상담업무를 수행할 뿐 아니라, 모바일 헬스케어 서비스 대상자 발굴부터 서비스 종료까지 서비스 전반을 총괄 관리하고 조정하는 역할을 수행한다. 아직은 보건소와 같은 공공형 건강관리 서비스 형태가 주를 이루고 있다. 2021년 보건소 모바일 헬스케어 사업 규모는 전국 160개 보건소에서 실시중이며 현재 대부분의 경우 비정규직 기간제 근로자(2년 내외)로 채용이 이루어지며, 보건소내 간호사가 겸직인 경우도 종종 있다. 채용시, 모바일 헬스케어 코디네이터는 별도 자격기준이 없으나 보건의료관련 전공자를 우대하고 있다. 다만 사업의 원활한 수행을 위해 한국보건복지인력개발원에서 실시하는 모바일 헬스케어 사업 교육과정을 이수하여야 한다.

앞으로의 전망을 본다면 모바일 헬스케어 코디네이터는 국민의 건강과 관련된 업무를 수행하는 직업으로 자격취득과 양성을 위한 체계적인 교육과정 개발과 운영이 필요하므

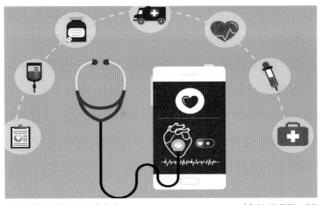

모바일헬스케어 코디네이터 　　　　　　　[출처: 고용정보원]

로 보건의료전문가인 임상병리사가 추가로 자격을 이수할 수 있는 교육과정을 생성함으로써 임상병리사의 직역확대를 하는 계기가 될 수 있을 것이라고 보기에 지속적인 교육을 통해 역량을 함양해 나갈 수 있도록 한다면 임상병리사가 안정적이고 전문적인 좋은 직업군으로서 직역을 넓혀 갈 수 있을 것이다.

임상병리사들의 디지털화 – 임상병리검사 – 소프트웨어 개발자

임상병리사들의 디지털화에서 마지막으로 소개하고자 하는 것은 임상병리검사 소프트웨어 개발자이다. 체외진단검사 소프트웨어 개발자가 되기 위해서는 몇 가지 단계를 거쳐야 하는데, 첫 번째로 의료 및 생명과학 지식 습득해야 한다. 하지만 임상병리사들은 이로 인한 의학, 생명과학, 임상화학 등 관련된 학문을 공부하였고 이해하고 있기에 개발자로서의 기반은 되어 있다고 볼 수 있다.

두 번째는 프로그래밍 언어와 소프트웨어 개발 기초를 학습해야 한다. 주로 사용되는 언어로는 Python, Java, C++ 등이 있으며, 애플리케이션 개발을 위한 프레임워크와 도구도 익힐 필요가 있다.

세 번째로는 의료 데이터 처리 및 분석 기술 습득이다. 이를 위해 데이터베이스, 데이터 분석기법, 인공지능 및 기계학습 등과 관련된 기술을 학습하는 것이 도움이 된다.

체외진단검사 분야는 계속해서 발전하고 있으며, 특히 디지털 기술의 발전으로 더욱 많은 기회가 열리고 있다. 개인 맞춤의료, 진단의 정확성 향상, 의료 서비스의 효율성 향상 등을 위해 체외진단검사 애플리케이션의 수요가 증가할 것으로 예상된다. 따라서 체외진단검사 애플리케이션 개발자는 전망이 밝을 것으로 기대된다.

여기에서는 IFBLS 2022 학술대회에서 가톨릭대학교 성빈센트병원 진단검사의학과 박민우 임상병리사가 발표한 논문 '인공지능을 적용한 첨단 실험실 정보시스템을 활용한 임상화학실험의 품질향상' 소개하면서 임상병리사들이 어떻게 진단검사의학과에 필요하고 유용한 소프트웨어를 개발했는지 알아보고자 한다. 발표내용은 인공지능과 함께 middleware를 활용한 외래환자 생화학검사의 질관리를 개선한 사례들이다.

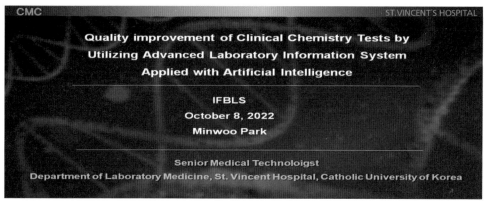

IFBLS 2022 학술대회에서 발표된 논문

신속하고 정확한 검사는 임상에서 진단과 치료과정에서 필수적인 것이다. 이러한 이유로 임상병리사는 검사데이터의 질관리를 위해서 다양한 노력을 기울이고 있다. 그러나 임상검사실의 데이터의 품질을 일관되게 관리하는 것은 어려운 일이다. 먼저 이러한 검사데이터의 질관리를 이해하는 데 도움이 되는 개념을 이야기하면 처리시간은 특정시점부터 샘플 보고시점까지 필요한 시간을 의미한다. TAT는 검사실 성과지표로 자주 사용된다.

그림에서 볼 수 있듯이 가톨릭성빈센트병원의 생화학 검사 TAT는 인쇄상태에서 LIS의 상태를 보고하는 데 걸리는 시간으로 정의되며 TAT표준은 120분으로 설정되어 있다. 이 과정에서 화학 샘플은 주로 분석전 분석 및 분석후 단계를 자동화하는 TLA시스템을 사용하여 처리한다. 그러나 유감스럽게 생화학 검사의 질관리가 어려운 이유가 있다.

첫째 샘플은 특정시간과 특정요일에 집중적으로 발생한다. 두 번째는 TLA는 많은 샘플을 검사하는 데 사용되지만 응급검사는 상황에 따라 대처하여야 한다. 예를 들어 항암화학요법이 필요한 환자의 경우는 크레이티닌, AST, ALT 등의 특정검사를 확인해야 하므

임상병리검사의 디지털화 _ 김기유

로 먼저 검사가 들어가야 하는 경우를 말한다. 세 번째는 임상에서 검사진행에 대한 문의가 너무 많다는 데 있다. 과도한 검사작업 전환이 발생하여 검사업무의 효율성이 떨어진다. 결과적으로 이러한 모든 요소가 함께 작용하여 임상검사자에게 피로를 유발하여 검사의 질이 저하된다.

특히 코로나 팬데믹 이후 이러한 현상은 더욱 악화됐다. 한 번에 거는 검체의 양이 외래환자 체혈실에서 올라오는데 그만한 수량의 검체가 20분에 한 번씩 올라온다. 따라서 임상에서의 문의전화가 많이 온다. 문의내용은 주로 응급검사의 의뢰 확인과 검사의 결과가 나오는 시간에 대한 문의이다. 안타깝게도 검사실은 검사업무를 수행하면서 개별 샘플에 대한 임상의 요구에 동시에 대응할 수 없다. 따라서 임상검사자는 검사분석업무에 집중할 수 없고 검사자의 업무효율성을 크게 떨어뜨렸다.

내부적으로는 인력 부족, 가공된 검체에 대한 실시간 상태 정보 획득의 어려움, TAT의 지연이 예상되는 이상 검체 검출의 어려움 등으로 인해 TAT 관리가 주로 어렵다. 결과적으로 바쁜 상황이다. 물론 병원 서비스의 불편함은 환자 입장에서도 클 것이다.

전통적인 병원시스템에서 환자는 검사결과가 언제 나올지 또는 어디로 진행되었는지 알 수 없다. 그렇다면 어떤 상황이 환자 만족에 더 도움이 되겠는가?

이것이 핵심이었다. 아무런 정보도 없이 끝없는 기다림이나 약간의 오차가 있어도 시

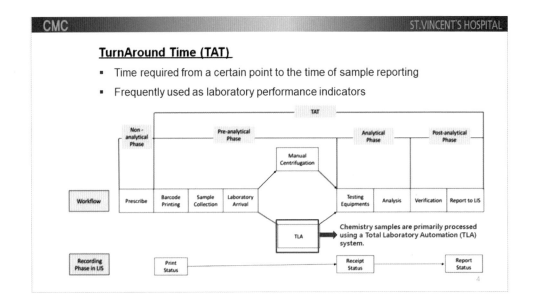

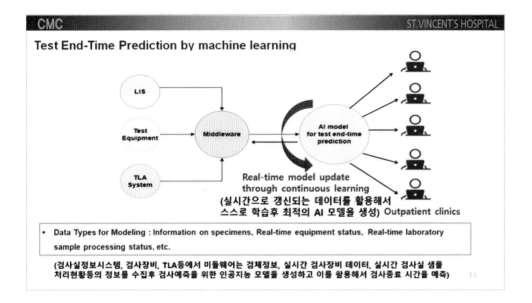

Test End-Time Prediction by machine learning

LIS

Test
Equipment

TLA
System

Middleware

AI model
for test end-time
prediction

Real-time model update
through continuous learning
(실시간으로 갱신되는 데이터를 활용해서
스스로 학습후 최적의 AI 모델을 생성) Outpatient clinics

- Data Types for Modeling : Information on specimens, Real-time equipment status, Real-time laboratory
  sample processing status, etc.

(검사실정보시스템, 검사장비, TLA등에서 미들웨어는 검체정보, 실시간 검사장비 데이터, 실시간 검사실 샘플
처리현황등의 정보를 수집후 검사예측을 위한 인공지능 모델을 생성하고 이를 활용해서 검사종료 시간을 예측)

험이 언제 완료되고 현재 상태가 어떤지 알면 어떨지 하는 생각을 많이 했다고 한다. 이러한 어려움을 극복하는 방법으로 생각한 것이 우버이츠(Uber Eats)나 배달(Baedal) 사람들의 음식 주문 플랫폼으로, 음식을 주문할 때 도착 예정 시간과 음식 도착 장소를 알려주는 기능이 있는 것을 생각했다. 이러한 기능을 병원 서비스에 통합하는 것이 도움이 될 것이라는 아이디어를 얻어냈다.

AI와 빅데이터의 발달로 다양한 분야에서 다양한 형태의 예측이 이루어지고 있기에 이러한 영향으로 검사실 관련 서비스가 Uber Eats와 같은 예측과 판단을 내릴 수 있을 것이라는 결론에 도달했다. 이 상용 서비스의 특징은 인공지능을 사용하여 서비스 개선을 예측하고 의사 결정을 내리는 데 도움이 된다는 것이다. 따라서 목표는 검사실 관련 병원 서비스를 위한 음식 주문 앱에서와 같이 예상 도착 시간 및 긴급 주문을 구현하는 것이었다.

임상병리사 1명과 풀스택 개발자 1명이 참여하여 앞으로도 스마트한 실험실을 구축하기 위해 끊임없이 노력하고 있다. 이를 위해 효율적인 테스트를 위한 최적의 공정 설계를 연구하여 국제 학술지에 발표하였고, 또한 관련 기술을 통해 국내 특허 2건과 국제 특허 1건을 출원하였다. 그래서 다음과 같은 네 가지 기능을 가진 미들웨어를 개발했다고 한다.

그것은 먼저 테스트 종료 시간 예측 서비스가 테스트 종료 시간을 자동으로 예측하고

알려준다. 둘째, 원클릭긴급 검사 요청 서비스는 추가 인력이나 시설 없이 현실적으로 긴급 검사를 실시할 수 있다. 셋째, 실시간 자동 TAT 모니터링은 진행중인 비정상 검체를 검출하여 알려준다. 넷째, 대시보드 기능은 실험실과 관련된 다양한 정보를 시각화된 차트 형태로 알려줄 수 있다. 위와 같은 기능을 통해 업무 전환을 최소화하고 검사실 관련 정보에 대한 접근성을 높여 검사자가 검사 업무에 최대한 집중할 수 있도록 하였다고 했다.

위에서 소개한 가톨릭대학교 성빈센트병원 진단검사의학팀 박민우 선생은 '2022 겨자씨키움센터 데모데이2'에서도 장려상을 수상했다.

학교법인 가톨릭학원과 가톨릭대학교 서울성모병원이 공동 운영하는 겨자씨키움센터는 헬스케어 분야의 새로운 아이디어를 발굴하고 인재를 육성하는 혁신센터로, 2022년 초 '제2회 혁신·창업 아이디어 공모전'을 통해 2기 미래위원 31개 팀을 선정한 바 있다. 약 6개월의 활동기간을 통해 이 중 우수한 아이디어를 가진 11개 팀이 최종 데모데이2 무대에 올랐다.

이날 행사에서 성빈센트병원 진단검사의학팀 박민우 선임을 필두로 간호사 외 외부공동연구자 3명으로 구성된 'Team Visualization'은 '효율적인 의료기관 감염 예방 및 관리를 위한 실시간 시각화 시스템 구축'을 주제로 발표하였는데 'Team Visualization'은

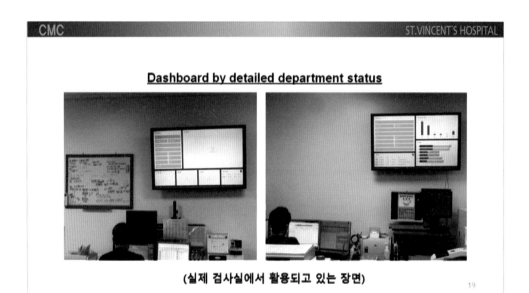

(실제 검사실에서 활용되고 있는 장면)

현재 의료기관 감염관리팀이 코로나19 장기화에 따른 원내 감염 관련 역학조사 및 감염관리 정보 공유 업무의 폭발적 증가와 손위생 수행률과 같은 감염관리 모니터링 등의 단순 반복 업무 등으로 인해 업무 효율성 저하 및 피로도 증가를 경험하고 있다는 사실에 주목해서 이에 'Team Visualization'은 스마트 감염관리 플랫폼 구축을 통해 감염관리 업무의 효율화와 안전한 병원 환경 조성하고, 스마트 모니터링 앱을 통한 기존 업무 프로세스 개선을 목표로 정했다.

'Team Visualization'은 스마트 모니터링 앱을 개발해 관찰 결과를 즉시 보고서 및 차트로 기록하고 관리할 수 있도록 구현했으며, 대시보드 활용을 통해 원내 감염정보를 시각화해 구성원들에게 신속 정확하게 공유할 수 있도록 했다.

박민우 임상병리사는 이번에 발표한 아이디어가 감염관리 실무진들의 업무 피로도 경감과 감염관리 효율성 증대에 기여할 수 있길 바란다는 소감을 전했는데, 이와 같이 임상병리사는 앞으로 의료시스템에 중요한 역할을 할 수 있는 개발자로서 임상병리사의 미래의 역할을 보여주는 좋은 사례이다.

참고문헌

1. 대한진단검사의학회, 제6판 진단검사의학, 2021.

2. 권영일 외 저, 제2판 진단검사의학개론, 2022.

3. 질병관리청, 진단검사 표준화 성과 및 현황공유(보도자료), 2021.

4. 차영주, 민간 건강검진기관 지질 및 크레아티닌에 대한 동일검체결과 비교 분석 및 국가 표준검사실 운영 프로토콜 개발, 질병관리본부 학술연구용역 최종결과보고서, 2009.

5. 박민우, Quality improvement of Clinical Chemistry tests by utilizing advanced Laboratory information System applied with artificial intelligence IFBLS 2022.

6. 윤여민, 한국인 유전체 역학 조사사업 임상검사 질 관리 및 표준화 전략 개발, 질병관리본부 학술연구용역 최종결과보고서, 2010.

7. 민원기, 국가 크레아티닌 표준검사실 질관리 및 검사표준화 방안 제시, 질병관리본부

학술연구용역 최종결과보고서, 2011.

8. 김정호, 국가 지질 표준검사실 질관리 및 검사표준화 방안 제시, 질병관리본부 학술연구용역 최종결과보고서, 2011.

9. 송정한, 국가 당화혈색소 표준검사실 질관리 및 검사표준화 방안 제시, 질병관리본부 학술연구용역 최종결과보고서, 2011.

10. 현장진단검사 (POCT) 및 신속진단 - 연구개발특구진흥재단, 2021.

11. 김미나, 임상미생물의 미래 및 자동화, GC녹십자 의료재단 칭립40주년 기념 심포지엄 발표자료, 2022.

12. "https://www.medipana.com/medician/view.php?page=8&sch_menu=2&sch_cate=E&news_idx=304935

13. Park, S. H. and Suh, M. W.: Data technology as a new discipline for broader application of statistics, Journal of Data Science, 6(3), 2008. — Erto, P., Pallota, G. and Park, S. H.: An example of data technology product: a control chart for Weibull processes, International Statistical Review, 76(2), 2008.

14. 지경용, 유비쿼터스 시대의 보건의료, JinhanM&B 초판, 2005.

15. 안선주 저, 인공지능 시대의 보건의료와 표준.

16. 의사신문, 진단검사의 정도관리.
   http://www.doctorstimes.com/news/articleView.html?idxno=473

17. 문혜란 · 장성우 저, 간추린 정도관리, 2022.

18. 이해순 · 권영일 저, 정도관리, 기초에서 고급까지, 2018.

19. 박상혁 · 김희정 · 김혜린 외, 혈액학 실험실에서 자동화가 미치는 영향: Limas Vfy 경험, https://doi.org/10.15263/jlmqa.2023.45.2.58

20. 한국로슈진단 https://diagnostics.roche.com/kr/ko/home.htm

21. 애버트 https://www.corelaboratory.abbott/us/en/home.htm

23. SIEMENS Healthineers
   https://www.siemens-healthineers.com/kr/laboratory-diagnostics

24. SG MEDICAL, https://www.sgmedical.kr/

25. 씨젠의료재단 https://pr.seegenemedical.com/

26. GC Labs https://www.gclabs.co.kr/

27. 청해지기 https://blog.naver.com/hyouncho2

29. 가톨릭대학교 성빈센트병원 https://www.cmcvincent.or.kr/page/board/news
/494318?p=1&s=10&q=%7B%22vincentRecruitYn%22%3A%22Y%22%2C%22all%22
%3A%22%EB%B0%95%EB%AF%BC%EC%9A%B0%22%7D

30. 한국고용정보원, 미래의 유망직업.

임상병리검사의 디지털화 _ 김기유

디지털 헬스케어

·

지은이 / 디지털헬스케어연구회
발행인 / 김영란
발행처 / **한누리미디어**
디자인 / 지선숙

08303, 서울시 구로구 구로중앙로18길 40, 2층(구로동)
전화 / (02)379-4514, 379-4519
Fax / (02)379-4516
E-mail/hannury2003@hanmail.net

·

신고번호 / 제 25100-2016-000025호
신고연월일 / 2016. 4. 11
등록일 / 1993. 11. 4

·

초판발행일 / 2023년 10월 20일

·

ⓒ 2023 이광우 외 Printed in KOREA

·

값 **35,000**원

·

ISBN 978-89-7969-878-7   93510